实用瘢痕治疗技术

主编 · 武晓莉

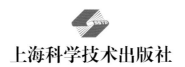

上海科学技术出版社

图书在版编目（ＣＩＰ）数据

实用瘢痕治疗技术 / 武晓莉主编. -- 上海 ： 上海
科学技术出版社，2022.2（2024.4重印）
ISBN 978-7-5478-5625-3

Ⅰ．①实… Ⅱ．①武… Ⅲ．①瘢疤－治疗 Ⅳ.
①R625.9

中国版本图书馆CIP数据核字(2022)第001671号

实用瘢痕治疗技术

主编·武晓莉

上海世纪出版(集团)有限公司
上海 科 学 技 术 出 版 社 出版、发行
(上海市闵行区号景路 159 弄 A 座 9F－10F)
邮政编码 201101   www.sstp.cn
上海雅昌艺术印刷有限公司印刷
开本 889×1194 1/16 印张 13.5
字数：320 千字
2022 年 2 月第 1 版 2024 年 4 月第 3 次印刷
ISBN 978－7－5478－5625－3/R·2452
定价：198.00 元

内容提要

本书由国内多位顶尖瘢痕治疗专家和长期在临床一线实践的中青年学者编写,从科学、实用的角度出发,全面介绍了瘢痕预防和治疗中常用的手术、光电、药物、放射、物理等多项前沿的治疗技术,并针对瘢痕治疗中心设置、运营等工作中经常出现的问题提出了合理的解决方案。本书包含关键理论讲解、操作流程说明、典型病例展示、原创示意图演示、常见问题回答、操作技巧总结等板块,内容丰富,形式多样,层次清晰,图文并茂,通过多维度切入的精心设计,帮助读者理解和实际操作。

本书是一本实用的工具书,不仅能帮助瘢痕治疗的初级从业者建立系统性的知识体系,还能为瘢痕专科医师提供新的诊疗思路及手术设计方案,全面提升瘢痕综合治疗的技术水平,同时也能为被瘢痕问题困扰的患者提供治疗参考,帮助他们了解疾病的治疗过程及预后,摆脱瘢痕的困扰和痛苦,更好地融入家庭及社会生活。

主编简介

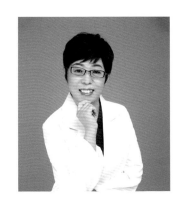

武晓莉·医学博士,主任医师,教授,硕士生导师。上海交通大学医学院附属第九人民医院整复外科瘢痕综合治疗组组长。专业从事烧伤(7年)及瘢痕(21年)治疗工作共28年,具有丰富的瘢痕诊疗及相关基础研究经验,在瘢痕防治领域有着极深的造诣和影响力。

从医28年以来,一直专注于瘢痕相关的临床治疗和研究。从创面、伤口的处理,到瘢痕的早期预防;从陈旧性瘢痕的美容性治疗,到增生性瘢痕防控体系的建立;从针对瘢痕疙瘩的综合治疗,到瘢痕疙瘩体质的整体改善方案,经过多年的潜心钻研和长期的临床实践,带领团队形成了一套成熟的治疗方法和完整的理论体系。团队独创的瘢痕疙瘩综合治疗技术受到了国内外学术界及患者群体的一致好评。近年来,还带领团队开创性地开展了"连续远位超减张缝合技术""瘢痕疙瘩激光联合放射(LCR)治疗技术""儿童烧伤后瘢痕早期光电治疗"等多种领先的治疗技术和方案,为病理性瘢痕的综合治疗奠定了坚实的理论及实践基础。作为副主编或编者参与编写了7部专著及2个行业指南,在SCI收录杂志及国内核心期刊上发表了多篇学术论文,领衔开展了多项临床研究,目前是国家自然科学基金委的审稿专家,同时在多个国家二级或三级学会、协会担任主任委员、副主任委员、副会长或副组长职务。

副主编简介

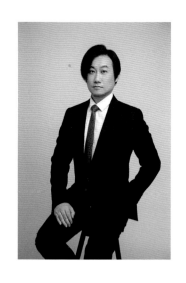

陈立彬·男，主治医师。师从上海交通大学医学院附属第九人民医院整复外科武晓莉教授，主攻瘢痕防治，尤其擅长不同类型瘢痕治疗方案与手术切口的个性化设计、瘢痕术后并发症的处理与早期干预、超减张缝合与极致精细缝合技术等。

是国内瘢痕整形领域最早一批进行线上诊疗咨询工作的专科医生，已通过网络免费接诊、指导国内外上万例瘢痕患者，为数千位瘢痕患儿家长提供了专业的护理方案与早期干预建议，受到了广大瘢痕患者的一致好评。作为第一作者于国内核心期刊发表了《皮肤伤口减张器抑制切口瘢痕的临床观察》《瘢痕整形手术中的减张缝合技巧》《免打结倒刺缝线在瘢痕整形手术中的应用》等多篇临床研究论文。目前担任多个国内瘢痕相关学术组织的全国委员。

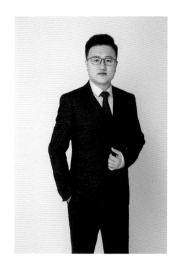

谢春晖·男，主治医师。吉林大学第一医院烧伤与皮肤创面修复外科、瘢痕综合治疗中心负责人。

是国内少数专职从事瘢痕综合治疗的医生之一。擅于采用涵盖药物、康复、光电、手术、放射等多种治疗手段的全方位瘢痕综合治疗体系，根据患者的整体情况制订个体化方案，对烧伤瘢痕早期干预和综合治疗、超减张精细缝合术、瘢痕核心切除术、光电联合序贯治疗等技术具有独到见解。目前，担任多个国内学术组织的秘书长及全国委员，作为副主编及编者参与编写多部烧伤、康复及瘢痕治疗相关专著，发表多篇中英文学术论文。多次在国际及国内学术会议上发言，并在瘢痕治疗病例大赛及教学大赛中屡屡获奖，是瘢痕修复领域的新锐之秀。

作者名单

主　编·武晓莉

副主编·陈立彬　谢春晖

编　者·（以姓氏笔画为序）

丁金萍·北京医院整形外科

王连召·中国医学科学院整形外科医院

王海珍·上海王海珍医疗美容诊所

刘　伟·上海交通大学医学院附属第九人民医院整复外科

刘志飞·北京协和医院整形美容外科

许　佳·上海交通大学医学院附属第九人民医院整复外科

孙便友·北京疤康门诊

李薇薇·北京协和医院整形美容外科

吴　巍·上海交通大学医学院附属第九人民医院整复外科

汪杰华·上海市杨浦区市东医院放疗科

陈立彬·上海市伯思立医疗美容门诊部

武晓莉·上海交通大学医学院附属第九人民医院整复外科

林　翔·菏泽市立医院烧伤整形科

房　林·中国医学科学院整形外科医院

姚　晖·上海国际医学中心放疗科

夏玲玲·上海交通大学医学院附属第九人民医院整复外科

高　振·上海交通大学医学院附属第九人民医院整复外科

章一新·上海交通大学医学院附属第九人民医院整复外科

韩　冬·上海交通大学医学院附属第九人民医院整复外科

谢春晖·吉林大学白求恩第一医院烧伤与皮肤创面修复外科

谢　峰·上海交通大学医学院附属第九人民医院整复外科

蔡景龙·蔡景龙医疗美容门诊部

谭　军·湖南省人民医院整形 & 激光美容科

樊佳俊·上海交通大学医学院附属第九人民医院整复外科

序 一

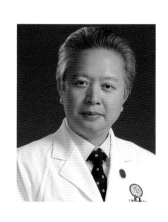

　　瘢痕，即创伤后的组织纤维化，给患者带来了诸多痛苦，是临床面临的最常见也是最棘手的问题之一。如何防治瘢痕是专科医师乃至所有医师都应掌握的重要知识和能力。

　　在社会经济高速发展的 21 世纪，随着信息传播的多元化，人们对健康的要求也日益提升。作为专科医师，应义不容辞地帮助患者解决瘢痕问题，提升他们的工作和生活品质。在这一时代背景下，《实用瘢痕治疗技术》应运而生。

　　与现有的瘢痕防治专业图书不同，《实用瘢痕治疗技术》注重实际应用，侧重于"技术"层面，将临床上预防及治疗瘢痕的方方面面以一种深入浅出、图文并茂的方式呈现给读者。本书由多位常年致力于瘢痕临床研究的医师、学者共同编著，涵盖了瘢痕的基础理论、伤口/创面处理、早期预防、药物治疗、光电技术、手术治疗、放射治疗等常用的瘢痕治疗方法及治疗展望等内容，为读者展示了一个全方位、立体化、精准化、个性化的瘢痕治疗体系。本书从瘢痕防治的角度出发，既为外科医师处理创伤提供了具体的指导意见，又为整形外科、皮肤科等专科医师提供了明确的治疗技术和流程，还为患者提供了一个严谨的以学术为支撑的瘢痕护理方案。

　　本书的主编武晓莉教授，从医近 30 年，一直潜心研究瘢痕的防治技术，在瘢痕防治领域倾注了全部的精力和心血，取得了卓越的成就。在本书中，作者团队无私地分享了他们长期积累的宝贵经验和精湛技术，体现了医者所应有的责任和担当。相信此书将为有志于从事瘢痕治疗的医师提供有益的帮助和指引。

上海交通大学医学院附属第九人民医院　副院长

整复外科　主任、教授

2021 年 10 月

序 二

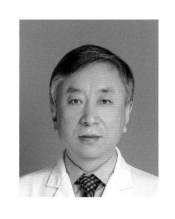

　　瘢痕是整复外科的常见问题之一，而术区瘢痕也是外科领域各类专科手术遗留的尚待解决的医源性问题。瘢痕大致可分为普通瘢痕和病理性瘢痕（瘢痕疙瘩和增生性瘢痕），30 多年前我担任住院医师时，如何治愈瘢痕疙瘩或如何美容治疗面部瘢痕都是临床实践中悬而未决的医学难题。随着近 40 年医学技术的发展，这些整形外科的临床难题大部分得到了解决，这要归功于全国同行的共同努力。

　　自 2001 年开设瘢痕专科以来，上海交通大学医学院附属第九人民医院整复外科见证了瘢痕专科的壮大，从每周一次专科门诊逐渐发展到每周 7 天的专科门诊，治疗了来自全国各地大量的瘢痕患者，而武晓莉教授也从一名博士生成长为全国知名的瘢痕治疗专家，研发了多种瘢痕治疗技术，为治愈全国众多瘢痕患者的疑难杂症做出重大的贡献，深得广大患者的喜爱。

　　以往瘢痕相关专著多注重于瘢痕的基础研究、医学理论和临床治疗原则，却忽视临床操作实战经验和技巧的介绍。基于这种现状，武晓莉教授和国内同行倾注了大量心血，在瘢痕诊疗的临床与基础研究方面，总结出了一系列个性化、立体化的瘢痕综合治疗方案，为本专业医师的临床实践提供了很好的专业指导。同时，也为初入该领域的年轻医师的技术入门和成长奠定了坚实的基础。

　　随着美容医学概念渗透到外科学的各个角落，瘢痕的精细化美容修复也发展到一个新的阶段。《实用瘢痕治疗技术》一书在现阶段出版，把现有的各种瘢痕治疗方法详尽地呈现给广大读者，内容涉及治疗方案选择、手术操作细节、护理措施、注意事项、光电治疗的具体参数设置及相关的治疗案例介绍等。本书涵盖了很多瘢痕治疗的实用技术和技巧，对众多希望了解和专研瘢痕治疗的外科医师来说，无疑是一本不可多得的指导用书。

刘伟

上海交通大学医学院附属第九人民医院整复外科　教授

2021 年 10 月

前　言

曾经，瘢痕防治在整个医疗行业中并未像今天那样受到足够重视，特别是无功能障碍的瘢痕问题更容易被医者忽略。除了烧伤及整形外科医师，极少有医师专注于这一领域的研究。随着社会经济的快速发展和人民生活水平的提高，人们对生活品质和美观有了更高的追求，无数患者渴望瘢痕能得到修复和治疗，从而拥有健康光洁的皮肤。与此同时，近二十年来，瘢痕治疗技术与理念也得到了长足的进步和发展，从超减张精细美容缝合技术的迭代更新，到光电技术的发展应用；从手术、放射、药物的联合治疗，到伤后瘢痕的早期干预，技术手段和护理理念日趋完善，使越来越多的医师、患者开始关注瘢痕的防治技术。

除了常见的外伤、手术导致的瘢痕，还有一类特殊的瘢痕疾病，常给众多患者造成很大的困扰。Keloid，中文名为"蟹足肿""瘢痕疙瘩"，被认为是一种皮肤肿瘤。其病因及发病机制尚未明确，治疗颇为棘手，各种方法治疗后均易复发。许多医师及患者往往由于对该病缺乏全面的了解和科学的处理方式，造成了病情的加重和恶化。在日常工作中我们常常见到很多前来求医的患者，身患瘢痕疙瘩多年，寻遍周边大小医院，不仅越来越严重，还发生许多并发症。甚至有些医师告知他们，瘢痕疙瘩没办法治，怎么治都会复发，劝其放弃治疗。有些患者终身都在和瘢痕疙瘩作斗争，却屡战屡败，非常沮丧，变得自卑、自闭，甚至对生活失去信心。他们中有白发苍苍的老人，也有正值青春妙龄的少男少女，他们常常满怀着希望而来，又常常因为没有有效的治疗手段而黯然离去，让人十分痛心和难过。我始终忘不了他们眼中的期待和对美观、对美好生活的向往，也因此更加意识到作为一名整形外科医师身上所承担的沉沉的责任。事实上，多年以来，国内外始终有一群专业人士针对该病坚持不懈地探索研究，也总结出了诸多丰富的综合治疗方案和经验。多数患者的瘢痕疙瘩因此可以得到很好的控制甚至治愈。聚相关领域专家之力，把瘢痕疙瘩的防治经验推广给更多医务工作者，从而解除患者的痛苦，是我编写本书的初衷之一。更何况还有大量烧伤、烫伤患者，急需得到瘢痕早期干预，也需要对后期瘢痕的治疗、护理有全方位的了解。

《实用瘢痕治疗技术》一书的编写具有以下几个特点。

首先，本书的编写内容基于理论知识，重点关注实践应用。编者在书中分享的均为具体的可读性高、实操性强的治疗体会，多数章节内容完全为作者多年瘢痕防治临床经验的积累，干货满满，很多内容更是被首次公开；本书图文并茂，具有较高的创新性和指导性，对相关临床医师的临床实践具有很高的学习和参考价值。

其次,本书内容涉及瘢痕的基础理论,不同类型瘢痕手术方案的选择与操作细节,光电治疗、注射治疗、瘢痕护理、伤后早期瘢痕预防等主流技术的相关知识,以及瘢痕诊所的设置及管理要求等。不仅能深度推广瘢痕预防与治疗的理念,还能使更多的医师了解到,我们能为瘢痕患者做些什么、怎样做,相信具备一定理论与临床实践基础的医务工作者精读本书后能获得启发,从而更易于开展规范化的各类瘢痕的诊疗服务。

第三,本书的受众较广,不仅适用于专业的医务人员,也可供广大的瘢痕患者系统地学习相关知识。瘢痕患者是一个庞大的群体,在这个信息发达的时代,很多患者会通过网络、自媒体了解相关瘢痕防治知识,但由于缺乏相关的基础知识,极易受到一些不成熟或不正确的网络内容的影响,造成护理或处理不当,错过了最佳的治疗时间,甚至病情加重。作为专业的瘢痕防治医师,我们有责任、有义务,也非常乐意将瘢痕防治的经验分享给他们,让患者树立信心,少走弯路,及时得到有效的治疗。

由于编书经验有限,书中难免有不足之处,欢迎大家指正。我们将在后续版本中不断完善。

最后,我要感谢李青峰教授、刘伟教授为本书作序,感谢所有的编者以及上海科学技术出版社为此书的顺利出版所做出的贡献!

2021 年 7 月

目　录

第一章
瘢痕的理论基础

第一节 · 瘢痕的概述

一、瘢痕的定义

瘢痕是机体组织遭受损伤后不能完全达到组织学再生,而以结缔组织替代,进行不完全性的组织修复,并能引起外观形态和功能改变的病理性组织。

从组织学方面来讲,瘢痕组织是指肉芽组织经改建成熟形成老化的纤维结缔组织,其形成过程是肉芽组织逐渐纤维化和上皮化的过程。此时,网状纤维及胶原纤维越来越多,网状纤维胶原化,胶原纤维变粗大;成纤维细胞数量越来越少,少量剩下者转变为纤维细胞;细胞间质中液体被逐渐吸收,中性粒细胞、巨噬细胞、淋巴细胞和浆细胞先后消失;毛细血管闭合、退化、消失,留下很少的小动脉及小静脉。这样,肉芽组织乃转变成主要由胶原纤维组成的血管稀少的瘢痕组织,肉眼呈白色,质地坚韧。

瘢痕的形成过程与创面的愈合过程密不可分。在创面愈合过程中,适度的瘢痕形成是机体修复创面的正常表现,有积极的作用,是人们所期待的,这类瘢痕被称为生理性瘢痕或正常瘢痕。特点是快速成熟,没有收缩,没有宽度增加或形成过多维持强度

必需的胶原,不高出组织表面,色泽正常或接近正常。例如,脐是一种正常的瘢痕,如果它缺失或不正常,会引起患者明显的痛苦。但是,瘢痕的形成受机体内在因素和外在因素的影响,常导致异常状况,如高出皮面、发红,并出现各种症状,甚至造成外形与功能的障碍,给患者带来一定的生理和心理负担,影响患者就业和婚姻等。这些异常的有危害的瘢痕,被统称为病理性瘢痕。

病理性瘢痕是人体组织对损伤产生的非再生愈合而修复的结果,是组织损伤修复的一种重要的并发症,是各种原因引起的组织损伤愈合后的病理性变化。组织学上表现为一种血液循环不良、结构异常、神经分布错乱的纤维化性组织,其基质为结缔组织,主要成分是胶原纤维,表层为菲薄的上皮结构。病理性瘢痕是医患双方均应当尽力避免的不良结果。

病理性瘢痕影响着整形外科甚至外科的每一个方面。例如:关节囊处纤维化导致挛缩,可影响关节功能;将游离的空肠瓣移植于食管或咽的吻合处发生的纤维化可导致管腔狭窄;乳房假体植入的囊性纤维化一旦反应过度,可导致纤维囊性挛缩;神经

损伤修复伴过度纤维化可导致神经瘤,使神经功能无法恢复;肌腱修复处的瘢痕可限制肢体活动等。

目前,虽然随着现代生物科学技术的发展,对瘢痕的研究愈来愈深入,也取得了较大的进展,然而有关其发病机制尚未完全阐明,对病理性瘢痕的治疗尚无特效方法。因此,病理性瘢痕带来的危害尚难以被消除,有关病理性瘢痕的研究仍是目前国际医学研究的重大难题和热点问题。

二、皮肤瘢痕

皮肤瘢痕是皮肤组织受到损伤愈合后形成的痕迹。研究表明,人出生后当皮肤受到深及真皮网状层的损伤时,任何创面的愈合都会伴有不同程度的瘢痕形成。皮肤瘢痕的发生与受伤深度有关。

从病理学方面来讲,皮肤瘢痕分为正常瘢痕(生理性瘢痕)和病理性瘢痕两大类,后者主要包括增生性瘢痕和瘢痕疙瘩两类。如果愈合伤口一开始就不高出皮面,无明显凹陷,外观经过一段时间后恢复正常,那么它应该是正常瘢痕。如果瘢痕原先为高出皮面的病变,但不超过组织损伤的范围,经过一段时间后逐渐平复,变得扁平,症状消退,则是增生性瘢痕。其中,前一阶段所有新生的增生性瘢痕都凸起、发红、瘙痒,为增生性瘢痕增生期,多在伤口愈合后的3～6个月;中间阶段瘢痕稳定和减轻的过程是增生性瘢痕减退期,很难确定这一阶段所需的时间;后一阶段为增生性瘢痕成熟期,或被称为成熟瘢痕。如果愈合后的伤口瘢痕为高出皮面的病变,且超过了组织损伤的范围,呈持续性生长,不能自行消退、变平,尤其是单纯手术后复发,范围比原病变范围大,可在真皮和邻近的皮下组织扩展,则是瘢痕疙瘩。其行为更像真皮结缔组织的良性增生性肿瘤。

各种创伤、烧伤、手术、感染、注射、剥脱性激光等均可以引起皮肤病理性瘢痕。据统计,皮肤瘢痕是整形外科最常见的疾病,约占整形外科疾病的1/3以上。据报道,在中国,每年有超过5 000万名患者接受外科、剖宫产或整形手术,其中39%～

68%的患者在手术后会留下增生性瘢痕或瘢痕疙瘩。随着人们物质、文化和生活水平的提高,患者对美的需求迫切,即使存在一些微小的瘢痕也希望得到良好的修复,治疗愿望强烈,因此目前瘢痕的防治工作变得更为重要。

皮肤瘢痕在不同性别和年龄的群体中发生的情况有所不同。男性与女性均可发病,通常女性患者多于男性,女性与男性患者的就诊比例约是3∶2。这与女性患者爱美的欲望较强、希望形象完美有关。人出生到死亡的任何时间内,均可能产生瘢痕,但以青少年阶段更易发生,这一阶段为瘢痕易发年龄阶段,对这一阶段的患者进行手术治疗应持谨慎态度。

人体的不同部位受到损伤,发生瘢痕的情况有较大差别。胸骨前及前胸部、上臂三角肌部、肩部、上背部、耳垂及耳廓部位、双下颌部、腹部、耻骨区阴毛部及关节等部位,受伤后易产生瘢痕,尤其是瘢痕疙瘩,被称为瘢痕易发部位。对于这些部位手术或外伤后的处理应当高度重视预防瘢痕。头皮、眼睑部、结膜、红唇、乳头、生殖器、掌跖部则不容易形成瘢痕,被称为瘢痕低发部位。

皮肤瘢痕的病变特点在临床表现多样,分别如下。

(1)形态多样,如凹陷、凸起、线状、碟状、蹼状、桥状、圆形、椭圆形或不规则片状等。

(2)大小不一,自看得见大小到同时累及身体多个部位的不同大小。

(3)厚薄不均,自扁平状到数厘米不等。

(4)色泽不定,有色素脱失、色素沉着和血管充血等改变。

(5)质地和柔韧性也不相同,如早期较硬,后期较软,中间过渡阶段较韧等。这与受伤原因、程度、部位、患者体质和治疗方法等因素密切相关。为便于描述和治疗方法的选择,可将瘢痕记述为扁平状、线状、蹼状、桥状、增生性、萎缩性、凹陷性、挛缩性瘢痕、瘢痕疙瘩和瘢痕癌等,这对治疗方法的选择会产生较大影响。

皮肤瘢痕的临床危害较大,影响患者的身心健康。综合来讲,皮肤瘢痕对人体具有以下几个方面的临床危害。

(1)影响外观,表现为瘢痕局部组织增厚或凹陷,表面不平滑,有色素沉着和色素脱失等变化。

(2)感觉异常,表现为瘢痕局部常有痒、痛不适等自觉症状,有时可达到难以忍受的程度。

(3)发生挛缩,造成畸形,影响功能。

(4)发生溃疡,继发癌变,重者造成截肢和生命危险。

(5)给患者造成较严重的心理负担,导致心理障碍,影响患者身心健康。

虽然机体创面修复的过程是复杂的,目前人们尚不能控制瘢痕增生于理想状态,但多数皮肤瘢痕形成后,除了瘢痕疙瘩呈持续性增长、扩展外,随着时间的推移都可向以下3个方向转归。

(1)软化:多数瘢痕到后期阶段,瘢痕组织成熟,成纤维细胞、毛细血管的成分逐渐减少,胶原纤维呈互相平行而较有规律的束状排列,硫酸软骨素A的含量也显著减少。此时,瘢痕组织充血消退,色泽变淡或呈淡褐色,外形也渐趋平整,质地变软,基底日渐松动,痒痛感觉也随之减轻或消失。由于个体差别,这种退行性变化的时间长短不一,由几个月到数年不等,但总趋势是稳定、变薄和软化。

(2)挛缩:主要见于Ⅲ度烧伤、毒蛇咬伤、严重创伤所致的瘢痕,或者发生在关节部位的瘢痕。这类瘢痕的收缩性大,使正常组织变形,邻近组织受牵拉可造成功能障碍,也可影响肌肉、血管、神经等组织的发育。临床上常见的因瘢痕挛缩引起的畸形有睑外翻、唇外翻、颏胸粘连、爪形手、足部瘢痕挛缩畸形等,宜手术矫治。

(3)恶变:瘢痕恶变多发生于不稳定性瘢痕,尤其是当瘢痕因摩擦、牵拉等原因发生破溃而产生经久不愈的溃疡时。目前,主张对经久不愈的瘢痕溃疡、时愈时溃的不稳定性瘢痕,莫等闲视之,应及时切除,妥善修复创面,以预防瘢痕癌变。

临床上应当注重增生性瘢痕和瘢痕疙瘩的鉴别,因为两者的转归和治疗思路明显不同。瘢痕疙瘩的特点是具有强大的生命力,一般较少自行消退,因此,多数瘢痕疙瘩的转归是瘢痕疙瘩伴随患者一生,越长越大,出现破溃感染、严重的痒痛不适,造成患者终身痛苦。对瘢痕疙瘩的治疗重点是早期去除病变或抑制瘢痕生长,以及采取放射治疗等措施预防瘢痕疙瘩治疗后的复发。

(蔡景龙)

第二节·瘢痕的分类、诊断及鉴别诊断

一、 瘢痕的分类

(一)瘢痕的国际分类

瘢痕类型的精确分类和描述,对瘢痕治疗方法的建立意义重大,并有利于文献记载,有助于后期随访效果的评估。

2002年,由整形外科、烧伤科及皮肤科医师组成的瘢痕治疗国际咨询组织制定了瘢痕临床基本分类(表1-2-1),现在仍然在临床被广大医师使用。

(二)瘢痕的国内分类

国内关于瘢痕的分类,目前尚无公认的统一方法,比较有价值的方法有以下几种。

1. 按生理反应分类·分为生理性瘢痕和病理性瘢痕。前者指无不适、不影响美观、无功能障碍、不需治疗的瘢痕;反之为后者,主要是增生性瘢痕和瘢痕疙瘩。对两者病理性质的确定对于治疗方法的选择是很重要的。

表1-2-1　瘢痕的分类

类　型	临床表现或分类标准
成熟的瘢痕	颜色浅，扁平
未成熟的瘢痕	色红，时痒或疼痛，轻微隆起，正处在重塑期；其中许多将随着时间不断成熟，变得扁平，着色接近周围皮肤，或浅或深
线形肥厚性（如手术或创伤后）瘢痕	色红，隆起，时痒，瘢痕受限于最初手术切口边缘，通常在术后数周内形成，在之后的3～6个月瘢痕迅速增长、扩大；一段平台期后，开始退化；瘢痕成熟后由于不同程度的增宽，使得外观凸起，呈"粗线样"。整个成熟过程需要2年
广泛性肥厚性（如烧伤性）瘢痕	皮肤广泛性发红，隆起，时痒，瘢痕局限在烧伤创面的边界内
小型瘢痕疙瘩	局灶性凸起，痒，瘢痕超出最初伤口边缘；术后1年内持续生长且不能自行退化；简单的外科切除术后一般会复发。可能基因异常表达参与了瘢痕疙瘩的形成。典型的好发部位包括耳垂
大型瘢痕疙瘩	瘢痕面积较大，凸起（>0.5 cm），可能有痛和痒，延伸至正常组织；常因很小的创伤导致，且可数年持续扩展

2. **按成熟度分类**　分为成熟瘢痕与未成熟瘢痕。未成熟瘢痕多指伤口愈合后早期的瘢痕，创面局部颜色较红，表面可见扩张的毛细血管，并且日益高起，凸出于皮肤表面，厚度可达数毫米到数厘米，表面粗糙，质地较硬，弹性较差，且存在瘙痒、疼痛等明显不适。未成熟瘢痕一般经6～8个月的重塑，长者需要2～3年才达到成熟期，称为成熟瘢痕。成熟瘢痕的颜色与周围皮肤近似，表面不见扩张的毛细血管，厚度变薄，质地变软，不适症状消失，也被称为瘢痕的成熟期。

3. **按表面形态分类**　分为凹陷性瘢痕、扁平瘢痕、增生性（肥厚性、增殖性或隆起性）瘢痕和瘢痕疙瘩；也可分为碟状、线状、蹼状、桥状、赘状、圆形、椭圆形、不规则形瘢痕等。

4. **按对机体功能状态影响分类**　分为挛缩性和非挛缩性瘢痕。前者瘢痕发生挛缩，在关节部位可造成关节功能障碍，在腔道部位会引起变形，外观和功能受影响。后者虽然也有瘢痕组织的收缩，但没有造成机体的功能障碍。

5. **按组织学及临床特点分类**　可分为扁平（表浅性）瘢痕、增生性瘢痕、萎缩性瘢痕、瘢痕疙瘩和瘢痕癌。

（1）扁平瘢痕：一般瘢痕较薄，色泽异常，多无功能障碍，也被称为表浅性瘢痕。

（2）增生性瘢痕：是临床最常见的瘢痕类型之一。特点是瘢痕增生范围局限于皮肤损伤范围，有显著的增生期、减退期和成熟期过程。增生性瘢痕可基于临床特点进一步细分，如线性增生性瘢痕（如手术/外伤引起的瘢痕）和广泛生长的增生性瘢痕（如烧伤/创伤引起的瘢痕），是常见于临床的亚类别，也被《国际临床瘢痕管理推荐意见》分类所采用。增生性瘢痕可以出现瘢痕挛缩，影响机体功能，被称为挛缩性瘢痕畸形。

（3）萎缩性瘢痕：一般指创面基底血运欠佳、肉芽增生不良，或创面由创缘上皮爬行愈合出现凹陷，或经过放射治疗的创面皮肤萎缩而形成的瘢痕。临床上该类瘢痕较薄，为凹陷或扁平状，皮肤皱缩或色泽异常，多见于痤疮感染、严重外伤或放射治疗后。

（4）瘢痕疙瘩：是一种特殊类别的病理性瘢痕，表现为高出正常皮肤表面、超出原始损伤范围、呈持续性生长的肿块，质地较硬，弹性较差，可伴有瘙痒或疼痛，具有治疗抵抗和治疗后高复发率的肿瘤类疾病的特征。瘢痕疙瘩按其发病机制大致可以分为"炎症型"和"肿瘤型"两大类，前者通常以明显充血伴有痛、痒症状为主要临床特征；后者表现为充血不显著和明显隆起的块状肿物，类似于肿瘤。

（5）瘢痕癌：由瘢痕组织恶变而成，多发生于不稳定性瘢痕，尤其是当瘢痕破溃后产生经久不愈的溃疡时。早期症状多为瘙痒，反复搔抓，抓破后形成溃疡，分泌物多且恶臭，触之易出血。瘢痕癌溃疡的大体形态有"浸润型"和"外生菜花型"两种类型。病理组织学上绝大多数是鳞癌，组织病理学检查是瘢痕癌确诊及其分型的依据。瘢痕癌的转移方式主要为局部浸润，具有转移慢、恶性度低等特点。

6. **按组织是否牢固分类**　可分为稳定性瘢痕与不稳定性瘢痕。前者的瘢痕组织较牢固，不易发生破损，多见于瘢痕时间较长者；后者的瘢痕组织脆弱，容易破损，多见于新鲜瘢痕，容易形成慢性溃疡，少部分可发生恶变，形成瘢痕癌。

7. 按疼痛症状分类· 可分为疼痛性瘢痕和非疼痛性瘢痕。前者有疼痛症状，后者无疼痛症状。

8. 按面积分类· 可分为小面积瘢痕与大面积瘢痕。能直接切除并缝合者称为小面积瘢痕，否则称为大面积瘢痕。

9. 按病因分类· 如外伤后瘢痕、烧伤后瘢痕、感染性瘢痕和手术后瘢痕等，根据病因分类命名。

10. 按部位分类· 如头皮瘢痕、颈部瘢痕、腹部瘢痕、大腿瘢痕、鼻翼瘢痕和眼睑瘢痕等，按瘢痕所在的解剖部位分类命名。

二、 病理性瘢痕的诊断及鉴别诊断

■（一）要求与方法

目前对瘢痕的诊断尚缺乏统一的要求和标准。临床上经常见到一些瘢痕的诊断如"面部瘢痕""手部瘢痕"等，都过于笼统简单，不标明瘢痕的类型、大小、发生时间及其对机体功能的影响等，尤其是将增生性瘢痕与瘢痕疙瘩混为一谈，不能对瘢痕防治的对错作出正确的分析判断，不利于瘢痕的研究和临床治疗。

总体来讲，对瘢痕的诊断应该做到完整准确、主次分明、一目了然和便于应用。完整的瘢痕诊断应包括部位、病因、形状、大小、数量、类型、分期、分度、对机体功能的影响和继发畸形等几个方面的内容，如手背、烧伤后、大面积、不规则、增生性、挛缩瘢痕畸形（成熟期），同时不要忽略多个瘢痕和其他部位瘢痕的诊断，以免漏诊。

瘢痕的诊断方法主要包括询问病史和体格检查。有条件的医院应开展必要的实验室检查。

1. 询问病史· 仔细询问病史，对确认瘢痕的类型、时期和选择治疗方法等均极其重要，应注意以下几个方面。

（1）起因：瘢痕疙瘩除继发于外伤、手术外，尚多见于预防接种、虫咬、痤疮及不明原因所致的皮肤

损伤，询问病史时要注意。

（2）自觉症状：瘢痕在增生活跃期多表现为瘙痒和疼痛症状，部分患者在阴雨天自觉症状加重，部分患者在进食辛辣等刺激性食物后加剧；而在成熟期无自觉症状。根据症状可以判断瘢痕的成熟程度。

（3）病程与转归：问清瘢痕发生的时间、瘢痕发生后的改变、瘢痕发生后1～2年内有无自发萎缩消退现象、既往做何种治疗和效果如何等，有助于确定瘢痕的种类。

（4）对机体功能的影响：了解瘢痕对机体功能的影响，有助于确定瘢痕的类型。

（5）心理状态：瘢痕有不适症状、在暴露部位影响美观、引起患者机体功能障碍、发生破溃和癌变等均会给患者造成严重的心理负担。另外，患者的心理状态和治疗需求直接影响治疗的满意程度，因此应注意了解患者的心理状态。

2. 体格检查· 除了细致的全身检查外，对瘢痕局部的检查应注意以下几个方面，并做好记录。

（1）瘢痕形态：如条状、圆形、卵圆形或不规则形等。

（2）瘢痕数目：1个或多个。

（3）瘢痕颜色：如稍红、粉红、红、紫红色等。

（4）瘢痕质地：如很软、软、稍硬、硬、坚硬或起水疱等。

（5）瘢痕厚度：如很薄、薄、稍厚、厚、明显增厚等。

（6）发生部位：注意 1 个或多个部位可同时发生。

（7）病损范围：注意观察瘢痕是否超过原损伤范围。

（8）体温改变：大面积增生性瘢痕可降低皮肤的散热效应，影响体温调节功能，出现体温升高。

（9）畸形状态：详细检查并记录瘢痕给机体造成的畸形状态及其造成的机体功能丧失情况。

（10）并发症情况：如有无感染、溃疡、窦道及隐窝等。为了使瘢痕在治疗前后有比较客观的对照，

表 1-2-2　增生性瘢痕的临床分期

分　期	时　间	临床特征	痒　痛	病理特征
增生期	1～3 个月或 1～6 个月或 1～12 个月	增生↑↑,厚度↑,硬度↑,表面充血,毛细血管扩张,颜色鲜红或紫红	中度	毛细血管↑↑,成纤维细胞↑↑,胶原含量↑↑,胶原呈漩涡状排列
减退期	3～12 个月或 6～12 个月或 12～24 个月	增生↓,厚度↓,硬度↓,颜色紫褐	轻度	毛细血管开始退化,成纤维细胞↓,胶原含量↓
成熟期	12 个月开始或 24 个月开始	增生停止,厚度↓↓,硬度↓↓,颜色暗褐或接近正常肤色	无	毛细血管稀少,胶原含量↓↓,排列规则,细小弹性纤维↑

注:↑:轻度上升或增加,↑↑:明显上升或增加;↓:轻度下降或减少,↓↓:明显下降或减少。

可采用照相技术,在同一姿势、同一距离、同样的光线下留下病变的照片。

3. 实验室检查·是瘢痕诊断的辅助手段,如血清和尿羟脯氨酸测定可作为评价瘢痕治疗效果的客观指标之一;采用硬度计进行瘢痕硬度测定;采用超声检查瘢痕的形态、位置、厚度及部分功能测定;采用半导体温度仪或红外线温度扫描仪进行瘢痕表面温度测定;用光电检测技术测量瘢痕的色度变化;进行经皮氧分压、血管热刺激舒张指数测定等。

■(二)增生性瘢痕的诊断

1. 增生性瘢痕的发展·可分为 3 个时期:增生期、消退期和成熟期,各期的临床与病理特征见表 1-2-2。对于此分期大家的认识比较一致。

(1)增生期:指瘢痕形成的早期,从 1～3 个月开始,持续 3～6 个月,少数迁延 1～2 年,极个别患者可持续数年。临床特征:瘢痕增生活跃,不断增高,凸出于皮肤表面;表面充血明显,可见毛细血管扩张,颜色鲜红或呈紫红色;表面变得粗糙,继而出现硬结、瘙痒、刺痛,并逐渐加重;下肢站立时有针刺感、蚁走感;一般在伤后 6 个月时达到高峰,瘢痕表皮菲薄干燥,易破裂,质地坚硬,无弹性,厚度不一致,高低不平,触痛加剧,伴有灼热、紧缩感,关节活动受限,部分患者发生瘢痕挛缩,致关节脱位和畸形。因而可将这一时期的瘢痕特点概括为"3R"特征:红(red)、凸(raised)和硬(rigid)。病理表现为毛细血管增生,成纤维细胞增殖,大量胶原纤维形成,呈漩涡状排列。此期,瘢痕剥离时易出血,故不宜手术治疗,以预防和非手术治疗为主。

(2)消退期:瘢痕形成以后 3 个月至 1 年,增生期迁延者可自 1 年或 2 年后起,此期约持续 6 个月至 1 年。消退期的长短依烧伤程度而有所差别,有的瘢痕需要 3～4 年才能完全成熟。临床特征:瘢痕由活跃增生转为增生减退,高度或厚度逐渐减低,硬度也开始逐渐变软,颜色由红色向紫色、紫褐色转变,瘢痕表面的毛细血管扩张减退或消失,痒痛症状减轻。病理表现为毛细血管开始闭合、退化、消失,成纤维细胞向纤维细胞转化,胶原纤维仍较多。此期仍以非手术治疗为主。虽然此期并非最佳手术时期,但可以手术治疗。

(3)成熟期:经过消退期,瘢痕进入成熟期,表现为颜色由深红色或紫红色逐渐转变为紫色或褐色,表面毛细血管消失。此期,亦称静止期,约在瘢痕形成 1 年后开始,少部分患者 2 年或 3 年后开始,可持续数年或数十年。临床特征:此期的瘢痕已经成熟,不再增生,无明显变化,维持减退后的厚度、硬度;此期的瘢痕一般仍高于周围皮肤,质地稍硬于周围皮肤,可恢复一定程度的皮肤弹性,瘢痕颜色为暗褐色或接近周围皮肤颜色,痒痛症状消失,瘢痕与基底和周边皮肤的分界清楚,易被推动。病理特征为瘢痕内血管稀少,大部分毛细血管已闭合、退化、消失,胶原纤维由增生漩涡状排列变成结节状排列,并重新出现细小的弹性纤维,在瘢痕组织下形成一层正常形态的胶原纤维束。成熟期瘢痕的特点可概括为"3P"特征:苍白(pale)、平坦(planar)和柔软

（pliable）。此期为手术治疗的最佳时期。

2. **增生性瘢痕的评定** · 温哥华瘢痕量表（Vancouver Scar Scale，VSS）是目前国际上较通用的瘢痕增生程度评定方法。VSS中文版由香港理工大学提供。此量表采用色泽（melanin，M）、厚度（height，H）、血管分布（vascularity，V）和柔软度（pliability，P）四个指标对瘢痕进行描述性评估，量表总分15分，评分越高表示瘢痕增生越严重。

具体评分标准如下：色泽（M）：0分，瘢痕颜色与身体正常部位皮肤颜色近似；1分，色泽较浅；2分，混合色泽；3分，色泽较深。厚度（H）：0分，正常；1分，<1 mm；2分，1～2 mm；3分，2～4 mm；4分，>4 mm。血管分布（V）：0分，瘢痕肤色与身体正常部位近似；1分，肤色偏粉红；2分，肤色偏红；3分，肤色呈紫色。柔软度（P）：0分，正常；1分，柔软（在最小阻力下皮肤能变形）；2分，柔顺（在压力下能变形）；3分，硬的（不能变形，移动呈块状，对压力有阻力）；4分，弯曲（组织如绳状，瘢痕伸展时会退缩）；5分，挛缩（瘢痕永久性短缩，导致残废与扭曲）。

■ **（三）瘢痕疙瘩的诊断**

目前诊断主要依靠临床标准，一般应当符合以下条件。

（1）肿块隆起于皮肤表面，坚硬，表面光滑发亮，界限欠规则，1年内无退缩征象。

（2）病变超过原始损伤边缘，向周围正常组织浸润，呈蟹足状生长。

（3）具有持续性生长、发红、痛痒等临床症状，无自愈倾向，不能自行消退。

（4）单纯手术切除后极易复发，且复发范围可超过原瘢痕范围。

（5）病理学检查证实瘢痕疙瘩组织内有胶原及基质成分的大量沉积，成纤维细胞很多，并有分裂相。

■ **（四）增生性瘢痕与瘢痕疙瘩的鉴别诊断**

临床上许多外科医师都没有准确地运用增生性瘢痕和瘢痕疙瘩这两个概念，但是两者有实质的不同，其鉴别要点见表1-2-3。需强调的是，这两种病变的区别主要依靠临床表现，早期的瘢痕疙瘩与增生性瘢痕在临床特征上难以区别，应引起注意。可通过详细询问病史，包括致病原因、演变过程、局部刺激因素、对各种治疗的反应等来作出排除或确定瘢痕疙瘩的诊断。

表 1-2-3 增生性瘢痕与瘢痕疙瘩的鉴别要点

鉴别点	增生性瘢痕	瘢痕疙瘩
发病年龄	任何年龄	多见于3岁以上青少年
发病原因	有明显损伤、烧伤史	有轻微或明显损伤，或无可察觉的损伤
好发部位	可发生于皮肤损害的任何部位	以前胸、肩、上臂、颏、耳等部位好发
形态质地	瘢痕充血水肿，色泽鲜红或暗红，稍高起皮面，边界不超越损伤范围	暗紫色质硬肿块，高出皮面，超出损伤范围，呈蟹足状生长，边缘向正常皮肤侵袭
生长趋势	早期呈增生状态，6～12个月后有自然衰退趋势	持续生长，并向正常组织侵犯，一般无自然消退趋势，但部分病变的损伤中心可变平、退化
症状	早期痒痛难忍，常有抓痕，表皮易发生水疱而破溃	发红，痛痒持久，患者心理负担重
家族性	无	1/4左右阳性
病理检查	成纤维细胞较多，胶原纤维排列呈结节状或旋涡状，到周围正常皮肤逐渐消失，少有较厚的胶原纤维，黏液样间质少	成纤维细胞很多，并有分裂相，胶原纤维致密、较厚、排列不规则，与周围正常皮肤分界清楚，黏液样间质较多
加压治疗	持续加压数月，效果好	多无效
手术切除	很少复发，能手术切除治愈	易复发，范围较原病变范围大

■（五）瘢痕溃疡与瘢痕癌变的鉴别诊断

萎缩性瘢痕受到外力作用易破溃，增生性瘢痕早期易发生水疱，水疱感染等均可形成瘢痕溃疡。瘢痕癌变的发病率虽然较低，但多经过反复破溃、经久不愈的慢性溃疡阶段。部分瘢痕溃疡患者早期也可发生恶变，成为瘢痕癌，这与瘢痕溃疡容易混淆，需要进行鉴别诊断。病理组织学活检是两者鉴别的根本手段，对于怀疑恶变的溃疡，应采取局部麻醉下多部位、多次、切取大块组织的方法进行病理组织学检查，以排除瘢痕癌变。

三、病理性瘢痕的易发因素评估

关于病理性瘢痕的易发因素评估，目前尚缺乏界定瘢痕易发因素危险分层的大规模证据，临床上主要考量影响瘢痕形成的相关危险因素来对患者进行瘢痕形成的风险评估分层。女性、年龄较小、伤口/创口较深、皮肤全层损伤、创伤/烧伤面积较大、张力部位、创面愈合时间较长（3 周以上）、反复破溃/感染，以及多次手术、网状植皮、术后感染及既往不合理治疗等因素，均是临床上被认可或临床研究中被证实的易于形成瘢痕的危险因素。既往存在病理性瘢痕史者，或者术后瘢痕发生率高的手术患者，如胸、颈部手术，或者有病理性瘢痕家族史者，或者合并多种上述危险因素的个体，都可被视为瘢痕形成的高风险人群；反之为低风险人群。介于两者之间的，则被视为瘢痕形成中风险人群。

饮食、过敏体质、皮肤张力（过度活动、肥胖等）、体内激素水平、生活压力及不规律的生活等因素，与瘢痕和瘢痕疙瘩的发生或治疗后复发有一定联系，但它们在瘢痕发生、发展中的作用有很大的不同。饮食与瘢痕的发生没有直接联系，但营养情况影响伤口的愈合与修复，与瘢痕的发生、发展有关，临床上宜在保证营养的情况下饮食清淡，不吃辛辣刺激类食物和易于导致机体过敏的食物。一般将容易发生过敏反应和患过敏性疾病而又找不到发病原因的人，称为"过敏体质"人群。过敏体质的人容易发生过敏性鼻炎、过敏性细支气管气喘及过敏性皮肤炎，

与瘢痕的发生没有直接的联系，但在皮肤损伤的情况下，会影响体内、外环境，这与瘢痕的发生、发展有关。皮肤张力（受伤部位、过度活动、肥胖等）、体内激素水平与瘢痕的发生有比较密切的关系。生活压力及不规律的生活，与瘢痕的发生没有直接联系，但在皮肤损伤的情况下，其会影响机体的内环境状况，此时也会与瘢痕的发生、发展有关。

四、瘢痕体质与瘢痕疙瘩体质的概念

瘢痕的形成过程与创面的愈合过程密不可分，其实瘢痕的形成过程就是创面的愈合过程。瘢痕是创面愈合的产物和象征，各种组织受到较严重的损伤后均可能形成瘢痕，也就是说瘢痕是机体较严重的组织损伤后修复的必然结果。从这个角度来说，每个个体只要受到组织损伤均可能发生瘢痕，因此可以认为瘢痕是机体修复损伤组织的自然过程，也可以笼统地称为瘢痕体质。这里所讲的瘢痕体质的概念，与传统意义上的瘢痕体质的概念不同，它反应的是机体的自然属性，形成的瘢痕不一定就是瘢痕疙瘩，也包括常说的普通瘢痕。

传统意义上的瘢痕体质具有以下特点。

（1）家族中有多个患者，具有遗传倾向。

（2）每个患者身体的不同部位、不同时期受到不同原因的损伤均可出现瘢痕瘤样增生，哪怕是不经意的轻微损伤。

目前，传统意义上的瘢痕体质的准确名称应当是瘢痕疙瘩体质。因此，瘢痕疙瘩体质患者，常具有家族性多发倾向，同一个人在不同部位、不同时期发生的瘢痕均是瘢痕疙瘩。

瘢痕体质患者受伤后不一定会发生瘢痕疙瘩，瘢痕疙瘩体质患者受伤后一定会长出瘢痕疙瘩，后者具有一定的遗传特性，在临床上十分罕见，因此应当注意"瘢痕体质"与"瘢痕疙瘩体质"概念的差别。"瘢痕体质"是机体的自然属性，并不可怕；"瘢痕疙瘩体质"才是可怕的临床现象。

"瘢痕疙瘩体质"概念的提出能够较好地解释传

统意义上的"瘢痕体质"概念所不能解决的一些问题，例如，同一个患者的不同部位，伤后有的部位会长瘢痕疙瘩，而有的部位瘢痕不明显；同一个部位的切口，切口的不同部分术后发生瘢痕的情况明显不同；同一个部位的瘢痕疙瘩对同一种方法治疗的反应也不相同，有的好转消退，有的却继续长大；同一个部位受到损伤后，不同时期发生瘢痕的情况不同；用同样的方法、同时进行的穿耳孔，一侧耳朵长了瘢痕疙瘩，而另外一侧耳朵没有长瘢痕疙瘩等。这些现象，不仅是瘢痕疙瘩体质的问题，而且与受伤或治疗时机体的全身和局部内环境也密切相关，取决于当时机体修复的自然本能，反映了瘢痕形成机制的复杂性。"瘢痕疙瘩体质"的概念更易于被临床医师和患者接受和应用。

（蔡景龙）

第三节・影响瘢痕形成的因素

外伤、感染或手术后，伤口（创面）瘢痕的形成受到诸多因素的影响。根据是否能够通过干预手段来进行调控，影响瘢痕形成的因素可归纳为不可控因素和可控因素两类。

一、不可控因素

不可控因素指无法通过干预手段来调控的因素。

■ （一）种族和遗传

不同人种瘢痕的易感性有所不同。

与白色人种相比，亚裔黄色人种患者出现增生性瘢痕的发生率是前者的 3 倍。亚洲人的真皮组织通常比拥有同等色素的白色人种厚，黑色素增多且皮脂腺丰富，导致皮脂分泌更多，胶原蛋白密度更大。这些特点导致在伤口愈合过程中，成纤维细胞的增殖加速，胶原蛋白和纤维组织的形成增多，更易出现病理性瘢痕（图 1 - 3 - 1）。黑色人种最易形成病理性瘢痕（图 1 - 3 - 2）。

有些病理性瘢痕患者具有家族易感性，具体原因尚不十分清楚，可能与某种基因的表达有关，也可能与家族疾病谱或饮食偏好有关。

■ （二）年龄

病理性瘢痕的发病及严重程度与患者年龄有一定关系。年轻人皮肤张力大，皮脂腺分泌旺盛，所以

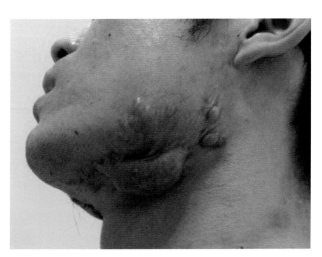

图 1 - 3 - 1 　黄色人种的瘢痕疙瘩

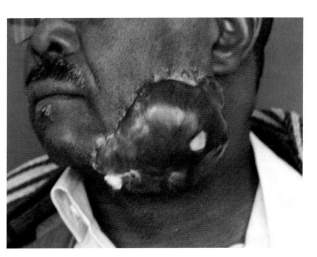

图 1 - 3 - 2 　黑色人种的瘢痕疙瘩

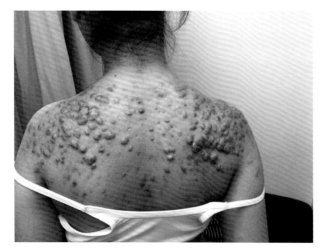

图 1-3-3　13 岁女孩的瘢痕疙瘩

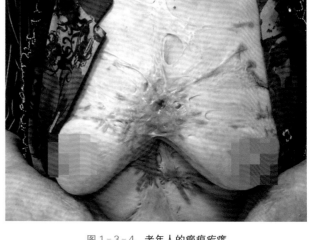

图 1-3-4　老年人的瘢痕疙瘩

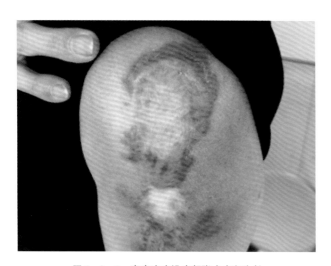

图 1-3-5　瘢痕疙瘩沿肩部张力方向生长

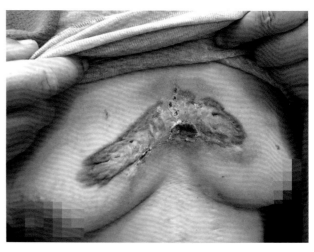

图 1-3-6　瘢痕疙瘩沿乳房牵拉方向生长

处于生长发育期的青少年较老年人更易出现病理性瘢痕。瘢痕疙瘩易初发于青春期且皮肤腺分泌旺盛的个体(图 1-3-3)。而老年人由于代谢率低、皮肤松弛及皮脂腺分泌减弱,故初发瘢痕疙瘩者较少。但是,青中年时期发生的瘢痕疙瘩,由于迁延不愈以及经过反复多次不正规的治疗,或瘢痕挛缩致局部皮脂腺口阻塞,到了老年期往往已经生长到足够大且反复感染的程度,治疗较为棘手(图 1-3-4)。

■ (三) 部位

病理性瘢痕的生长与瘢痕发生部位具有显著的关系。

胸背部、双下颌、肩部、上臂外侧、阴阜等部位为病理性瘢痕的高发区,而上睑、手足、腹股沟、腋窝等部位较少发生,这可能与局部皮肤的厚度、毛囊皮脂腺单位发育程度和密度、局部皮肤张力等因素相关。肩部瘢痕疙瘩受到肩关节活动及皮肤张力的影响(图 1-3-5),女性患者的胸前瘢痕疙瘩受双侧乳房组织向下的牵拉,往往会顺着张力方向生长(图 1-3-6)。

■ (四) 深度

从理论上讲,同样的伤口(创面)类型,受伤深度越深,瘢痕越明显。当皮肤受到深及真皮网状层的损伤时,任何创面的愈合都会伴有不同程度的瘢痕形成。

二、可控因素

可控因素指能够通过干预手段来调控的因素。

(一) 炎症

任何原因造成伤口(创面)局部加重的炎症反应都会影响瘢痕的形成。可以说,没有炎症反应就没有伤口愈合,但过度或持续的炎症反应容易导致瘢痕过度生长,即病理性瘢痕形成。

伤口(创面)炎症反应的来源包括以下方面。

(1) 创伤后组织损伤、出血、血肿形成。

(2) 伤口细菌感染(术后伤口欠清洁)。

(3) 毛发、皮脂、角蛋白、异物(污物及缝线等)的存留。

(4) 手术中创缘被夹持或电凝产生的坏死组织。

(5) 张力、血痂等导致的上皮延迟愈合。

(6) 持续存在的张力。

伤口(创面)炎症反应的结果是炎症细胞聚集、炎症因子释放、表皮再生延迟和过多肉芽组织形成,从而导致瘢痕形成(图1-3-7和图1-3-8)。

(二) 张力

部位和活动是决定局部皮肤张力大小的重要因素。胸骨前部位组织由于相对固定、活动度差、受呼吸运动的影响,以及女性易受双侧乳房向下牵拉的影响,所以该部位是高张力部位(图1-3-9)。

(三) 内分泌

临床上经常可观察到以下现象:皮质类固醇增多症患者因易发痤疮而形成瘢痕疙瘩;青春期患者因雄激素分泌旺盛而易出现病理性瘢痕(图1-3-10);妊娠、哺乳期患者的瘢痕疙瘩生长迅速(图1-3-11)。

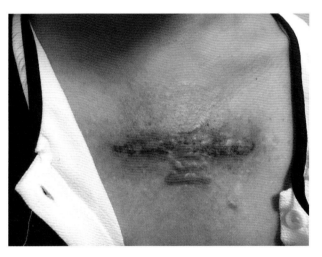

图1-3-7 伤口部位欠清洁

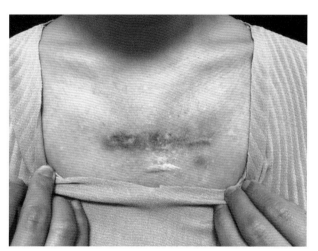

图1-3-8 炎症反应导致的术后复发

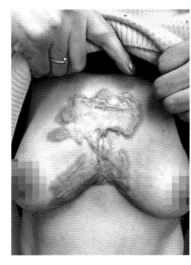

图1-3-9 瘢痕疙瘩沿重力方向生长

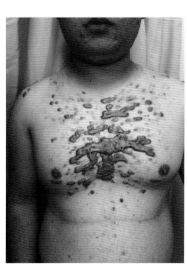

图1-3-10 青春期患者的瘢痕疙瘩

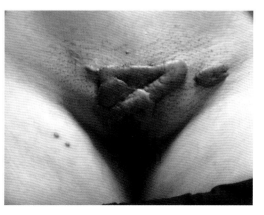

图1-3-11 怀孕、哺乳期的瘢痕疙瘩生长迅速

这些现象说明病理性瘢痕的形成和生长与身体激素水平具有一定的相关性,但相关机制还有待进一步的研究。

(四)饮食

目前,尚无足够的证据说明饮食与病理性瘢痕的发生、发展相关。但是,由于瘢痕疙瘩在过敏的情况下会出现瘙痒、疼痛、生长加速等症状,所以建议瘢痕疙瘩患者的饮食需避开易过敏的食物,并戒除烟、酒等嗜好,鼓励摄入大量的绿叶蔬菜。

(陈立彬 武晓莉)

参考文献

[1] 蔡景龙.瘢痕的研究任重道远[J].中华整形外科杂志,2013,29(06):401-405.

[2] 蔡景龙.瘢痕防治2016观点[M].北京:科学技术文献出版社,2016.

[3] 蔡景龙.瘢痕整形美容外科学[M].杭州:浙江科学技术出版社,2015.

[4] 蔡景龙.现代瘢痕学[M].2版.北京:人民卫生出版社,2008.

[5] 蔡景龙,杨东运.瘢痕防治应密切结合损伤修复研究[J].中华医学杂志,2011,91(37):2594-2596.

[6] 付小兵,王正国,李建贤.中华创伤医学[M].北京:人民卫生出版社,2013.

[7] 李世荣.现代整形美容外科学[M].北京:人民军医出版社,2014.

[8] 马继光,蔡景龙,宗宪磊,等.瘢痕疙瘩的临床分类方法研究[J].中华整形外科杂志,2013,29(06):422-427.

[9] 王志军,刘林嶓.美容外科学[M].北京:人民卫生出版社,2012.

[10] 吴宗耀.烧伤康复学[M].北京:人民卫生出版社,2014.

[11] Kim S,Choi TH,Liu W,et al. Update on scar management:guidelines for treating Asian patients[J]. Plast Reconstr Surg,2013,132(6):1580-1589.

[12] Mustoe TA,Cooter RD,Gold MH,et al. International clinical recommendations on scar management[J]. Plast Reconstr Surg,2002,110(2):560-571.

第二章
瘢痕的手术治疗

第一节 · 瘢痕手术治疗的一般原则

一、必须手术治疗的情况

(一) 感染瘢痕

1. 能够直接切缝的感染瘢痕 · 对于长期反复感染、化脓的瘢痕(图 2-1-1),一般药物注射、放射治疗、激光治疗等措施均无法解决,只能通过手术切除病灶的方法来彻底解决。一些面积较大的瘢痕感染病灶,若无法通过直接切除、缝合的方式处理,往往可使用一个或多个邻近皮瓣转移移植等方法来解决。对于感染的病理性瘢痕,手术后必须配合放射治疗来有效预防瘢痕增生,以维持手术效果,降低复发率。

2. 无法直接切缝的感染瘢痕 · 如果感染灶散在或范围很大(图 2-1-2),难以通过以上局部切除的方式解决的话,只能考虑采用分次切除、预扩邻近皮瓣转移、远位游离皮瓣转移、植皮等手术方式进行治疗(详见本章第四节)。

(二) 高度怀疑瘢痕癌或其他恶性疾病

对于极少数反复化脓、破溃、经久不愈的瘢痕样病灶,不能排除甚至高度怀疑恶变者,必须及早切除或做活检手术,通过组织切片病理学检查来明确病灶性质,决定下一步治疗方案。

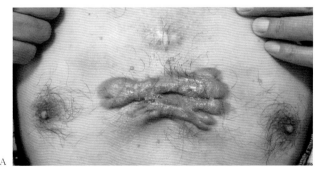

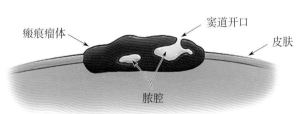

A   B

图 2-1-1 **能够直接切缝的感染瘢痕**。A.感染瘢痕外观;B.感染瘢痕示意图

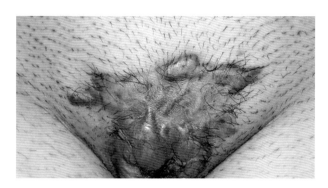

图 2-1-2　无法直接切缝的感染瘢痕

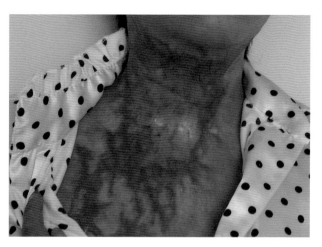

图 2-1-4　造成功能障碍的病理性瘢痕

二、可考虑手术治疗的情况

■（一）增生比较活跃的病理性瘢痕

通常对于一些常见的增生性瘢痕和比较典型的体积较大的瘢痕疙瘩（图 2-1-3）可以考虑采用完全切除、分次切除、局部切除、预扩切除、瘢痕修薄（核切）等手术方式来治疗，术后配合浅层小剂量放射治疗，以预防瘢痕增生及复发。

■（二）影响正常活动及功能的瘢痕

部分特殊部位增生严重的瘢痕疙瘩或增生性瘢痕（常见于颈胸、肢体等部位），由于瘢痕的收缩、牵拉，而导致外形改变和功能影响（图 2-1-4）。临床上常见的因瘢痕挛缩造成的畸形有睑外翻、唇外翻、颏胸粘连、手部瘢痕挛缩畸形及各关节的屈侧或伸侧挛缩畸形等，需通过 Z 成形、五瓣、六瓣等手术方式来延伸瘢痕长度，以达到松解瘢痕挛缩和改善外形及功能的目的。

■（三）影响外观及社交的瘢痕

一些外露部位（面颈部、四肢等）的瘢痕，在一定的光线角度或做表情时会出现瘢痕牵拉、凹陷、凸起等情况，而且会显得尤为明显（图 2-1-5）。这些瘢痕可能对患者的外观、社交产生一定的影响。经过与患者详细的沟通，确认治疗方案后，可考虑通过直线切除缝合、W 成形术、Z 成形术、剥离松解填充等方式来改善瘢痕。

■（四）影响生活质量的瘢痕

部分病理性瘢痕虽然体积不大，但痛痒症状明显，在药物注射、激光等相对低风险的治疗手段无法改善时，也可考虑采用手术切除来解决。相对其他

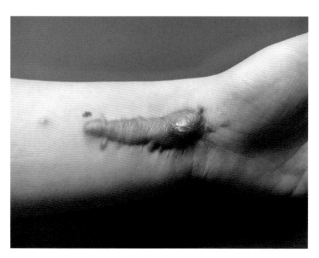

图 2-1-3　增生活跃的病理性瘢痕

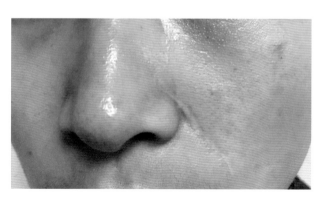

图 2-1-5　影响外观的浅表性瘢痕

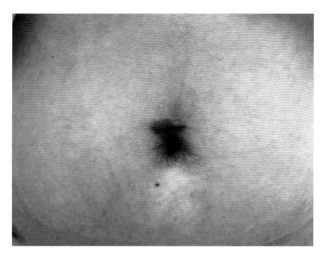

图 2-1-6　较小的病理性瘢痕

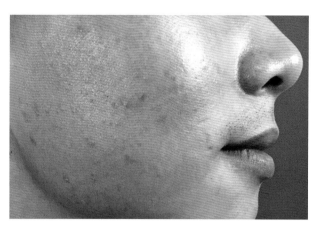

图 2-1-7　相对不明显的瘢痕

治疗方式，手术一般更立竿见影，但术后的综合治疗与防止病理性瘢痕增生、复发的护理仍是重点。

三、无须手术治疗的情况

■ (一) 较小的病理性瘢痕

一些较小的病理性瘢痕(长度或直径<1 cm)(图 2-1-6)，无论是孤立的或是散在多发的，一般不首选手术切除的方式治疗。相对而言，手术治疗瘢痕的创伤较大，术后同样存在复发，甚至加重的风险。对于这些小型的病理性瘢痕，可以通过药物注射、激光、加压、硅胶材料外贴、同位素敷贴，或者配合放射治疗来有效抑制瘢痕的增生。尽管治疗周期较长，但能降低治疗风险，达到稳定瘢痕的治疗目的。

■ (二) 相对不明显的瘢痕

临床上，很多时候会遇到患者自觉明显而医师或周围人员认为不明显的瘢痕。比如，一些面部较浅的抓痕、痘坑，或者是已经完全成熟的范围较小的

瘢痕(图 2-1-7)。虽然，通过手术、激光等治疗方式可能会使这类瘢痕有少许改善，但改善的程度极其有限，同时存在使瘢痕加重的较大风险。所以，医师需通过一定的心理疏导来建议患者放弃过度治疗瘢痕的想法，这样医患双方都能规避一些不可预见的风险。若患者仍然意志坚定，在了解和接受所有可能发生的副作用、并发症的情况下坚决要求治疗，那治疗前的宣教、沟通、术前知情同意都十分重要，切不可在患者全然不知的情形下手术治疗，以免产生不必要的麻烦。

■ (三) 心理性瘢痕

这是笔者想到的一个用在此处比较合适的名词。这类瘢痕在实际生活中几乎无法显现，多为患者自己在镜中某一特殊光线角度下隐约可见，甚至臆想产生。这种所谓的瘢痕有时会在很大程度上引起患者的抑郁、焦虑、自卑、自闭等情绪状态，旁人恐怕难以理解。建议接诊医师在进行心理疏导的同时给予低风险的安慰性治疗(如激光的低能量治疗)来给患者一些心理暗示，从而达到"瘢痕改善"的效果。

(陈立彬　武晓莉)

第二节·手术缝线及缝合方式的选择

一、内部缝合线

■ (一) 可吸收缝线

1. 强生爱惜康普迪思缝线· 强生公司的爱惜康(Ethicon)普迪思(PDS-Ⅱ)缝线在瘢痕整形手术中被运用得较为广泛,材质是聚二氧六环酰胺,经常用于血管结扎止血、减张缝合和精细对合等。尤其在一些皮下组织较薄的部位(面颈部、四肢等),我们会直接使用5-0或6-0的普迪思缝线进行减张缝合。

优点:缝针坚硬、锋利,组织损伤小,缝线顺滑、牢固,组织相容性好,张力支撑时间约60天,体内吸收时间为182~238天,维持减张时间较长。

缺点:打结的线结较大,易滑脱;缝合过浅时,易出现线结反应。

2. 强生爱惜康抗菌薇乔缝线· 日常手术中,使用频率较高的为3-0薇乔(Vicryl Plus)可吸收缝线,该线粗细适中,能应付大部分创面的深部缝合,主要用于筋膜层的间断减张缝合。

优点:缝针坚硬、锋利,组织损伤较小,打结的线结牢固,不易滑脱,组织相容性好。

缺点:缝线略涩,张力支撑时间约28天,体内吸收时间56~70天,体内吸收时间及维持减张时间相对较短。

3. 免打结倒刺缝合线· 我们最早使用的免打结倒刺缝线是由美国强生公司生产的一款爱惜康(STRATAFIX Spiral PDO)免打结可吸收外科缝线,材质是聚对二氧环己酮,含有三氯生涂层,可以降低30%手术部位感染(surgical site infection, SSI)的发生率。目前临床上使用得不多,国外文献显示,偶用于骨科的肌腱缝合术、关节置换术;妇科的子宫肌瘤剔除术;普外科的胃大部切除术、胃肠吻合术等术式中。其中一种特殊的倒刺线,缝线形似"鱼骨",故俗称"鱼骨倒刺缝线"(图2-2-1A)。线尾有一个长方形的固定片,为防止缝线起始段滑脱设计,缝合时先于组织深部钩挂一针进行固定,再做连续缝合。可单向收紧缝线,无需助手辅助,减张效果确切,张力分布均匀,缝合完成前,将缝针反向回针,以锁定缝线。一线多处缝合时,除首次缝合外,每次缝合前于线尾将缝线打结数次,人为制造防滑脱设计后再次使用。武晓莉首先提出将该缝线用于瘢痕切除后创面深层的减张连续缝合,目前整个团队均采用"鱼骨减张缝合技术"来处理较大张力创面的瘢痕整形(图2-2-1B)。较常使用的为3-0缝线,对于少数张力很大的创面则可采用2-0或1号缝线进行减张缝合。

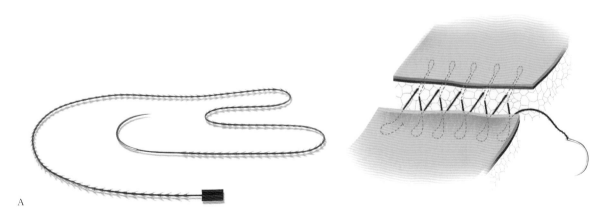

A   B

图2-2-1　**免打结倒刺缝线及缝合技术。** A.鱼骨倒刺缝线;B.鱼骨减张缝合技术

优点：主刀医师可独立操作完成缝合，无需助手协助，快速高效地关闭创面。缝针坚硬、锋利，缝线结实，体内吸收时间 180～210 天，减张力度强，组织相容性好。

缺点：难以用于真皮菲薄的部位、不规则切口。缝合层次过浅时，恢复过程中缝线易外露。触摸缝合后的切口瘢痕较硬，至少维持 3～6 个月后方能逐步变软。售价较高。

■（二）不可吸收缝线

1. **丝线**·是外科手术中最常用的编织缝线，如强生慕丝（MERSILK）线等。瘢痕整形手术时，可用于深层减张缝合。

优点：缝线不可吸收，维持减张时间长，价格低。

缺点：组织相容性较差，容易出现线结反应。缝合过浅时，易透皮显现，影响外观。

2. **钛镍记忆合金组织缝线**·俗称"金属线"，为不可吸收缝线，主要用于切口皮内的连续缝合。适用于张力小的切口关闭，一般用于直线或规则切口缝合。

优点：缝线顺滑，组织反应极小，拆线后不留缝线针脚瘢痕，可以延期拆线。

缺点：缝合太紧密不利于切口渗液引流。

二、外部缝合线

■（一）可吸收缝线

除了一些特殊情况，用可吸收缝线作外部缝合比较少见。无论采用何种缝线，都建议尽可能在 1 周内拆除外部缝合线，以免留下较明显的针脚瘢痕。瘢痕整形手术中，不推荐采用免拆除缝线进行皮内缝合，即使是可吸收缝线，因为完全吸收仍需一段时间，留存体内会造成皮肤组织炎症反应产生一定的刺激。例如，临床上，采用横式剖宫产切口时，使用皮内可吸收缝线缝合或部分可吸收缝线缝合，如果不拆除，术后出现全程或部分瘢痕增生的情况屡见不鲜。总之，瘢痕整形手术时应尽可能减少各方面

可能导致瘢痕增生的可控因素。

■（二）不可吸收缝线

1. **聚丙烯线**·强生爱惜康普理灵（PROLENE）线是聚丙烯材质的不可吸收缝线，平时比较常用，其中 5 - 0、6 - 0、7 - 0 的缝线使用最多。比较适于在面、颈部较精细的瘢痕整形手术切口的外部缝合使用。

优点：缝针坚硬，不易弯曲，延展性好，缝线顺滑，组织反应很小。在一定程度上，可减少术后伤口的炎症反应。

缺点：线结稍大，相对容易滑脱，成本略高。

2. **丝线**·应用广泛，任何瘢痕手术的外部缝合时均可使用。

优点：线结较小，不易滑脱，成本低。

缺点：缝针硬度不够，易弯，缝线略涩、较脆，组织反应略大。

三、内部缝合

■（一）减张缝合

在整形手术中，减张缝合无疑是重中之重。一个有效的皮下减张缝合，可以使切口皮层接近零张力缝合，明显减少针脚瘢痕的产生。对于瘢痕的长期预后来说，瘢痕不易变宽，在减小张力的同时也间接地降低了瘢痕增生的风险。

然而，一个好的减张缝合，不光只注重本身的缝合技巧，还需要做不少准备工作，主要包括以下这些步骤。

1. **切口设计**·为了使缝合时切口张力减小，首先要从切口设计入手。瘢痕整形手术中，我们往往尽量按照朗格线、顺皮纹的方向来设计切口，或者尽可能缩小与皮肤张力线所成的角度（图 2 - 2 - 2）。对于一些较宽大的瘢痕，可以通过设计邻近旋转皮瓣转移（如菱形皮瓣转移）来减小手术切口的张力。

2. **切缘游离**·打开切口，一般于深筋膜层以上进行两侧切缘的充分游离，通过增加切缘组织的活动度来减小缝合时的张力。在深筋膜层以上的层次游离相对出血少，活动度较大，缝合时所挂钩的组织

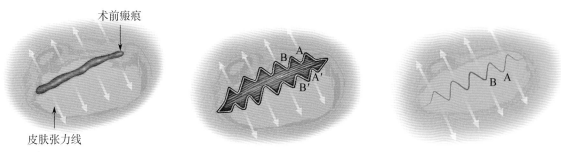

术前瘢痕

皮肤张力线

图2-2-2　手术切口设计与皮肤张力线关系

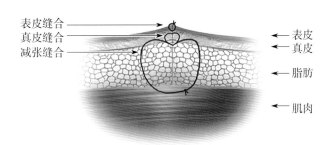

表皮缝合
真皮缝合
减张缝合

表皮
真皮
脂肪
肌肉

图2-2-3　切口分层缝合示意图(垂直于切口断面)

量较多,使缝合更切实。但并不是组织游离得越多越好,过多地游离切缘,一方面增加了组织创伤,另一方面也可能产生腔隙,形成积液、积血等。

3. **切缘修剪**·为了使切口对合整齐,减小皮肤表层张力,在缝合之前,可将切缘两侧的皮下组织修剪至与表皮齐平,尤其是真皮层。

4. **深部减张缝合**·通过使用较粗的缝线,将深部的皮下组织有力地关闭缝合。进针时,先从左侧的切缘深部进针,尽量挂钩较多的皮下组织,从左侧切缘的浅面出针;然后从右侧切缘浅面入针,深面出针,进行打结,将线结埋于组织深部,以减小线结反

应(图2-2-3)。

5. **真皮缝合**·主要目的是为了使切口对合更好,减张作用较弱。但有时,在皮下组织较薄弱的部位,如面部、颈部、肢体等部位,单纯挂钩脂肪组织不受力,无法满足减张需求,往往进行真皮层的减张缝合。

(二)超减张缝合

顾名思义,"超减张缝合"是在原有减张缝合的基础上,在切口两侧的皮下钩挂更多的有效组织,从而使切缘过度收紧靠拢,皮肤表面呈现切口及周围皮肤均隆起于体表的缝合方法(图2-2-4)。如此一来,超减张缝合后的切口在皮肤表层进行外部缝合时皮肤的张力几乎为零。超减张缝合与传统减张缝合相比,除了缝合时所采用的技术理念有所区别外,所用的缝线材料均一致。超减张缝合用于本身切口张力较大的切口,减张效果更确切、更持久,可以降低因皮肤张力导致瘢痕增生的风险;对于一些面、颈部较精细的缝合手术,也能防止术后瘢痕变宽,明显提升了瘢痕手术的疗效。

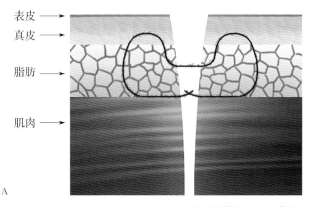

表皮
真皮
脂肪
肌肉

A

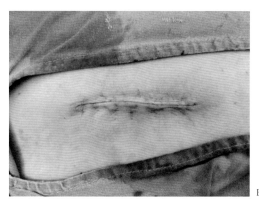

B

图2-2-4　超减张缝合。A.示意图;B.胸部切口超减张缝合后外观

四、外部缝合

外部缝合要求精细缝合。切口外部的精细缝合（图2-2-5）需建立在减张缝合的基础上进行，如果没有有效的深部减张处理，外部缝合时势必存在较大的张力。精细缝合主要取决于切缘皮肤的平整对合，可以轻度外翻，但要避免皮肤出现内翻、错位等情况。有时，在内部缝合完成后，切缘仍可能稍不平整，这时外线的缝合调整显得尤为重要。切缘较低的一侧，进出针需较深；切缘较高的一侧，进出针需较浅，如此才能保证术后切口平整。此外，外线打结不宜过紧，否则会出现明显的针脚瘢痕，甚至还会出现局部的表皮缺血、坏死。

常见的切口外部缝合方式有以下几种。

（一）皮内连续缝合

有些直线或规则切口，内部缝合整齐完美，我们可以采用记忆合金缝线进行皮内连续缝合（图2-2-6）。

优点：术后不留针脚瘢痕，组织反应小，拆线方便高效等。

缺点：会造成切口引流不畅。如果术后切口有渗血风险，最好放置引流管或引流皮片来弥补皮内连续缝合的局限性。另外，对于一些不规则、改形的切口，这种缝合方式不适合。

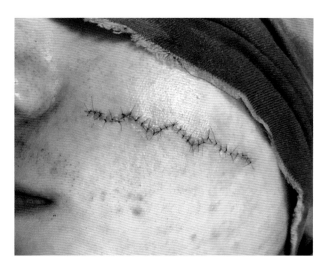

图2-2-5　切口外部的精细缝合

（二）间断缝合

间断缝合（图2-2-7）是最常用的外部缝合方式。

优点：操作简单，每一针都可以进行调整，保持切口的外翻平整对合。

缺点：线结多，拆线费力。

（三）连续缝合

连续缝合（图2-2-8）分为连续锁边和非锁边缝合两种方式，区别不大，看个人习惯。

优点：提高缝合和拆线效率。

缺点：对于容易内翻或不平整的切口不太适合。缝线断裂会影响整个切口的缝合。

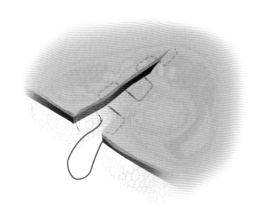

A

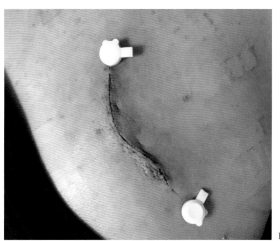

B

图2-2-6　切口皮内连续缝合。A.示意图；B.切口皮内连续缝合后外观

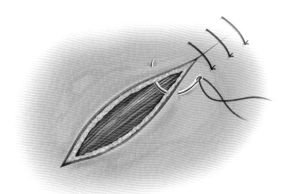

图 2-2-7 间断缝合示意图

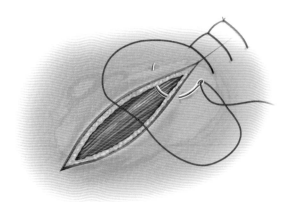

图 2-2-8 连续锁边缝合示意图

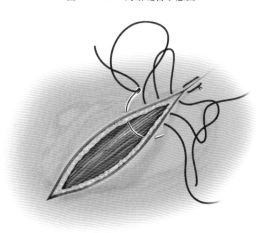

图 2-2-9 水平褥式缝合示意图

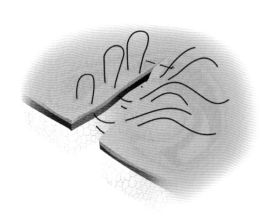

图 2-2-10 垂直褥式缝合示意图

■ (四) 褥式缝合

1. 水平褥式缝合 (图 2-2-9)

优点:使切口外翻。用于有一定张力的表皮缝合,可以减轻针脚瘢痕的形成。

缺点:可能会过度外翻。打结过紧时,可能造成局部表皮缺血、坏死。

2. 垂直褥式缝合 (图 2-2-10)

优点:有利于关闭无效腔,对切缘血运影响较小。使切口外翻,可以用于阴囊、腋下等特殊部位。

缺点:针脚较宽,可能会增加针脚瘢痕的形成。

(陈立彬 武晓莉)

第三节 · 线条状瘢痕的手术设计与操作技巧

线条状瘢痕主要见于外伤、手术后形成的瘢痕。例如,面部外伤后瘢痕、体表肿物切除后瘢痕、甲状腺手术后瘢痕、剖腹探查手术后瘢痕、剖宫产手术后瘢痕等。目前,对于线条状瘢痕所采用的瘢痕整形手术方式主要包括直线切除缝合术、W 成形术和 Z 成形术等。

一、手术设计思路

原则：手术切口应尽可能地平行于朗格线、皮肤张力松弛线、皮纹，或者减小与之形成的角度，以减小切口皮肤张力，或者将手术瘢痕隐匿于皮肤生理皱褶内；在最大限度切除瘢痕的情况下，缩短手术切口；避免因手术切口延长不足所致的"猫耳"；对于张力过大的切口，宁愿分次解决，以免切口愈合不良、延期，以及术后张力造成的瘢痕增生、变宽等；先解除主要矛盾，再考虑美容修复。

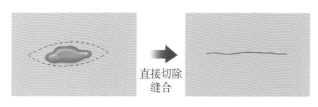

图 2-3-1　直接切除缝合示意图

术瘢痕，创伤较小，操作相对简单，术后护理难度小，尤其适合用于顺皮纹的瘢痕，以及除面部以外的线条状瘢痕（图 2-3-1）。

（二）Z 成形术

Z 成形术适用于术前存在牵拉、挛缩的瘢痕，是一种通过邻近皮瓣的错位，打断直线的牵拉，延伸瘢痕的长度，改善瘢痕外观的常用术式。对于一些较长的挛缩瘢痕，可以使用多个或连续 Z 成形术解决（图 2-3-2～图 2-3-4）。

（一）直线切除缝合

沿瘢痕边缘直接做切口切除是最便捷、常用、有效的手术方式。优点在于，所做的切口线最短，除了切口两端必要的延长部分以外，一般不产生新的手

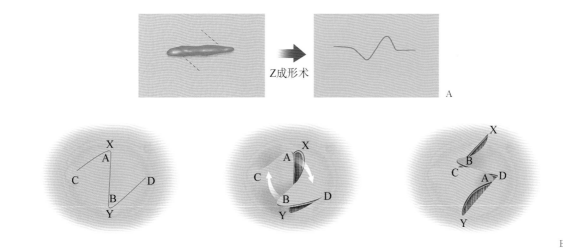

图 2-3-2　Z 成形术。A. Z 成形术示意图；B. Z 成形术手术设计图

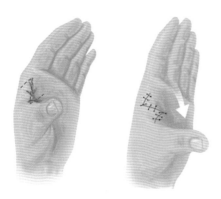

图 2-3-3　虎口瘢痕 Z 成形术

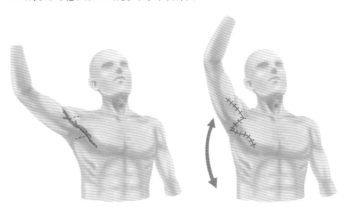

图 2-3-4　腋窝瘢痕 Z 成形术

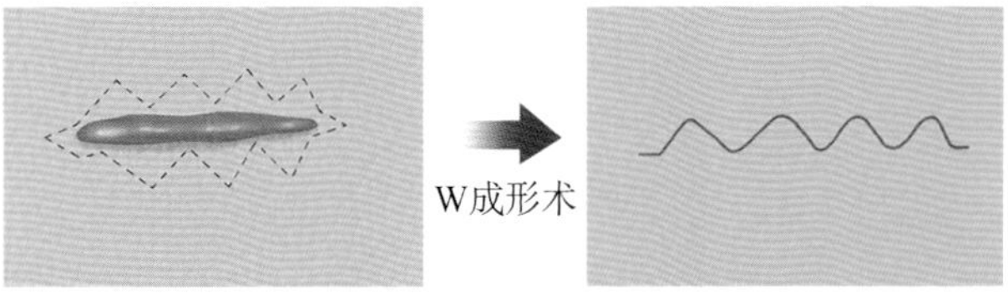

图 2-3-5 W 成形术示意图

（三）W 成形术

这是三角皮瓣交错切开与缝合的一种手术方式，同时推进及交错一串皮瓣，主要适用于面部线条状瘢痕的切除缝合术式。它的优点在于，W 形切口设计在切除主体瘢痕的同时，可切除全部或部分的针脚瘢痕，最大限度地保留了针脚瘢痕间的正常皮肤；不同于直线状瘢痕在特殊角度光线下会存在较明显的反光面，而波浪状折线切口瘢痕可散射光线，使瘢痕相对不明显；折线瘢痕还可防止和打断直线瘢痕的牵拉(图 2-3-5)。

（四）几何图形成形术

有时可以根据瘢痕范围的实际情况，设计不规则的几何图形切口来最大限度地切除瘢痕和保留正常皮肤组织。

二、手术操作技巧

手术操作中各方面的细节往往会影响手术的疗效。以下通过手术中常规的操作顺序来逐一详述，包括切除、游离、修剪、止血、减张、对合 6 个主要步骤。

（一）切除

沿切口切开皮肤时，刀片尽量垂直皮缘。如果表皮过多，切口外部缝合时容易重叠或内、外翻；如果真皮过多，表皮缝合时会有张力。对于可完全切除的瘢痕，应避免遗留少量边缘瘢痕组织，否则可能影响预后。

（二）游离

1. 手术切口两侧切缘的游离需适中 过少的游离，缝合切缘时张力可能仍然较大；过多的游离，不仅增加了创面的出血和创伤，也可能形成更多的腔隙，使得切口下积液、积血的风险提高。

2. 注意游离层次 一般选择在浅筋膜层上进行剥离，若在脂肪层内，会层次不清并增加出血。在脂肪含量较高的部位，尽可能减少电刀的频繁使用，以免术后出现脂肪液化等并发症。

（三）修剪

切除切缘垂直方向过多的脂肪、真皮组织，以减少缝合时的张力。不宜过度修剪，可能会形成不必要的空腔。

（四）止血

尽量仔细处理每个肉眼可见的出血点。对于较粗的小血管最好结扎止血；对于一些难以寻找准确出血点的创面渗血，可在术中压迫止血；对于切缘真皮的渗血，可不做处理，一般在外部缝合时会得到控制。

（五）减张

这是瘢痕整形手术操作的核心，之前步骤的操作有很大一部分的目的是为减张缝合创造更好的条件。对于组织量较多的切缘，减张缝合主要依靠筋膜层的减张，也可附带部分真皮深层，以加强减张的力度。分层缝合可有效地关闭切口下间隙，降低皮下肌层的粘连风险，并提高减张效果。对于组织量较少的切缘，一般依靠真皮层的缝合来实现减张。将整形缝合的线结朝下，以减少其对切口的刺激。进出针不宜离皮缘过浅，以防术后产生不必要的线结反应。

（六）对合

真皮层的内部缝合与表皮层的外部缝合的目的主要是为了使切口对合整齐，这也是提高手术精细程度的一个重要方面。切口对合时适量轻度外翻更有利于恢复。

（武晓莉　陈立彬）

第四节·片(块)状瘢痕的手术设计与操作技巧

一、局部皮瓣转移术

皮瓣是指自身带有血供,包含皮肤及皮下组织或更深层次组织的复合组织块。局部皮瓣转移术也称邻接皮瓣转移术,是用受区邻近部位形成的皮瓣转移修复,也是小型片(块)状瘢痕手术中最常用的一种任意皮瓣转移方式。它利用缺损区域周围皮肤、软组织的弹性、松动性和可移动性,在一定条件下重新设计安排局部皮肤的位置,从而达到修复组织缺损和整形美容的目的。采用局部皮瓣的手术方

式具有一次手术完成转移修复的优势,提高了手术治疗效率。从设计皮瓣转移方式来看主要分为以下3种皮瓣转移术:推进皮瓣转移术、旋转皮瓣转移术和错位皮瓣转移术。

(一)推进皮瓣转移术

推进皮瓣转移术也称滑行皮瓣转移术,主要利用缺损创面周边弹性、移动性较好的皮肤,按照术前拟定的辅助线设计切开并充分游离该皮瓣后,滑行推进到缺损区域关闭创面的一种手术方式。临床上,根据设计皮瓣的形状,分为矩形推进皮瓣转移术、A-T皮瓣转移术(图2-4-1和图2-4-2)、V-Y

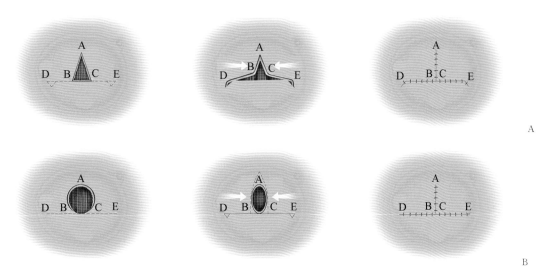

图 2-4-1   A-T 皮瓣转移术设计图。A.三角形切口;B.圆形切口

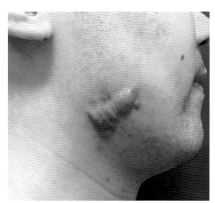
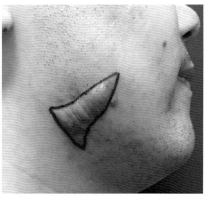
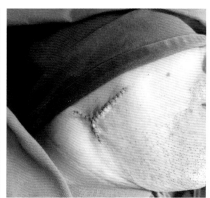

图 2-4-2   A-T 皮瓣转移术病例

成形术、N-Y 成形术、M-Y 成形术、双蒂推进皮瓣转移术和"风筝"皮瓣转移术等。

■（二）旋转皮瓣转移术

是一种在缺损创面边缘的一侧设计形成一处局部皮瓣，通过一定角度的旋转，覆盖修复创面的手术方式。

1. 改良菱形皮瓣转移术· 在瘢痕整形手术中，改良菱形皮瓣转移术是比较常用的一种术式。尤其适合片（块）状瘢痕的整形。在切除全部瘢痕后，若

采用直接缝合的方式来关闭创面，很可能会切除两端很多正常皮肤，通过较多地延长切口来完成创面的关闭缝合，这同时会使该切口存在很大的张力，从而影响预后。若通过设计一块与创面大小、形态接近的邻近皮瓣旋转后覆盖创面，不但可以最大限度地保留周边的正常皮肤，避免组织浪费，还能减小手术切口的张力。手术前设计时，将旋转的皮瓣位置选择在皮肤相对较松弛、较隐蔽、色差较小的部位（图 2-4-3 和图 2-4-4）。

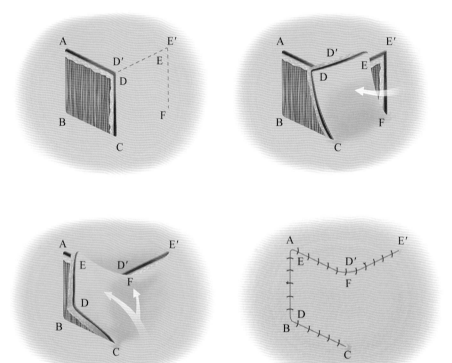

图 2-4-3　菱形皮瓣转移术设计示意图

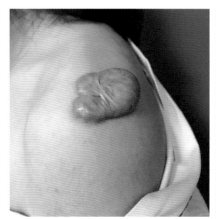
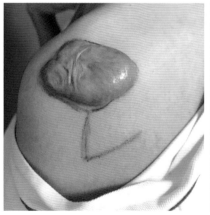
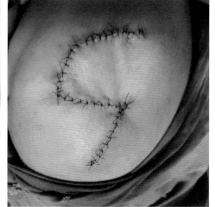

图 2-4-4　菱形皮瓣转移术病例

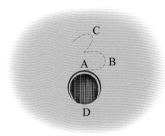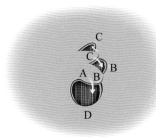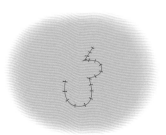

图 2-4-5 双叶瓣成形术设计示意图

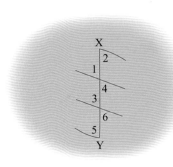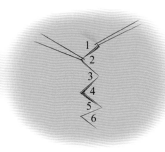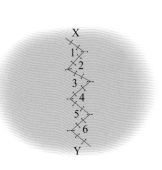

图 2-4-6 连续 Z 成形术设计示意图

2. 双叶瓣成形术 · 设计两个瓣叶,将 B 瓣叶用于修复原发缺损,将 C 瓣叶用于修复继发缺损。注意两个瓣叶共用一个蒂,避免过度扭曲,以防止影响血运(图 2-4-5)。鼻尖、鼻翼形态复杂,组织致密、皮下脂肪少、移动性差,为维持鼻部的形态,可选用双叶瓣成形术进行修复。

■ (三) 交错皮瓣转移术

交错皮瓣转移术也称易位皮瓣转移术,主要是以 Z 成形术为基础演变的各种术式。例如,连续 Z 成形术、三瓣成形术、四瓣成形术和五瓣成形术等。经瘢痕的两侧设计一定角度的三角皮瓣,通过各皮瓣之间位置的交换、嵌插,最终实现延长瘢痕,解除或减轻瘢痕挛缩、牵拉的目的(参见图 2-3-2)。

1. 连续 Z 成形术 · 当瘢痕较长时,可以设计连续 Z 形皮瓣,由多个小的三角皮瓣代替了一对大的三角皮瓣,相互交错缝合(图 2-4-6)。在手术中,除了两端是三角皮瓣外,其余皮瓣不是三角形,需要在缝合过程中修剪,使之成为三角形,以利于交错缝合(图 2-4-7)。

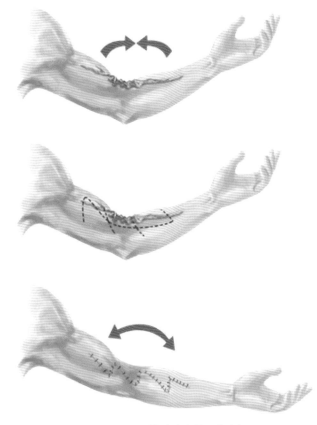

图 2-4-7 肘部瘢痕连续 Z 成形术

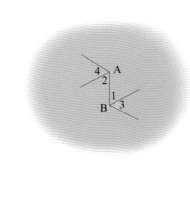
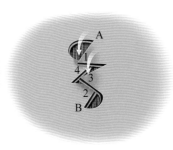
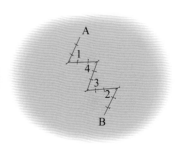

图 2-4-8　四瓣成形术设计示意图

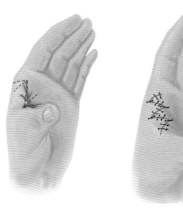
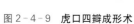

图 2-4-9　虎口四瓣成形术

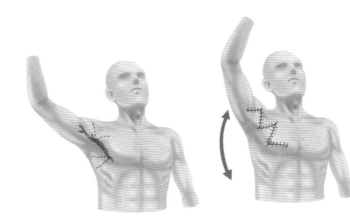

图 2-4-10　腋窝四瓣成形术

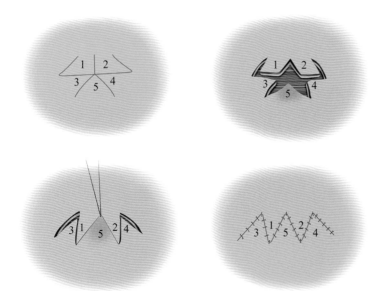
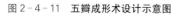

图 2-4-11　五瓣成形术设计示意图

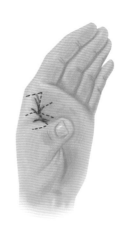
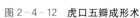

图 2-4-12　虎口五瓣成形术

2. 四瓣成形术·在瘢痕两侧设计两个钝角的皮瓣,然后将两角等分,形成 4 个三角皮瓣,如图 2-4-8～图 2-4-10 所示,将皮瓣 1 和皮瓣 4、皮瓣 2 和皮瓣 3 交错缝合。

3. 五瓣成形术·是 Z 成形和 V-Y 成形的联合应用,由两组对偶瓣和一组 V-Y 推进皮瓣构成,常用于一边为瘢痕组织,另一边有松动的皮肤可以借用的蹼状瘢痕。如图 2-4-11～图 2-4-13 所示,

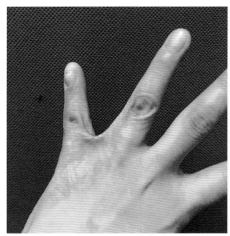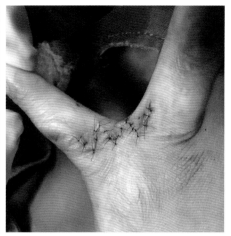

图 2-4-13　五瓣成形术病例

设计 2 个 Z 形切口，在线条状瘢痕的中央做纵行切口，其中将皮瓣 5 位于较为正常的一侧，以利于推动，将皮瓣 1 和皮瓣 3、皮瓣 2 和皮瓣 4 两对对偶皮瓣交错缝合。

对于任何一种局部皮瓣转移手术，在操作过程中都需要注意以下几个方面：设计皮瓣的辅助切口应尽可能地选择在相对隐蔽和松弛的部位；注意皮瓣移动后的血供情况，以免出现皮瓣缺血或坏死；有时可以先打开创面，充分了解切口的张力情况，再判断调整和打开辅助切口，使关闭创面时切口张力处于最低状态，当然也要同时考虑尽量减少手术切口的延长；缝合过程中，要尽量避免切口两端的"猫耳"现象，避免将来进行二次手术修复。

二、扩张器及远位皮瓣转移术

对于面积较大而欠平整或存在牵拉畸形的瘢痕，预估非手术治疗效果欠佳者，可考虑采用手术的方法进行修复。皮片移植手术存在手术后形态较差、术后易发生挛缩、增生等缺点，可优先采用皮瓣转移修复的方法。但皮瓣转移手术也存在修复范围有限、供区难以封闭等缺点。这些问题困扰着我们几十年，直到 Morestin 首次报道了皮肤反复伸展的理念。四十年后，Neuman 报道了采用耳后皮下球囊长期扩张皮肤组织重建部分撕裂耳的病例。Gibson 通过显微镜帮助人类认识到皮肤组织的力学属性。随后 Radovan 和 Austad 推广了组织扩张技术，通过这种方法，促进了皮肤组织的蠕变或渐进性伸长，以引起胶原纤维增生和重新排列。发展到现在，人们发现组织扩张技术修复瘢痕具有修复后组织颜色、质地相近，供区损伤小等优点，故常被用于修复病理性瘢痕和瘢痕挛缩。

（一）组织扩张任意皮瓣转移术

1. 患者及供区选择 · 皮瓣供区，即扩张器置入区域，多选择瘢痕邻近部位，所以只要邻近的皮肤健康且可用，组织扩张皮瓣转移术就可用于大多数瘢痕病例。如果邻近部位皮肤无法满足，则可选择上胸部或下腹部等易于带蒂皮瓣操作的部位作为供区。如果患者无法忍受组织扩张器的持续扩张或外观改变，则排除这些患者。局部皮肤放射治疗患者并不是组织扩张技术的绝对禁忌证，因为在扩张期间可以增强皮肤组织的血供。但是，对于这些患者，我们应该特别关注扩张期间的复杂情况，因为并发症的发生概率更高。

2. 手术技术 · 头部和颈部的皮肤较多被用于扩张皮瓣，相对较薄且柔韧。头皮和前额区域的皮肤非常适合扩张，因为覆盖的皮肤组织相对较厚且血供良好。大部分扩张器产品都包含可扩展的球囊和注射壶。在头部和颈部，带有远程注射口的设备更常用。正确选择扩张器的尺寸和形状非常重要。通常使用矩形、圆形或新月形扩张器。扩张器的尺寸和体积应根据瘢痕的大小选择，应考虑到充分膨胀时不会损伤眼睑或耳朵等邻近结构。注水后扩张器表面的皮肤面积应该是瘢痕切除后缺损面积的 2.5～3 倍。标准的组织扩张技术有两个阶段，分 3 个步骤进行。

（1）第一阶段：正确置入扩张器。切口设计应考虑到不会损害最终皮瓣的设计或血供。切口还应该尽可能地远离将被扩张的区域，因为在扩张期间切口可能会裂开并外露。仔细解剖扩张器所在的组织平面。在面部，通常将扩张器放置在表浅肌肉-腱膜系统（superficial musculeo-aponeurotic system，SMAS）的筋膜层浅面，避免损伤面神经；在颈部，可以将扩张器置于颈阔肌浅面或深面；在头皮部位，最常见的放置层次在帽状腱膜下、颅骨上，过于表浅地放置扩张器可能会导致广泛的脱发；在额部，应将扩张器放置在颅骨顶部和深处；在躯干四肢部位，多放置在深筋膜浅层、皮下脂肪深层。应充分分离皮下，以便完全平放扩张器而没有任何褶皱，并使注射口位于最佳位置。通常用埋入式永久缝线封闭切口，以增加伤口强度，尽量减少切口裂开、扩张器外露的风险。通常于扩张器置入后 2 周以上开始注水扩张（在放射治疗过的皮肤部位，等候时间应更长）。

（2）组织扩张：注入生理盐水应严格遵守无菌技术。我们通常使用 20～23 号针头，因为可以很好地控制，患者也很易耐受，很少会导致注射壶损坏、漏水。单次注入剂量在整个过程中都会有所不同。在早期，单次注入剂量较少，而在接近目标注射剂量时，可以大量注入。总容积由扩张器及上覆组织和周围组织的容差决定。一旦发生组织坏死、感染、裂开或扩张器外露，需要延迟注水或取出装置。通常每周进行 1 次或 2 次注射。一些临床医师在拔除扩张器前曾提倡在扩张器中短暂过度充气，以帮助皮瓣分离时分离包膜囊。

（3）第二阶段：扩张器充分扩张后，让患者重返手术室，取出扩张器并进行皮瓣手术。一旦扩张器被移除，覆盖的皮肤组织即刻回缩。间断切开包膜囊有助于缩小回缩，但同时应注意皮瓣的血液供应。将展开的皮瓣以旋转或推进的方式到达受区。我们建议使用旋转的方式，因其效率更高。所有的重建应该遵循"亚单位"的原则。使用 3 - 0 可吸收缝线和 5 - 0 PDS 缝线将扩张的皮瓣重新成形并缝合到受体区域。

典型病例

病例 · 女性患者，28 岁，化学灼伤导致面部瘢痕。将两个扩张器分别置入前额和颈部。在第二阶段手术中，将瘢痕切除并重新覆盖转移皮瓣（图 2 - 4 - 14）。

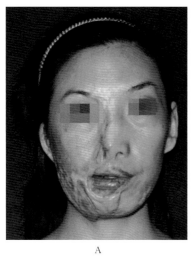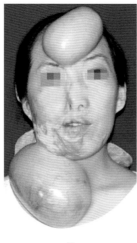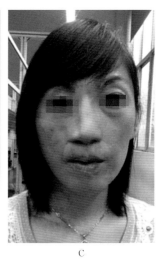

A   B   C

图 2 - 4 - 14　**组织扩张任意皮瓣治疗病例。** A. 化学灼伤后面部瘢痕；B. 用扩张器准备组织扩张皮瓣；C. 术后随访时外观

(二) 预构及扩张皮瓣转移术

局部皮瓣可以用于重建并覆盖较小的缺陷,然而局部皮瓣往往没有足够的组织量用于较大缺陷的修复。此外,局部皮瓣可能会因血供不足、供体瘢痕明显及皮瓣插入问题而影响最终手术结果。当局部皮瓣不可用时,颈部皮肤被认为是用于面部重建的最佳供区。预构技术可以帮助局部组织植入可靠的血供,使其与周围扩张组织之间形成连接,营养扩张的皮肤组织。这部分组织也可以作为由植入的血管蒂血管化而形成的"预构皮瓣"进行转移。在预构和扩张到所需大小后,将皮瓣转移到受体部位。虽然皮瓣预构的复杂性和分阶段性可能会让某些患者的使用受到限制,但是良好的术后效果让更多患者愿意选择这种方法。

1. 患者选择 · 如果术前使用多普勒超声检查证实患者受区出现病变、供区先前形成瘢痕、目标血管损伤或受伤,则排除此类患者。

2. 手术技术 · 预构技术可被应用于颈部、锁骨上、胸前或胸外侧及肩胛部位的皮肤。尽管供区皮肤彼此不同,但预构过程高度相似。上述区域的皮肤组织可被安全地扩张并有明确的血供,而不是任意皮瓣转移。

所有操作程序分两个阶段进行,整个过程可归为 3 个步骤。

(1) 第一阶段:为了提供可靠的血供并增强皮瓣的血运,应在皮肤下方植入明确的血管蒂并固定或分离原有血管并置入扩张器延迟扩张。对于颈部,我们建议使用颞浅血管作为血管蒂。首先切取带蒂颞侧筋膜皮瓣,包括颞浅血管的顶支。皮瓣的长度以达到颈部设计囊袋的距离的一半为准(图 2 - 4 - 15A、B)。接着,解剖同侧颈部区域,形成足够大小的皮下囊袋,以置入组织扩张器。分离颈部皮肤要尽可能薄,术中注意保护真皮下毛细血管网,这对皮瓣的循环是至关重要的。然后,旋转浅颞筋膜瓣,并通过皮下隧道或耳前切口置于囊袋中。皮瓣的边缘用 6~8 根拉出式缝线固定在口袋的边界。在手术的第二阶段,将聚四氟乙烯(poly tetra fluoroethylene,PTFE)包裹在颞骨蒂上,以便于解剖。最后,将一个 250~550 ml 的圆柱形组织扩张器埋置在转置皮瓣下。此时,在扩张器中最小程度地注入 30~50 ml 生理盐水,以消除无效腔,而不影响颞动脉血流量,可通过多普勒超声检查血供。将引流管放置在扩张器下方(图 2 - 4 - 15C)。锁骨上区域也是重建面部皮肤缺陷的良好供区,因为其颜色和质地与面部皮肤匹配良好,并且面积很大。我们推荐使用胸背动脉的前锯支或旋股外侧动脉的降支作为预构的血管蒂。胸背筋膜或大腿外侧筋膜也可作为血管的载体,可提供更好的血液供应。在前胸部区域,将扩张器放置在肌肉上方,以便乳内动脉穿支(internal mammary artery perforator,IMAP)可以安全地包括在皮瓣中。手术中应小心保存IMAP。在外侧胸廓和肩胛区域,也可以应用常规和标准术式。

(2) 组织扩张:在手术第一阶段完成后至少 2 周开始皮瓣扩张。扩张器中每周注入生理盐水 2~3 次,直至达到所需的体积。至少填充扩张器至其原始容积的 2.5 倍(图 2 - 4 - 15D)。扩张期大约持续 20 周。使用多普勒超声检测血管并了解患者疼痛主诉,以确定每次注射的安全容积。当扩张皮瓣的面积足以覆盖缺损并关闭供区时,扩张阶段结束并进入第二阶段。

(3) 第二阶段:将血管蒂基于预构或预扩张的皮瓣转移。将皮瓣沿着血管走向以"根"至"叶"的方式解剖分离,直至皮瓣可被自由旋转或转移至面部缺陷区域(图 2 - 4 - 15E)。将血管蒂周围包绕的包囊组织小心切开并剥离血管。皮瓣的尺寸必须大于缺损,以避免可能危及皮瓣循环或导致增生性瘢痕的任何张力。将充分血管化的包膜囊完好无损地作为皮瓣的一部分转移。在受区切除之前,需旋转皮瓣并设计合适大小。在切除面部瘢痕组织并松解受区部位所有的纤维粘连后,将皮瓣旋转至缺损区域并塑形(图 2 - 4 - 15F)或在显微镜下吻合血管。将供区直接关闭。术后第 2 天拔除引流。

典型病例

病例一·女性患者,38岁,烧伤后面部瘢痕,左面部瘢痕明显,伴增生及挛缩。先将颞浅筋膜瓣旋转置于颈部,形成预构皮瓣,并置入扩张器;第二阶段切除左面部瘢痕,利用扩张皮瓣覆盖(图2-4-15)。

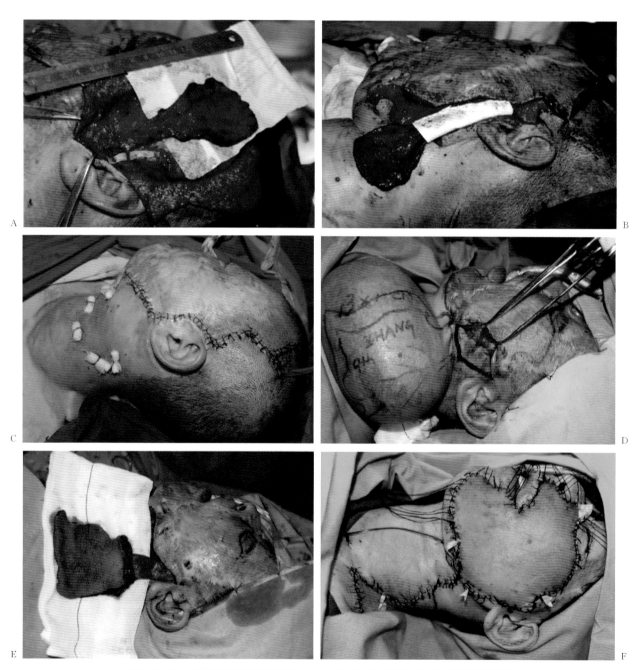

图2-4-15　预构及扩张皮瓣治疗病例一。A~C.第一阶段手术;D~F:第二阶段手术

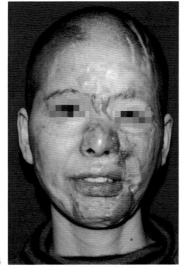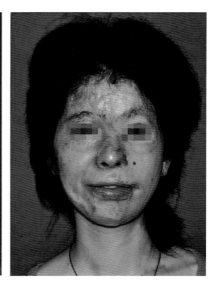

图 2-4-15(续) G.手术前外观;H.术后18个月随访时外观

病例二·女性患者,烧伤后面部瘢痕,伴明显增生及挛缩。先在两侧颈部分别做预构及扩张皮瓣;第二阶段切除双颊部瘢痕,用扩张皮瓣覆盖(图 2-4-16)。

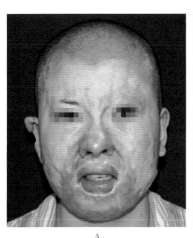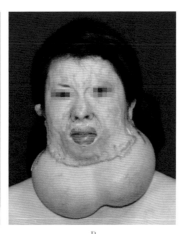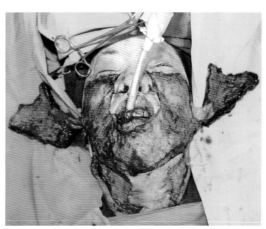

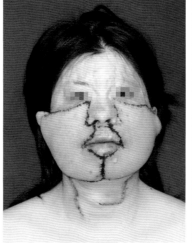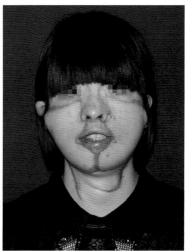

图 2-4-16 预构及扩张皮瓣治疗病例二。A.手术前外观;B.组织扩张;C.第二阶段手术;D.术后出院时外观;E.术后随访时外观

病例三·男性患者,烧伤后面部瘢痕,伴明显增生及挛缩。先在左胸部做预构及扩张皮瓣;第二阶段切除口周瘢痕,用扩张皮瓣覆盖(图 2-4-17)。

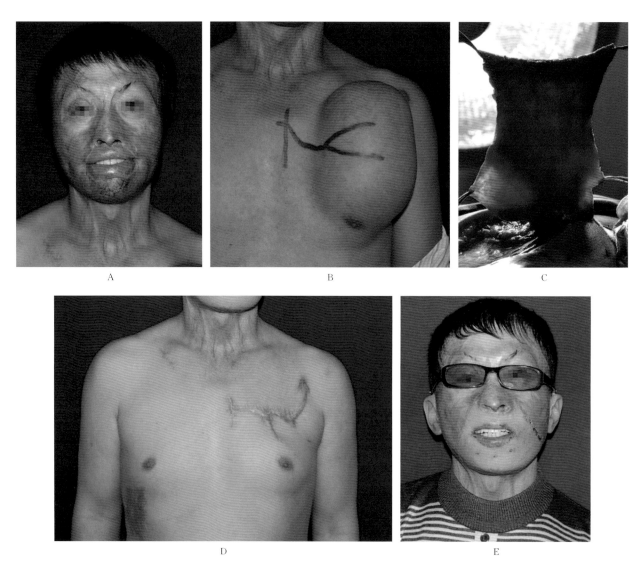

图 2-4-17　预构及扩张皮瓣治疗病例三。A.手术前外观;B.组织扩张;C.第二阶段手术中皮瓣;D.术后随访时胸部外观;E.术后随访时面部外观

(三) 扩张器延迟术

1. 患者选择·长宽比例过大的皮瓣、扭转角度过大的皮瓣、预构皮瓣等皮瓣末端血运障碍发生率较高的患者。

2. 手术技术·扩张器延迟术是通过按照设计的皮瓣切口提前阻断周围血供,以增加蒂部血供来达到防止皮瓣远端坏死的手术。其具体手术步骤如下。

(1) 扩张器植入与注液扩张:按照需要修复的瘢痕、色素痣等皮肤组织缺损的大小、形状等特点在

周围邻近皮肤选择供区,置入合适大小及形状的扩张器。术后 10~14 天开始注水,每周 2~3 次直至皮瓣充分扩张,约 1 周后行皮瓣延迟术。在行皮瓣延迟术前 24 小时释放扩张器注水量 10% 的容积,以释放扩张皮瓣的张力。

(2) 皮瓣延迟术:目前常见的皮瓣延迟术可分为一次延迟和两次延迟两种。一次皮瓣延迟术,即沿拟转移的扩张皮瓣游离端的三边作延迟切口,原位缝合后根据扩张器植入的部位 7~14 天内拆除延

迟切口缝线,待二期手术。两次延迟术,即沿拟转移的扩张皮瓣的两侧做平行于皮瓣长轴的切口,原位缝合7～9天后拆线,术后10～14天行第二次弧形或三角形延迟切口,切口位于皮瓣末端,与第一次两侧的延迟切口相连,原位缝合,于术后7～9天拆线,待二期手术。做延迟切口时深度达扩张器包膜浅层,离断切口边缘血管并彻底止血后使用丝线原位缝合皮瓣。

(3)扩张器取出与皮瓣转移:皮瓣延迟术后2～3周,沿延迟切口切开皮肤,小心分离皮瓣并取出扩张器。分离皮瓣的同时需关注皮瓣末端血运情况,若末端血运不甚满意,可行二次延迟术,即原位缝合2～3周后再次切开行皮瓣转移术。

3. 术后效果 · 常规扩张后的皮肤易发生血运障碍,多见于扩张器顶端出现血运障碍甚至皮肤坏死等情况,皮瓣转移过程也会加重血运障碍,而延迟术的应用可以有效促进皮瓣蒂部血管扩张,增加血供,同时调整血管排列方向,提高组织对缺血的耐受力,从而避免皮瓣坏死,有效提高了扩张皮瓣的存活率,尤其在长宽比过大及皮瓣扭转角度过大的情况下。另外,基于皮瓣延迟术后血运的增加,在转移皮瓣时可以将皮瓣进一步修薄,这在头面部瘢痕修复等的应用中极大地提高了术后美观程度。针对已经出现局部坏死的扩张皮瓣,行皮瓣延迟术不会增大或减小坏死灶的大小,可最大限度地利用扩张皮瓣,术后皮瓣的成活情况较好。

典型病例

病例 · 男性瘢痕患者,行扩张器延迟术(图2-4-18)。

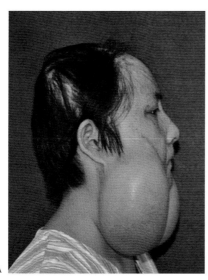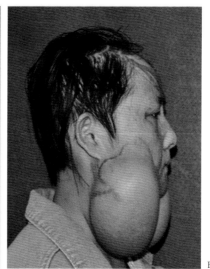

图2-4-18 **扩张器延迟术治疗病例。**A.扩张器置入与注液扩张后外观;B.扩张器延迟术后2周外观

三、穿支皮瓣转移术

对于整形外科医师来说,躯干瘢痕总是一个棘手的问题。瘢痕疙瘩和增生性瘢痕更可能发生在前胸、肩和耻骨上区域。这些部位不仅在解剖学上存在相对较多的毛囊和皮脂腺,而且还受到身体运动(包括呼吸和四肢运动)周期性皮肤伸展的影响。因此,局部炎症更频繁发生,并且机械应激可刺激活体皮肤中的胶原蛋白合成和血管重塑,手术后复发率

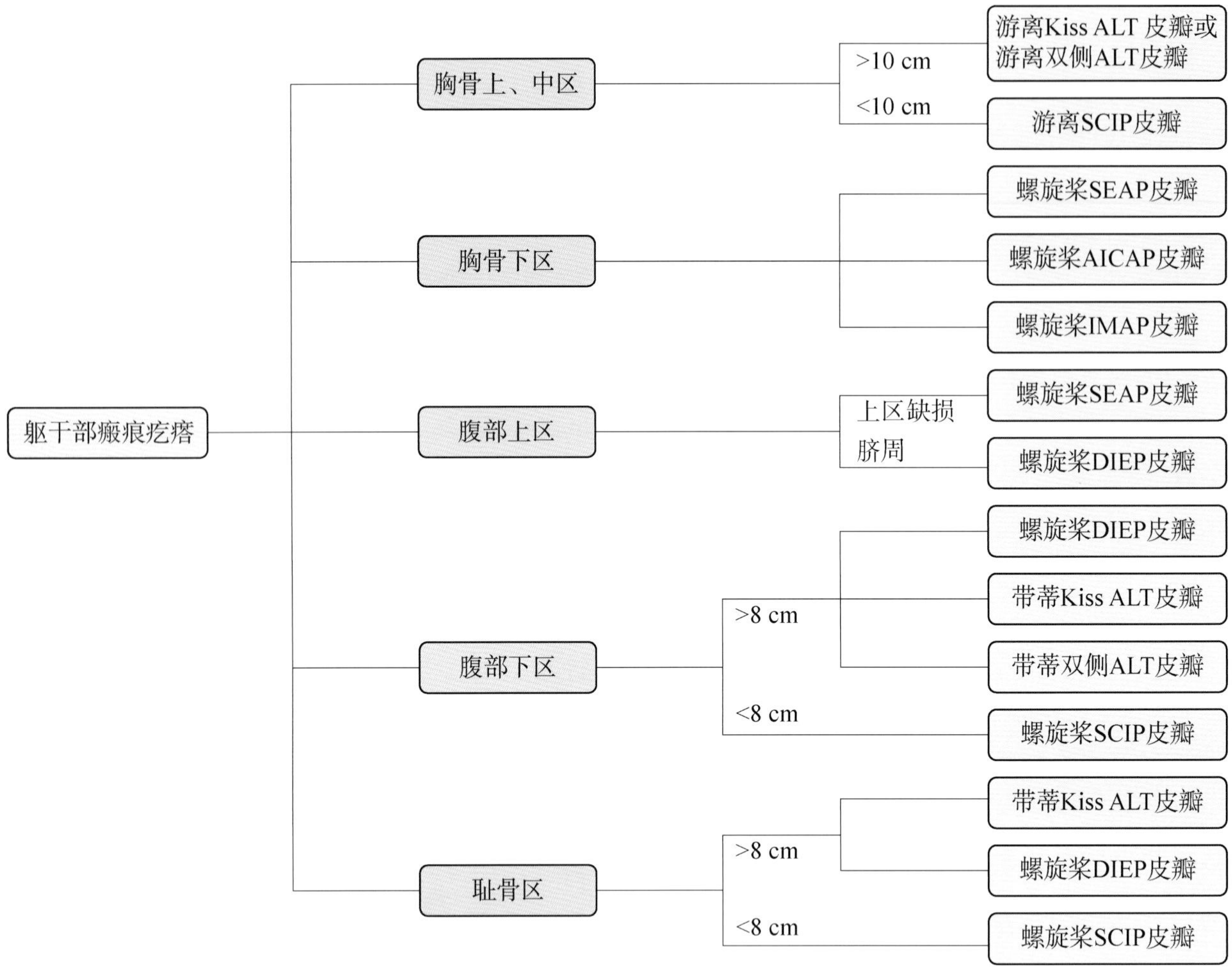

图 2-4-19 治疗躯干部瘢痕疙瘩穿支皮瓣选择指导方案。Kiss 皮瓣：指切取双叶或多叶小组织瓣，每叶组织瓣都有来自共干的独立的血供，双叶或多叶小组织瓣拼接后形成大组织瓣后移植于受区，供区可以直接拉拢缝合，避免了植皮；ALT 皮瓣：股前外侧皮瓣；SCIP 皮瓣：旋髂浅动脉穿支皮瓣；SEAP 皮瓣：腹壁上动脉穿支皮瓣；AICAP 皮瓣：肋间动脉前侧穿支皮瓣；IMAP 皮瓣：乳内动脉穿支皮瓣；DIEP 皮瓣：腹壁下动脉穿支皮瓣

高，所以对上述区域瘢痕的手术应始终谨慎。另外，由于躯干部位的皮肤面积较大，皮肤的动脉穿支较多，故经常采用穿支皮瓣来修复躯干部瘢痕疙瘩。

■ （一）供区选择

供区皮肤选择时可考虑以下几个方面。

（1）皮肤颜色、质地、厚度和柔韧性与受区相同。

（2）闭合时无创伤。

（3）供区部位瘢痕的复发率较低。

采用穿支皮瓣治疗躯干部瘢痕疙瘩时，根据瘢痕疙瘩的位置作出最佳选择，指导方案如下图 2-4-19 所示。

■ （二）手术操作

· 胸骨区域瘢痕疙瘩修复 ·

胸骨区域瘢痕疙瘩常见于亚洲人群。胸骨区域可分为 3 个亚单位，即胸骨上、中、下 3 个区域。根据不同的解剖部位，选择游离穿支皮瓣或螺旋桨皮瓣转移治疗胸骨瘢痕疙瘩。

1. 患者选择 · 如果术前使用多普勒超声检查证实患者供区出现病变、供区皮肤存在瘢痕和目标血管损伤或受伤,则排除这些患者。

2. 手术技术

(1) 螺旋桨皮瓣转移术:用多排螺旋 CT 血管造影术(multi-detector helical CT angiography,MDCTA)术前评估损伤部位附近穿支血管的位置。选择管径相对最大、离缺损最近的穿支作为皮瓣蒂。在纸模板的帮助下,在瘢痕疙瘩附近的松弛皮肤上设计皮瓣,使得皮瓣的形状可以与受区缺损的形状完全匹配,并且供区部位皮肤可以被一期拉拢缝合。螺旋桨皮瓣根据测得的穿支进行设计,皮瓣需有足够的旋转弧,以插入缺损。完全切除瘢痕疙瘩后,将皮瓣从远端边缘切开,在深筋膜层掀起。因为选择的穿支位置由术前 MDCTA 定位,所以血管蒂周围所有的肌肉和筋膜束可被切开,使穿支血管达到足够的解剖长度,足以旋转,使皮瓣能被置入缺损受区,同时避免了血管蒂被扭转而导致的血管危象。继续解剖,直到皮瓣得以无张力覆盖、闭合缺损。对供区进行一期拉拢缝合。

(2) 游离皮瓣移植术:只有在相邻穿支无法找到或缺损太大无法用螺旋桨皮瓣覆盖时,才使用游离皮瓣。术前应用 MDCTA 评估游离皮瓣供皮区穿支血管的位置。股前外侧皮瓣(anterolateral thigh alt flap,ALT 皮瓣)、腹壁下动脉穿支皮瓣(deep inferior epigastric perforator flap,DIEP 皮瓣)或背阔肌皮瓣(latissimus dorsi flap,LD 皮瓣)是最常用的选择,受体血管可以是乳内血管或腹壁上血管。确定了皮瓣供区后,设计皮瓣区域并按照常规流程将皮瓣掀起。应始终考虑血管蒂的长度和口径。余下的步骤同螺旋桨皮瓣转移术。

典型病例

病例一·女性患儿,前胸部增生性瘢痕。采用游离旋髂浅动脉穿支皮瓣(superficial circumflex iliac artery perforator flap,SCIP 皮瓣)转移修复(图 2-4-20)。

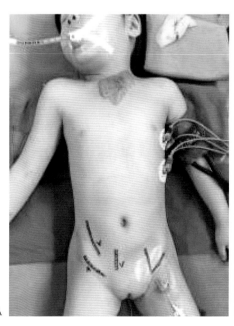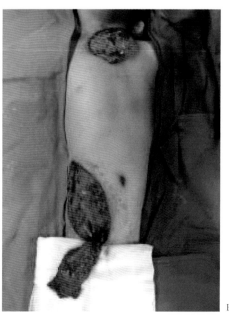

图 2-4-20　**游离 SCIP 皮瓣转移修复前胸瘢痕。**A. 术前外观;B. 术中,切除瘢痕,切取 SCIP 皮瓣

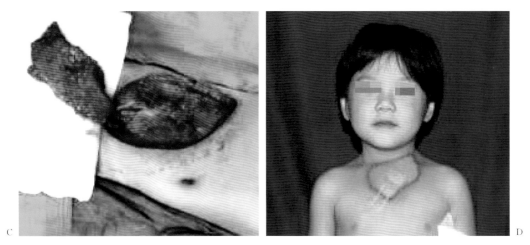

图 2-4-20(续)　C.SCIP 皮瓣近观图;D.术后外观

病例二·男性患者·前胸部瘢痕疙瘩。采用游离 DIEP 皮瓣转移修复(图 2-4-21)。

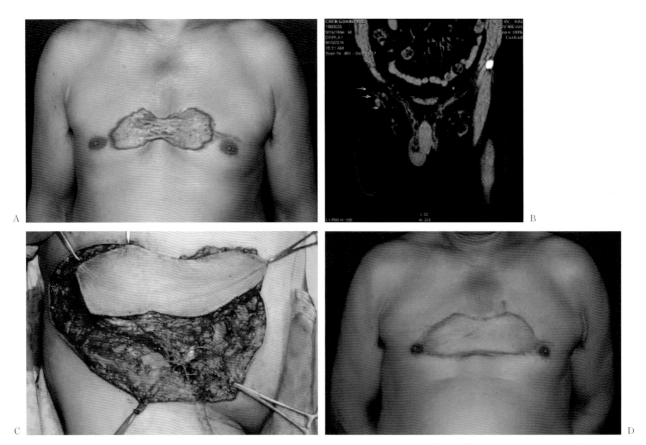

图 2-4-21　**游离 DIEP 皮瓣转移修复前胸瘢痕疙瘩。**A.术前外观;B.术前采用 MDCTA 定位穿支血管;C.术中切取 DIEP 皮瓣;D.术后正面外观

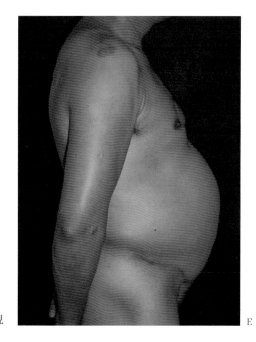

图 2-4-21(续) E. 术后侧面外观

病例三・女性患者,胸骨下段瘢痕疙瘩。采用螺旋桨皮瓣转移修复(图 2-4-22)。

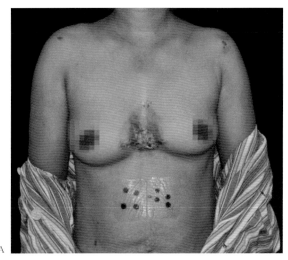

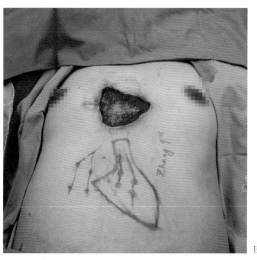

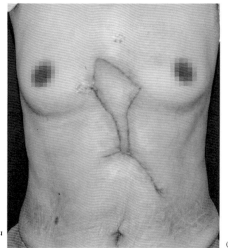

图 2-4-22 螺旋桨皮瓣转移修复胸骨下段瘢痕。A. 术前外观;B. 术中瘢痕切除后皮瓣设计;C. 术后外观

病例四·女性患者,胸骨体区中下段瘢痕疙瘩。采用双侧螺旋桨皮瓣转移修复(图2-4-23)。

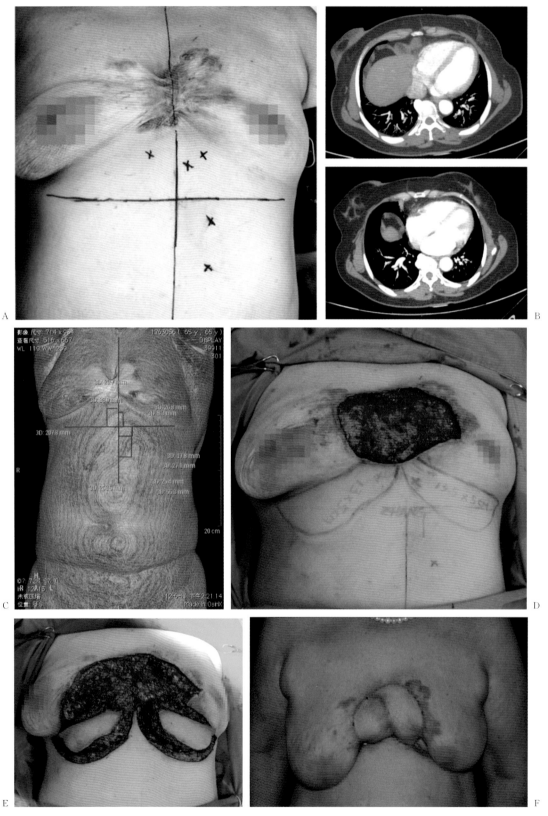

图2-4-23 双侧螺旋桨皮瓣转移修复胸骨体区中下段瘢痕疙瘩。A.术前外观;B.术前采用MDCTA定位穿支血管;C.术前采用MDCTA三维重建;D.术中切除瘢痕,皮瓣设计;E.切取双侧螺旋桨皮瓣;F.术后随访外观

· 腹部区域瘢痕疙瘩修复 ·

上腹部和下腹部的瘢痕疙瘩通常由脐部或先前手术切口附近的感染引起。由于呼吸和日常活动，如坐和站立，此区域的皮肤无法避免拉伸，因此持续的应力作用将导致瘢痕疙瘩形成。由于腹部皮肤松弛，且脐周有大量的穿支血管，因此瘢痕疙瘩切除后的缺损可以用螺旋桨皮瓣转移修复。

1. 患者选择 · 如果术前使用多普勒超声检查证实供区出现病变、供区部位先前形成瘢痕、目标血管损伤或受伤，则排除此类患者。

2. 手术技术 · 采用 MDCTA 术前检测到损伤部位附近有足够的穿支血管，选择管径相对最大且肌肉间穿行最短的穿支作为皮瓣血管蒂。使用纸模板，在瘢痕疙瘩附近的松弛皮肤上标记、设计皮瓣，使得皮瓣可以与受区部位缺陷的形状完全匹配，并且供区部位的皮肤可以被直接拉拢关闭。完全切除瘢痕疙瘩后，将皮瓣在腹直肌鞘浅层掀起，并从远端边缘开始解剖。然后，将皮瓣如螺旋桨般旋转到缺陷处，同时要注意避免因血管蒂屈曲、扭转和扭结而引起的血管危象。可以切开血管蒂周围的腹直肌鞘，获得较长的血管蒂，以到达缺损的远端边缘。继续解剖直到可以将皮瓣无张力插入缺损受区。对供区皮肤进行一期拉拢缝合。

典型病例

病例一 · 男性患者，下腹部瘢痕，采用螺旋桨 DIEP 皮瓣转移修复（图 2 - 4 - 24）。

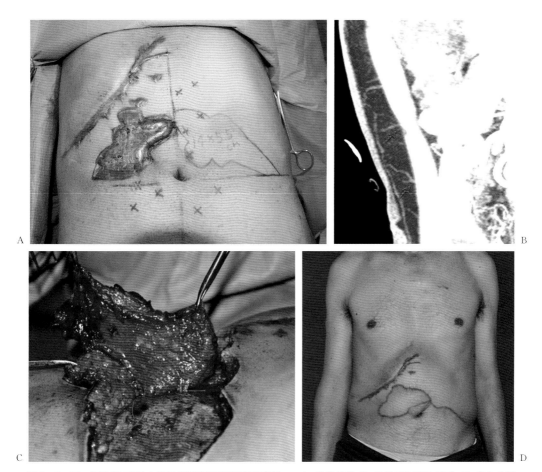

图 2 - 4 - 24　螺旋桨 DIEP 皮瓣转移修复下腹部瘢痕病例一。A. 术前外观；B. 术前 MDCTA 定位；C. 术中皮瓣切取；D. 术后外观

病例二·女性患者，下腹部瘢痕，采用螺旋桨 DIEP 皮瓣转移修复（图 2 - 4 - 25）。

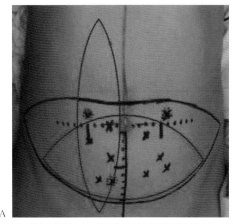

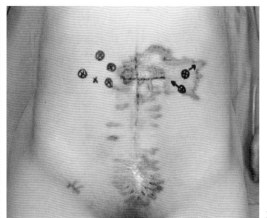

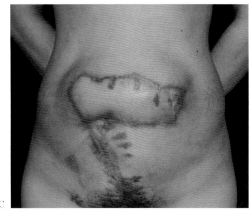

图 2 - 4 - 25　**螺旋桨 DIEP 皮瓣转移修复下腹部瘢痕病例二。**A. 螺旋桨 DIEP 皮瓣设计方案；B.术前动脉穿支定位；C. 术后外观，皮瓣大小 12 cm×6 cm

· **耻骨区域瘢痕疙瘩修复** ·

耻骨区容易发生增生性瘢痕和瘢痕疙瘩，尤其是亚洲女性。患处反复感染和破溃，严重影响患者的生活质量。我们使用螺旋桨 SCIP 瓣或带蒂的 ALT 瓣转移覆盖瘢痕组织切除后的缺损。

1. **患者选择**·如果术前使用多普勒超声检查证实患者供区出现病变、供血部位先前形成瘢痕和目标血管损伤或受伤，则排除此类患者。

2. **手术技术**·为了预先评估供区部位的血管状态和解剖结构，在所有患者中都需要进行术前彩色多普勒超声（color doppler ultrasound，CDU）或计算机断层扫描血管造影（computed tomography angiography，CTA）检查。CDU 或 CTA 都可以满足穿支血管评估的要求。

SCIA 起源于股动脉约 2.5 cm 处，比腹股沟韧带低。它在距离股动脉起点约 1.5 cm 处分成浅支和深支。根据这些血管产生的近端和（或）远端穿支，可以获得 SCIP 皮瓣。

起源于 SCIA 后，表面分支立即穿透深筋膜并在腹侧韧带中点附近发出 1 或 2 支近侧穿支（直径 0.3～0.5 mm），然后在脂肪层向髂前上棘（anterior superior spine，ASIS）走行。SCIP 皮瓣设计在腹股沟区域的前内侧，包括该近端穿支的穿出点。切口沿着皮瓣的下缘进行，直至表面脂肪和深层脂肪之间的 Scarpa 筋膜进入视野。Scarpa 筋膜是一种独特的白色筋膜层，将较小的脂肪小叶与较深较大的脂肪小叶分开。皮瓣解剖在这个筋膜平面以上的水平进行。保持解剖区域无出血对于确保射孔器的清晰可视性至关重要。

典型病例

病例一· 女性患者，耻骨区域及下肢瘢痕。对耻骨区域瘢痕采用SCIP皮瓣转移修复（图2-4-26）。

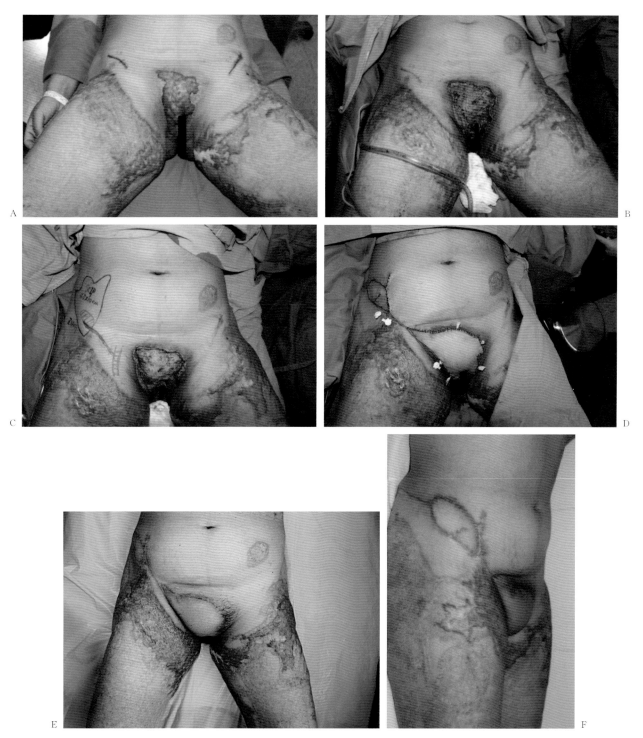

图2-4-26　SCIP皮瓣转移修复耻骨区域瘢痕。A.术前外观；B.术中瘢痕切除后缺损；C.术中皮瓣设计；D.术后即刻外观；E.术后随访正面观；F.术后随访侧面观

病例二·女性患者,耻骨区域瘢痕疙瘩,采用 Kiss ALT 皮瓣转移修复(图 2 - 4 - 27)。

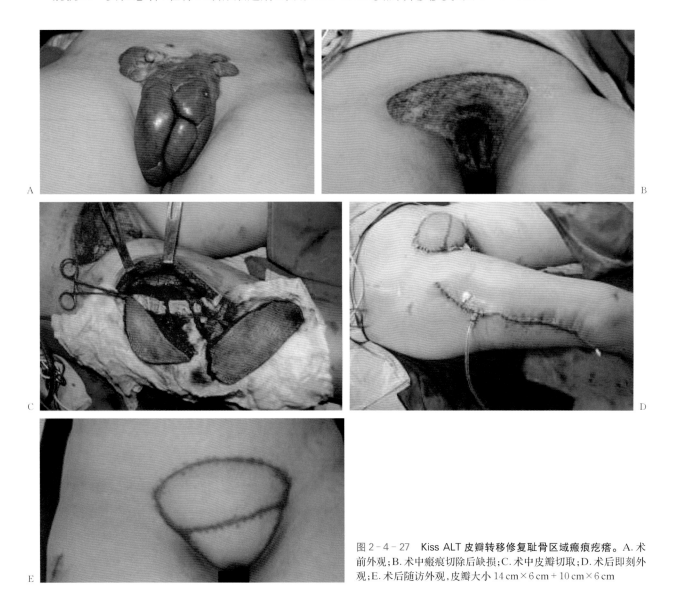

图 2 - 4 - 27　Kiss ALT 皮瓣转移修复耻骨区域瘢痕疙瘩。A. 术前外观;B. 术中瘢痕切除后缺损;C. 术中皮瓣切取;D. 术后即刻外观;E. 术后随访外观,皮瓣大小 14 cm×6 cm + 10 cm×6 cm

四、植皮术

切除面积较大的片状瘢痕或松解瘢痕挛缩后,常伴有较大面积的组织缺损,当无法直接缝合且无深部组织外露时,可选择植皮术,封闭创面。虽然植皮术后存在供、受区皮肤颜色不匹配、皮片远期挛缩等问题,但其仍具有操作简单、成活率高、治疗周期短等优于其他手术方法的特点,使用范围仍较广泛,被较多地用于烧伤后瘢痕挛缩松解及较大面积瘢痕

或瘢痕疙瘩切除术后的创面封闭。在某些时候,也可以结合局部或远位皮瓣联合治疗。目前,随着治疗技术的发展及医用材料的更新,在以往的中厚皮片移植术、全厚皮片移植术的基础上,发展出了表皮移植、自体瘢痕皮回植术、异体真皮＋自体刃厚皮片移植术等新方法。

■ (一) 全厚皮片移植术

全厚皮片包含表皮和真皮的全部,移植后的皮片远期挛缩及色素沉着较少,故全厚皮片移植术为瘢痕植皮术中最常采用的方法。供皮区常选择在下腹部

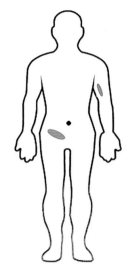

图 2-4-28　常用供皮区部位

及上臂内侧等隐蔽部位(图 2-4-28)。下腹部皮肤松弛,常可切取较大面积皮片;眼睑或嘴唇等皮肤较为薄嫩的小面积植皮,可以选择皮肤厚度、颜色更为接近的上臂内侧或上胸部皮肤作为供皮区。

1. 取皮范围设计·先切除瘢痕,充分松解后根据皮肤缺损面积设计取皮范围,常设计为梭形,以方便封闭供皮区皮肤。为了使供皮区皮肤封闭后的切口更短、更隐蔽,减少"猫耳"形成,可将皮片形状切割后重新拼接(图 2-4-29)。设计时应根据患者局部皮肤的张力设计皮片宽度,以能直接缝合为标准。在皮片设计及切取处理过程中,用生理盐水纱布覆盖受皮区,以预防受区基底组织干燥污染。

2. 切取方法·按设计方案标记皮片切取范围,局部注射肿胀液(0.9%氯化钠注射液 500 ml＋2%

利多卡因注射液 20 ml＋1：1 000 盐酸肾上腺素注射液 1 ml),以手术刀全层切取皮肤,以剪刀去除皮下脂肪,需要时可修剪去除部分真皮,以减少皮片厚度,可与受区匹配。供皮区的封闭方法见本章第二节中介绍的缝合技巧,以减少皮缘对合张力、精准对合皮缘高度为原则。

3. 植皮·皮片修剪完成后,按设计切割拼接,覆盖受皮区,一般采用纱包法固定。以丝线缝合皮片周缘加以固定,缝线留长,覆盖一层超过皮片面积的凡士林纱布,其上填塞足量疏松无菌纱布,将预留的缝线结扎于纱布上方,形成纱包,固定皮片。打结过程中要注意充分压紧纱包,使压力分配均匀,不要造成纱包边缘上翘。固定牢靠后外层覆纱布包扎,肢体活动部位用石膏固定,石膏应跨两侧关节区域。纱包固定法固定牢靠,但因需要结扎固定纱包,缝线常牵拉切割皮肤,导致皮片周缘术后切口瘢痕,故对于容易固定的肢体部位也可选择局部加压包扎固定。以 6-0 非吸收缝线缝合皮缘加以固定,用单层凡士林纱布覆盖,其上覆盖 6~8 层以上松散无菌纱布,用绷带加压包扎,然后用石膏固定。无论采用纱包法或绷带加压包扎法,总原则都要保证皮片的有效固定。全厚皮移植时因移植皮片的厚度不同,一般需 7~14 天才能充分建立血运,在血运充分建立前应妥善固定,预防皮片滑动移位。固定过程中可每日或隔日向纱包内注射 75% 的乙醇(医用酒精)或消毒液,预防感染,并且每日检查敷料是否有渗液或异味,若发现问题及时打开敷料处理。

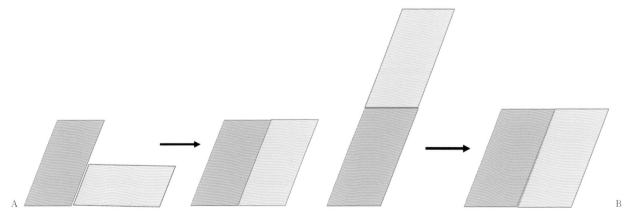

图 2-4-29　全厚皮片移植时,如果受皮区较长,可切割拼接为更短的梭形,以缩短供皮区切口长度。A.取皮拼接方法一;B.取皮拼接方法二

典型病例

病例 · 男性患儿，右足踝关节处增生性瘢痕，踝关节活动部分受限，行瘢痕切除＋自体全厚皮片移植术。术后踝关节活动正常，外观满意（图 2 - 4 - 30）。

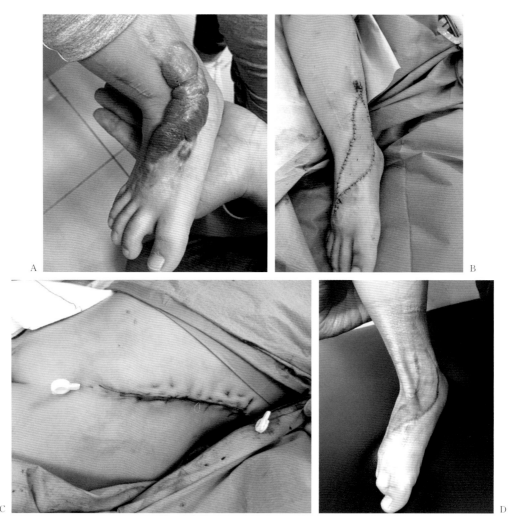

图 2 - 4 - 30　**全厚皮片移植修复足踝部瘢痕疙瘩**。A. 术前外观；B. 术后外观；C. 腹部供皮区超减张缝合；D. 术后 6 个月外观

（二）中厚皮片移植术

中厚皮片与全厚皮片相比，远期挛缩及色素沉着较重，但成活率相对较高，取皮面积及范围更大，所以在大面积烧伤瘢痕或多处瘢痕挛缩的修复中使用。中厚皮片的供皮区选择范围较广泛，常用的供皮区为头皮及大腿外侧。头皮血供丰富，愈合快，可反复多次取皮，可取 6～8 次或更多，为大面积反复植皮的常用供皮区。

1. **皮片切取** · 切除、松解瘢痕，按皮肤缺损面积切取皮片。在供皮区局部注射肿胀液（0.9％氯化钠注射液 500 ml＋2％利多卡因注射液 20 ml＋1：1000 肾上腺素注射液 1 ml），以方便切取，减少出血。常用电动取皮刀切取 0.3 mm 左右厚度的皮片（图 2 - 4 - 31），将其浸泡于生理盐水中。如果供皮区为头皮等毛发较多的部位，需将皮片的真皮面朝上，用手术刀背刮除皮片内毛发，反复搓洗至毛发去

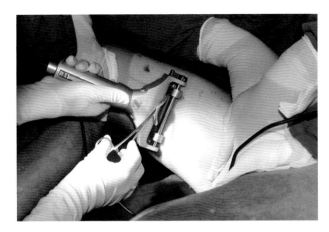

图2-4-31 电动取皮刀切取中厚皮片

除干净。小面积取皮时,也可选择无菌刀片或手动取皮刀切取,但厚度较难把握。用凡士林纱布或防粘连敷料覆盖供皮区,用无菌纱布加压包扎,预防局部渗血。供皮区一般3~7天愈合,愈合前若无敷料渗透或异味,可不必换药,待愈合后去除纱布,暴露。为减少植皮后皮片挛缩,可切取更厚的中厚皮片。为预防供皮区瘢痕增生,可术中采用自体刃厚皮片移植覆盖。

2. 植皮·将皮片拼接覆盖受皮区,用皮钉或缝

线固定,并用无菌纱布充分加压包扎固定。植皮术后2~3天可打开敷料观察皮片成活情况。打开前需注意观察敷料有无渗透或异味,揭除内层纱布时可浸湿后小心去除,以防皮片移动。

■ (三) 表皮移植术

烧伤或放射性损伤后常形成瘢痕色素脱失,为局部色素细胞缺失所致,可采用表皮移植术治疗。目前有多款表皮移植专用皮肤分离仪,具备磨削、发泡等功能。如果无专用设备,也可采用取皮刀取皮。

1. 皮片切取

(1) 发泡法:使用皮肤分离仪,通过低温加热及负压方法使供皮区产生水疱,用剪刀剪取皮片。用凡士林油纱覆盖供皮区,包扎,2~3天后打开敷料。

(2) 取皮刀取皮法:方法类似于中厚皮片移植术,使用电动或手动取皮刀切取皮片,皮片切取厚度一般为0.2 mm左右。

2. 植皮·采用电动磨削机磨削处理受皮区,至局部点状渗血,具体方法见本章第七节。然后用皮片覆盖受皮区,再用凡士林油纱覆盖,局部加压包扎3天。

典型病例

病例·女性患者,血管瘤放射治疗后色素改变,行磨削+自体表皮移植术修复(图2-4-32)。

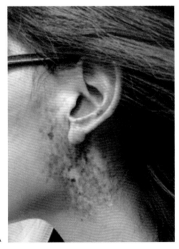
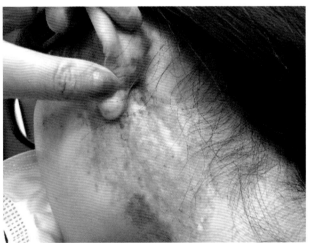

图2-4-32 表皮移植修复瘢痕色素脱失。A.术前外观;B.术后外观

（四）自体瘢痕皮回植术

大面积烧烫伤瘢痕及广泛瘢痕疙瘩常缺乏足够的供皮区,故在有些情况下可采用自体瘢痕皮回植,可不需供皮区或减小供皮面积。但该技术不适用于局部瘢痕合并感染、瘢痕表面不平整等情况。取皮时可于瘢痕切除前使用电动或手动取皮刀切取中厚皮片,再行瘢痕切除,将切取的瘢痕皮回植固定。也可切除瘢痕后使用鼓式取皮机反削形成中厚皮片回植。自体瘢痕皮回植避免或减少了供皮区损伤,但因瘢痕皮异于正常皮肤,故植皮成活率较正常皮肤供皮的成活率低,此方法常作为正常植皮或皮瓣治疗无法完成的备选方案。

（五）异体真皮＋自体刃厚皮片移植术

自体植皮会造成供皮区部分损伤,也常因供皮区的选择而受限,所以出现了异体脱细胞真皮基质＋自体刃厚皮片移植的方法。该方法于自体切取刃厚皮片,供皮区一般不形成瘢痕。同时结合异体真皮,可提高植皮区皮肤柔软度,减轻或避免后期挛缩。另外,手术可一期完成,治疗周期明显短于扩张器延迟术等方法。

操作方法：切除瘢痕,选择适当大小的预打孔异体脱细胞真皮基质,用生理盐水冲洗,覆盖受皮区,周缘用缝线固定。切取适当大小的自体刃厚皮片覆于其上,周缘用缝线固定,用无菌纱布包扎固定。自体刃厚皮片常选择头皮作为供皮区。

该方法优势明显,供皮区损伤小,操作方便,适用于大面积瘢痕需切除或瘢痕挛缩需松解的情况,但异体脱细胞真皮基质的价格较高,常限制其使用。

（武晓莉 陈立彬 章一新 谢 峰 谢春晖 林 翔）

第五节 · 面部瘢痕的精细化手术治疗

一、适应证

1. 面部较小瘢痕 · 手术不至于引起五官变形者和瘢痕影响外观及社交者。

2. 面部明显部位条索状瘢痕 · 尤其是深达真皮全层者。检查时可发现瘢痕有一定深度,用双手牵拉瘢痕两端,可见瘢痕处有显著条索状凹陷。此类瘢痕激光治疗的疗效不佳(图 2 - 5 - 1)。

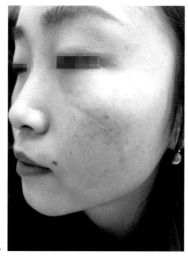
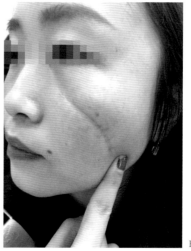

图 2 - 5 - 1　**面部条索状瘢痕。**A.自然状态下；B.牵拉状态下有明显凹陷

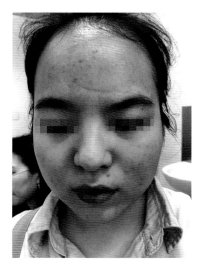

图 2-5-2 顺皮纹的明显瘢痕

3.垂直于皮纹或张力线的条索状瘢痕·较垂直于皮纹或张力线的条索状瘢痕凹陷会更为明显，也更加适合手术治疗。

4.顺皮纹的明显瘢痕·当瘢痕宽度较宽时，平行于皮纹的条索状瘢痕也适合手术治疗（图2-5-2）。

5.直径小于2cm的片状瘢痕·深达皮肤全层者适合手术治疗。

二、禁忌证

（1）恶性肿瘤、肝肾功能不全、严重糖尿病、高血压等代谢性疾病患者，硬皮病、系统性红斑狼疮、银屑病等全身皮肤免疫性疾病患者。

（2）患有精神疾病及心理问题者，对治疗效果预期过高者。

（3）面部皮肤油脂分泌旺盛、痤疮频发者。

（4）瘢痕疙瘩患者或极易形成增生性瘢痕者。

（5）相对不明显的瘢痕。

三、不同部位、方向、形态瘢痕手术方案的选择

1.面部皮肤张力线·根据面部皮肤张力线情况设计手术切口。由于面部表情肌肌纤维附着于真皮层，使得面部皮肤出现许多皮肤张力线。顺张力线的瘢痕有利于恢复和隐藏，这也提示我们在进行瘢痕整形手术时，尽量将瘢痕改形到平行或接近平行于皮肤张力线的方向（图2-5-3）。

2.额部瘢痕·额部眉毛以上均为横向皱纹，但在双眉之间，由于皱眉肌的作用，此处可能为纵向或不规则形皱纹。对于额部的纵向瘢痕，直线切、缝的效果并不完全令人满意，W改形的方法能够获得极佳的手术效果（图2-5-4）。

3.颞部瘢痕·外眦部位的瘢痕手术时尽量沿着鱼尾纹方向设计切口。因为靠近外眦部位的瘢痕，无论横向还是纵向均易引起外眦变形，手术设计需特别注意局部张力的变化，防止引起外眦牵拉变形。

4.颧部瘢痕·颧部处于面部较高部位，此处的瘢痕对视觉冲击比较明显（图2-5-5A）。瘢痕的设计除需要尽量考虑顺皮肤张力线之外，还需在皮下充分减张，以防伤口处组织凹陷（图2-5-5B）。为了减少局部张力，必要时可以适当地将切口下方的SMAS筋膜固定悬吊于眶骨骨膜。

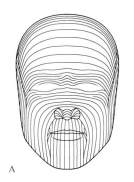
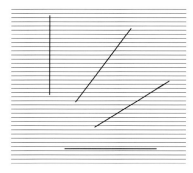
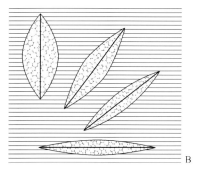

图 2-5-3 A.面部皮肤张力线；B.顺张力线的切口张力较小

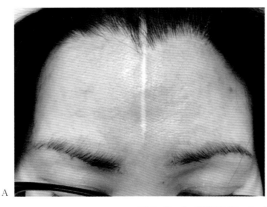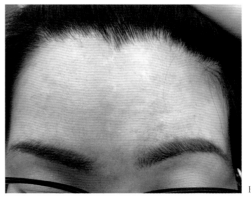

图 2-5-4 **额部瘢痕**。A. 术前；B. W 改形术后 6 个月

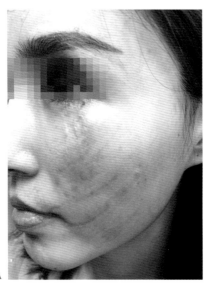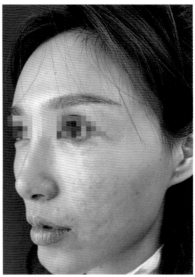

图 2-5-5 **颧部瘢痕**。A. 术前；B. 经皮下充分减张处理后一年半

5. 鼻部瘢痕

（1）鼻背部瘢痕：鼻背部皮肤的皮下组织较疏松，皮肤具有一定的活动度，切除线条状瘢痕后局部张力不太大，但要防止因为过多牵拉而导致的眼角变形。

（2）鼻尖、鼻翼处瘢痕：鼻尖、鼻翼部位的皮肤较厚，皮脂腺发达，皮脂分泌旺盛。此处皮肤弹性差，组织脆性大，毛孔中易存留细菌。如果进行瘢痕整形手术，术后易发生伤口感染（图 2-5-6）、裂开、瘢痕增生等并发症，而在单侧鼻翼部手术中如果去除过多组织，术后易导致双侧鼻孔不对称。故此部位的瘢痕整形手术需严格掌握适应证。

6. 口周瘢痕 · 口周部皮肤与口轮匝肌结合紧密，瘢痕整形手术时需注意以下几点。

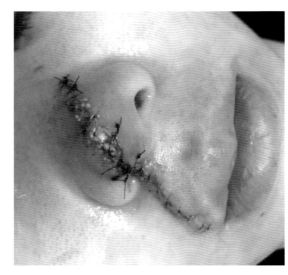

图 2-5-6 **鼻部瘢痕术后感染**

（1）此处组织下缺乏骨性结构支撑，易受周围组织张力牵拉，这也意味着手术设计时需要充分考虑缝合后嘴唇的牵拉情况。

（2）由于肌纤维附着于真皮，术后随着患者口周表情肌的变化而易出现局部瘢痕凹陷。

（3）此处为活动部位，也是容易被食物、唾液污染和皮脂腺分泌旺盛的部位，术后出现瘢痕增生的风险较高。术后需严密观察伤口恢复情况，必要时早期采取措施干预瘢痕增生。

7. 颏部瘢痕·颏部的皱纹方向为纵向，故对于横向的瘢痕建议设计为 W 改形术，以避免横向牵拉。此外，由于颏部皮肤顺应性差，故手术时切口两侧游离的范围应较广，有利于充分的减张。

8. 下颌部瘢痕·下颌部位存在显著的弧形轮廓，既有上下方向的弧形，也有左右方向的弧形。顺下颌缘方向的瘢痕往往较不明显，手术设计时可以按照原瘢痕方向作直线切口。垂直于下颌缘方向的直线状瘢痕因对下颌缘造成"切割"效应而较明显，建议行 W 改形术，必要时进行 Z 改形术以延长瘢痕（图 2 - 5 - 7）。

四、具体操作

手术设计：首先沿着瘢痕的边缘部位进行切口设计。设计时既要注意尽可能多地去除针脚瘢痕，又要尽量避免延长切口长度（图 2 - 5 - 8）。

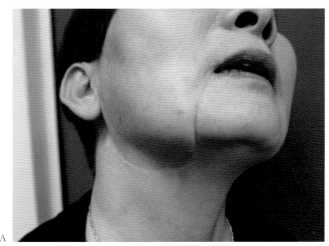
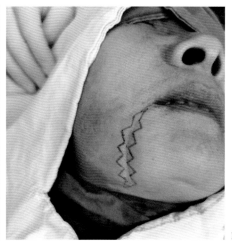

图 2 - 5 - 7　下颌部瘢痕。A. 术前；B. 术中设计

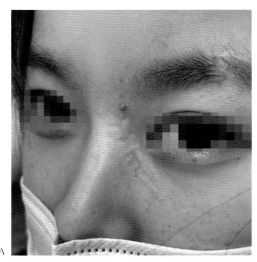
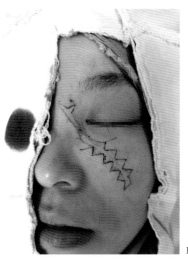

图 2 - 5 - 8　面部瘢痕。A. 术前；B. 术中设计

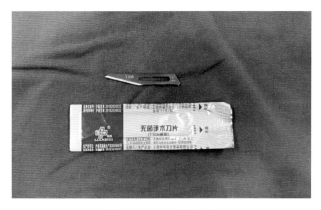

图 2-5-9　11 号尖刀片

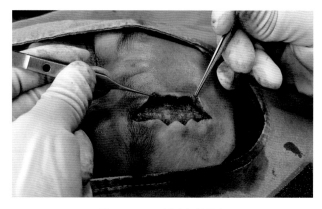

图 2-5-10　剥离解剖层次

1. 麻醉

（1）切口麻醉药的配置：2% 盐酸利多卡因，1∶1000 肾上腺素。

（2）较大的瘢痕，可以配置肿胀液作为辅助，便于筋膜层的剥离。肿胀液的配置：生理盐水 500 ml，2% 盐酸利多卡因 10 ml，1∶1000 肾上腺素 1 ml。注射肿胀液后等待 5～15 分钟再进行手术，此时肾上腺素发挥作用，局部毛细血管收缩，手术野出血少，利于手术操作。

2. 定点　用针尖蘸着亚甲蓝（美蓝）在设计的线条尖端刺入真皮层，作为标记，防止因切开出血而使设计线模糊。

3. 切开

（1）刀片的选择：面部瘢痕精细化整形手术常常采用 11 号尖刀片（图 2-5-9），这种刀片尖锐的刀尖有利于精细动作的操控，以及在狭小的手术空间操作。

（2）切开原则

1）一次切透皮肤全层，忌"割锯式"切割。

2）由相对固定侧向相对活动侧做切口。

4. 剥离　面部瘢痕精细化修复的皮下剥离层次一般在浅筋膜层。需要注意：额部皮肤真皮与额肌之间存在许多纤维条索，所以额肌收缩时皮肤会出现皱纹。又由于额部皮下脂肪非常薄，所以建议在皮下比较浅的层次剥离，以减少对额肌和皮下血管神经网的损伤（图 2-5-10）。

5. 修剪　将切口两侧翻出的多余的皮下脂肪修剪整齐，保证在缝合时两侧伤口之间没有嵌塞入多余的组织。

6. 止血

（1）剥离、修剪结束，进行缝合之前，必须确保彻底的止血。由于血小板释放的生长因子是导致伤口炎症反应的始发因素，因此减少出血也就意味着减少出现不良预后的风险。

（2）对于活动性小动脉出血，一般采用缝合方法缝扎血管。对于微小的点状出血，可采用电凝的方法止血。

7. 缝合

（1）深层减张缝合

1）缝线的选择：不吸收线具有持久减张的优势，特别是单股不吸收缝线，更有效地减少了细菌定植的概率。然而，不吸收缝线毕竟是永久存在于组织中的异物，可能引起组织的包裹、感染等情况，所以应用在面部较浅部位需谨慎。一般可选择有一定抗张强度的可吸收缝线，如 3-0 薇乔可吸收缝合线或单股不吸收线来进行皮下较深层次的减张缝合。

2）减张方法（参见第一章相关内容）：在 SMAS 筋膜层的较浅部位进行强有力的减张缝合。在筋膜较疏松部位，减张效果较差，这时可通过缝挂一点真皮组织的方法进行减张缝合。由于面部瘢痕精细化修复手术时局部皮肤的张力往往并不大，所以不建议采用过度的减张缝合。有时过度的减张缝合反而会造成术后局部组织隆起，无法平复，影响美观（图 2-5-11）。

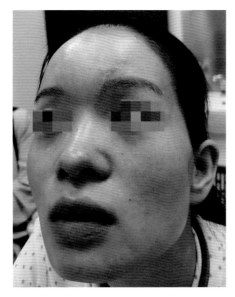

图 2-5-11 眉间瘢痕,超减张缝合术后 1 年减张未平复

(2) 皮下、真皮层缝合:采用 5-0 或 6-0 可吸收缝线进行皮下、真皮层缝合。可以采用薇乔缝线,也可以采用 PDS-II 缝线。与薇乔缝线相比,PDS-II 缝线维持张力的时间可达 60 天,吸收时间达 180～210 天,能够提供较久的减张时间。但 PDS-II 缝线较滑,不如薇乔缝线容易打结,术中可根据需求及个人习惯选择合适的缝线。缝合这层之后,表皮、真皮均应呈自然对合状态,而不是呈中央有裂缝的状态(图 2-5-12)。

(3) 表皮缝合:在经过皮下深层有效减张缝合及皮下、真皮层的缝合之后,表皮已呈自然对合状态。但由于皮肤切开后表皮会有轻度内翻的趋势,所以在面部瘢痕精细化修复手术时,仍建议对表皮进行缝合。可采用 6-0 至 8-0 单股不吸收缝线,如 prolene 缝线进行缝合。缝合时,一般边距为 1～2 mm,针距约 5 mm,可根据具体情况确定合适的边距和针距,原则是使表皮更整齐、自然地对合,线结不宜过紧,达到适当的松紧程度即可(图 2-5-13)。

8. 换药和拆线

(1) 换药:术后 24～48 小时,进行第一次换药。此次换药的目的:一是检查伤口情况,有无血肿、感染迹象;二是清洁伤口局部的渗血、渗液、油脂等。渗血、渗液都是细菌的良好培养基,需要清理干净。伤口缝隙中的血痂还会造成伤口延迟愈合,增加术后瘢痕形成量。油脂聚集不但容易促进细菌生长,也是刺激瘢痕增生的可能因素。

(2) 拆线:无张力切口缝合时,建议 3～5 天拆线。拆线越早,伤口局部的炎症反应越轻,术后出现瘢痕增生的风险越小。

(3) 贴减张胶布:拆线后即刻外贴减张胶布。

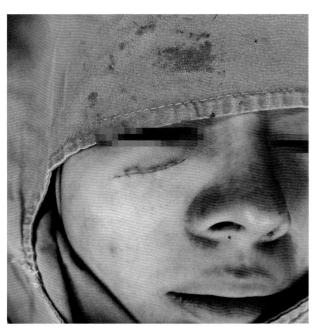

图 2-5-12 皮下缝合后切口

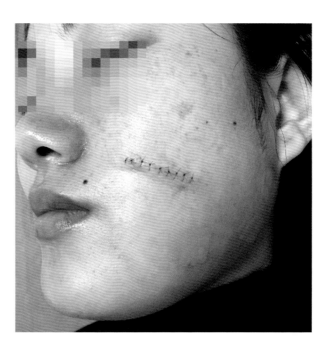

图 2-5-13 表皮缝合

具体使用方法详见本章第十节。

五、术后注意事项

1. 术后伤口护理

（1）拆线 2 天，切口完全愈合后，即可嘱咐患者清洁伤口。患者可以正常洗脸，用软毛巾轻轻搓洗，使用柔和的洁面乳，将切口外的痂皮、油脂等轻轻搓去。

（2）洁面后，待皮肤稍微干爽，即可使用减张胶布。建议外贴减张胶布 6 个月，以达到最佳的手术效果。

2. 饮食禁忌

（1）忌烟、酒。

（2）忌辛辣刺激性食物。

（3）忌易导致过敏的食物，特别是过敏体质患者。

（4）忌光敏性食物。

3. 其他

（1）生活规律，避免熬夜及过大的学习、工作压力，以减少皮质类固醇波动带来的影响。

（2）防晒：平时使用 SPF＞30，PA＞＋＋的防晒产品。避免去海边、沙漠、雪山等紫外线强烈的地区，以防伤口处色素沉着。

Q&A

1
Q：瘢痕都能被做掉吗？

A：首先需要明确"做掉"的概念。有些患者对医学并不了解，经常会问这样的问题。需要在术前就告知患者，瘢痕经过修复，只能改善，不能完全去除。对有些患者能够改善到不仔细看就看不出来的效果，多数患者还是或多或少能被看到瘢痕的。要防止患者对治疗效果抱有不切实际的期望。

2
Q：瘢痕体质患者可以做手术吗？

A：很多患者由于曾经的外伤、手术在身体上留下了瘢痕，就误认为自己是瘢痕体质，从而对手术产生惧怕心理。术前需对患者详尽解释瘢痕与病理性瘢痕的区别，打消患者的疑虑。

（武晓莉）

第六节 · 病理性瘢痕的手术综合治疗

病理性瘢痕由于其瘢痕组织尚未进入稳定期，单纯手术治疗极易引起复发。对于各种原因所致的瘢痕需手术整形者，需注意除了应尽量减少产生新的伤口或创面之外，还需要在手术前后辅助其他相关治疗，以降低复发率。

一、适应证

（1）影响功能及局部活动的病理性瘢痕。

（2）孤立并立体的块状病理性瘢痕。

（3）多发，但局部较集中的病理性瘢痕。

（4）感染并经久不愈的病理性瘢痕。

（5）高度怀疑瘢痕癌的瘢痕。

二、 禁忌证

（1）大面积病理性瘢痕，但不影响功能者。

（2）属于手术治疗的适应证，但患者预期过高或有明显心理问题者。

（3）患全身性疾病、身体状况不佳或其他不适于手术者。

三、 手术方案的个性化定制

病理性瘢痕的手术治疗，需要兼顾功能、美观和复发率3个方面。

1. 有功能障碍或明显挛缩的病理性瘢痕

（1）有功能障碍的病理性瘢痕：应尽早手术，松解挛缩，恢复肢体或五官的正常功能。

（2）无功能障碍但有明显挛缩的病理性瘢痕：可根据患者的具体情况安排手术时机。

（3）挛缩松解后往往需要植皮，或采用扩张器、远位皮瓣等方法进行治疗的瘢痕：详情请参阅本章第四节。

2. 无功能障碍和明显挛缩的病理性瘢痕

（1）15周岁以下的病理性瘢痕：因考虑到术后放射治疗及激素注射均不可行，所以对其手术需要慎重。

（2）头面部、双手部位影响美观的病理性瘢痕：可采用精细化减张修复的方法，并辅以放射治疗等预防复发的措施。

（3）躯干部位的病理性瘢痕

1）手术、切割伤形成的瘢痕多为条索状瘢痕，可采取手术切除整形＋放射治疗的方法治疗。术后可恢复成较细的线条状瘢痕。

2）烧烫伤、皮肤擦伤导致的瘢痕常为较大面积的片状或块状瘢痕，对于无局部挛缩者需要再次评估手术的必要性。应尽量减少植皮等造成供皮区瘢痕形成的治疗方式。

3）较小的片状或块状病理性瘢痕，可进行手术切除。对于两侧张力较小者，可在皮下筋膜层潜行剥离后直接拉拢缝合。对于无法拉拢缝合者，可考虑采用局部任意皮瓣移植的方法。对于局部皮瓣解决不了者，不考虑使用植皮等形成新的创面的治疗方法。

4）病理性瘢痕经单纯手术治疗后极易复发，故术后需辅助药物注射、放射治疗、激光治疗等相关措施，以抑制复发，保证手术效果。

四、 手术联合治疗方案的选择

1. 手术联合放射治疗 · 是病理性瘢痕最常见的治疗方法。

（1）放射治疗时机的选择：一般为手术后24小时内进行第一次放射治疗，每日1次。如果单次剂量较高，或治疗处皮肤放射性反应比较重，中间可以间隔1～2天，让皮肤得以休息。

（2）放射治疗机器的选择：目前，手术后一般选择直线加速器（电子线）或浅层X线（浅放）放射治疗。前者为大型设备，价格较高，小型医疗机构较少配置。优点为放射精准。后者为小型设备，小型医疗机构较易配置。

（3）放射治疗剂量的选择：手术后放射治疗最大的生物等效剂量（biological equivalent dose，BED）为30 Gy。根据放射治疗生物等效剂量计算公式，30 Gy可以通过以下几种方式实施：单次放射治疗剂量13 Gy，治疗1次；单次放射治疗剂量8 Gy，治疗2次；单次放射治疗剂量6 Gy，治疗3次；单次放射治疗剂量5 Gy，治疗4次。

2. 手术联合药物注射治疗 · 也是病理性瘢痕常见的治疗方法。

3. 手术联合强脉冲光治疗 · 手术后第一次复诊时，如果发现瘢痕处充血较明显、炎症反应较重，建议配合强脉冲光治疗。

五、术后复发的预防措施

（1）保持伤口清洁。

（2）由于皮肤张力是影响瘢痕复发的一个重要因素，所以术后辅助相应的减张治疗非常必要。减张治疗分为内减张治疗和外减张治疗。内减张治疗指术中采用皮下减张的方式进行减张；外减张治疗指术后采用减张器或减张胶布进行减张。

（3）饮食宜忌：术后忌烟、酒，忌辛辣刺激食物，多吃绿色蔬菜，补充优质脂肪及蛋白质。

典型案例

病例一·女性患者，胸部瘢痕疙瘩，行手术切除后超减张缝合。术后随访 12 个月，无复发，外观满意（图 2-6-1）。

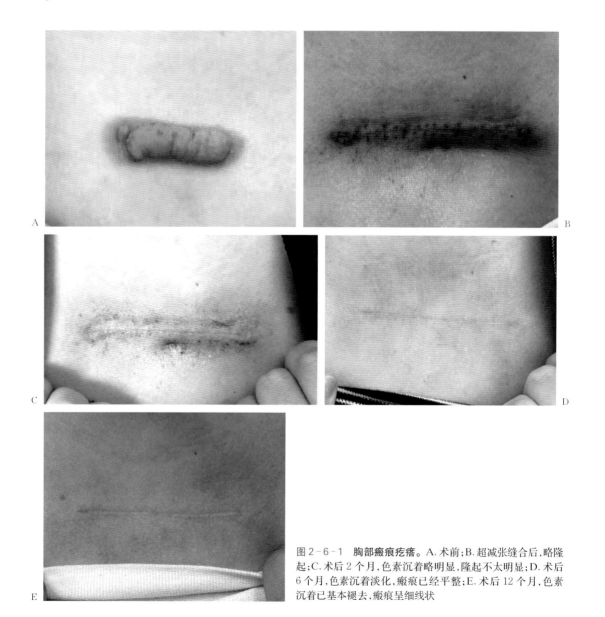

图 2-6-1 胸部瘢痕疙瘩。A. 术前；B. 超减张缝合后，略隆起；C. 术后 2 个月，色素沉着略明显，隆起不太明显；D. 术后 6 个月，色素沉着淡化，瘢痕已经平整；E. 术后 12 个月，色素沉着已基本褪去，瘢痕呈细线状

病例二 · 男性患者，下颌部瘢痕疙瘩，行手术切除后超减张缝合。术后随访 12 个月，无复发，外观满意（图 2-6-2）。

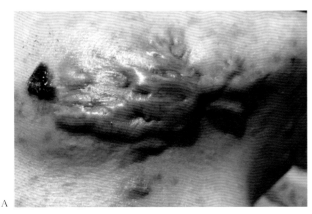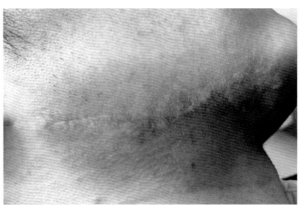

图 2-6-2 **下颌部瘢痕疙瘩**。A.术前；B.术后 12 个月

Q：瘢痕疙瘩可以手术治疗吗？会不会越手术治疗瘢痕范围越大？

A：瘢痕疙瘩经单纯手术治疗后极易复发，一旦复发，病变范围比原发病变更大，因此国际上建议瘢痕疙瘩的手术治疗都要配合其他辅助治疗措施，如放射治疗、药物注射等。目前我们采用手术联合 6MeV 电子线放射治疗的方法，治愈率高，术后不易复发，是一种非常有效的治疗方法。

Q：瘢痕疙瘩不手术，可以选择长期药物注射吗？

A：药物注射治疗瘢痕疙瘩常用的药物以糖皮质激素为主，如曲安奈德、复方倍他米松（得宝松）等。长期药物注射，需要注意会引起激素药物的副作用，如骨质疏松、月经紊乱、皮肤萎缩、高血压、糖尿病、痤疮和免疫抑制等，且停药后极易反弹，而痤疮的发生极易导致新的瘢痕疙瘩。因此一般不主张长期采用药物注射治疗瘢痕疙瘩。

（武晓莉）

第七节 · 磨削术与自体细胞移植术

皮肤磨削术（skin dermabrasion）是临床上常用的一种皮肤美容治疗方法。磨削术通过高速喷射的微晶或高速旋转的钢制磨削头对不平整的瘢痕组织进行磨削，从而改善皮肤瘢痕组织的平整度和色差。

近年，由于光电治疗技术的飞速发展，皮肤磨削术已较少被单独用于治疗，而更多地被用作瘢痕联合治疗的一部分。

一、机械磨削术

机械磨削术是通过电动机(牙钻等)高速旋转的磨削头(砂轮或钢制)(图2-7-1)对皮肤瘢痕组织进行磨削,磨削的深度取决于操作者的力度及磨削时间,修复主要依靠表皮基底层细胞和靠近基底层的棘细胞,以及残存的皮肤附属器等组织。机械磨削术对操作者的熟练程度具有一定要求。机械磨削术的缺点是磨削的深度受术者自身经验限制;治疗时患者感觉疼痛,需局部麻醉;术后恢复时间较长;有出现色素改变及瘢痕增生的风险等。

(一) 适应证

(1) 外伤、烧伤后瘢痕已成熟稳定者。

(2) 痤疮后瘢痕。

(3) 陈旧手术后瘢痕。

(二) 禁忌证

(1) 瘢痕疙瘩或增生性瘢痕患者(磨削深度越深,导致病理性瘢痕的风险越大)。

(2) 精神、心理异常者。

(3) 局部皮肤病变患者(如银屑病、系统性红斑狼疮等)。

(4) 对治疗效果抱有不切实际的幻想者。

(三) 具体操作

1. 常规消毒、铺巾·治疗区以亚甲蓝标记。因机械磨削深度较深,治疗时比较疼痛,需要进行局部神经阻滞麻醉或局部浸润麻醉(1%～2%利多卡因)。麻醉起效后,在亚甲蓝标记的治疗区界限缘以针头将亚甲蓝刺入真皮,防止磨削时因界限不清而导致失误。

2. 转速调节·一般将转速调节为8 000～10 000 rpm。转速过慢磨削效率差,而转速过快又易造成更深的损伤。熟练的医师会根据自己的经验来调节转速。

3. 操作技巧·磨削开始时,助手应协助术者将磨削区域的皮肤绷紧,并用注射器不停地将生理盐水滴在术区,以降低磨削产生的热量并使磨削更顺滑。根据瘢痕处皮肤的平整情况及深度,采用平移、旋转等手法,使磨削深度达到真皮乳头层为宜,皮肤表现为轻微、密集的点状渗血,需及时湿敷。

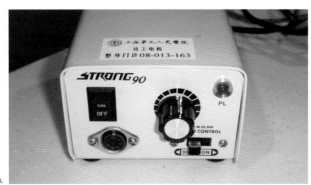
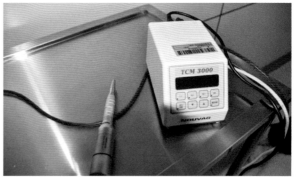
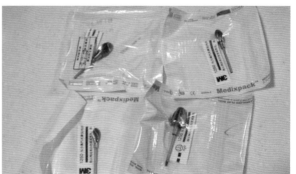

图2-7-1 不同品牌的机械磨削仪(A、B)及不同规格的磨削头(C、D)

4. 包扎·磨削结束后,先用生理盐水将创面上残留的皮屑冲洗干净。可外用一些抗菌、促创面愈合的药物,并以凡士林纱布覆盖,然后用多层厚纱布加压包扎。一般于术后5～7天后去除外层敷料,保留凡士林纱布,待其自然脱落。

■ **(四)注意事项**

(1)避免污染。

(2)开始磨削前一定要固定磨削区的标记。因在磨削时渗液、滴上的生理盐水、纱布的擦拭均易导致标记线不清。

(3)麻醉药中不加肾上腺素,以防微血管收缩后真皮乳头层渗血减少,影响术者对磨削深度的判断。

(4)避免磨削过深(易导致色素改变及瘢痕增生)。

(5)操作中需紧绷术区皮肤,操作者握持手柄要非常稳,避免打滑,避免缠绕纱布,以防给操作者和患者造成意外伤害。

(6)注意防晒。机械磨削术后短期(1～2个月)内患者局部出现色素沉着的风险较大,据报道发生率为91%,故术前谈话时应反复强调色素沉着的可能性及预防措施。治疗后3个月内注意防晒。对面部有黄褐斑及晒斑的患者,尽量避免进行机械磨削手术。

(7)磨削过程中需全程滴水。

■ **(五)不良反应**

1. 感染·机械磨削术磨削的深度较深,如果操作过程中有污染或术后护理不当,易发生局部感染。需要执行严格的无菌操作及术后合理的抗感染措施。同样需要避免在皮肤感染期进行治疗。

2. 红斑·磨削后一般都会出现红斑反应,数周至数月后逐渐消失,但有时会留有色素沉着。

3. 色素改变·机械磨削的深度较深,创面愈合后出现色素性改变的概率高于微晶磨削。术后色素沉着和色素脱失都可能发生。前者往往由于磨削过深或受紫外线照射引起,后者则由于磨削过深引起。色素沉着经过数月可恢复,或者进行激光治疗可能淡化,而色素脱失基本不会改善。所以,磨削过程中对深度的掌握极其重要。

4. 瘢痕增生·过深的磨削会造成真皮深层损伤,皮肤愈合过程中可能会出现过度愈合,即瘢痕增生。术后预防瘢痕增生可采用硅胶外用、压力绷带压迫的方法。

(武晓莉)

二、自体细胞移植术

自体细胞移植术(ReCell)技术作为一种自体皮肤活细胞移植技术,随着其广泛的应用,逐渐获得临床认可。这项包含角质形成细胞的技术由西澳大利亚皇家医学院烧伤整形科的 Fiona Melanie Wood 教授在1992年首先报道并应用于临床,之后 Wood 教授不断将此项技术完善并用于烧伤科、整形外科领域,获得了很好的临床效果。ReCell 技术在2008年被我国国家药监局批准引入,2010年在国内首先由中国医学科学院北京协和医院整形外科正式临床应用,上海交通大学医学院附属第九人民医院整复外科、陆军军医大学西南医院烧伤科、中国人民解放军总医院第一附属医院烧伤科、北京积水潭医院烧伤科、北京大学第一医院皮肤科、北京大学人民医院皮肤科等也相继应用。目前,ReCell 技术在烧伤科、整形外科与皮肤科领域得到了广泛的应用,获得了良好的效果。

■ **(一)自体细胞移植术的概念**

ReCell 技术是一项在细胞水平的自体皮肤活细胞采集、处理和移植的治疗技术。通过将刃厚皮片置入 ReCell(Avita Medical,Valencia,CA)试剂盒(图2-7-2)胰蛋白酶中浸泡,经过15～20分钟的分离降解,使刃厚皮片分解为含各种单细胞(角质形成细胞、黑素细胞、朗格汉斯细胞和真皮乳头层成纤维细胞)的悬液,通过喷雾系统将细胞悬液喷洒到经过处理的创面表面,在细胞水平上促进创面愈合,是改善创面质量的一项技术。充足的角质形成细胞、皮肤组织的稳态与有效的血液微循环是创面愈合的必要条件;黑素细胞又是保证创面愈合色泽好坏的关键,ReCell 技术的特点就是提供了这样的机制。

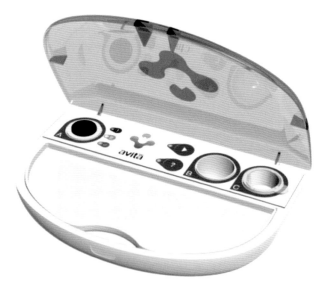

图 2 - 7 - 2　ReCell 试剂盒

1. 保证充足的角质形成细胞·通过 ReCell 技术，15～20 分钟将刃厚皮片降解形成的细胞悬液含 64.3% 的角质形成细胞、30.3% 的成纤维细胞和 3.5% 的黑素细胞，细胞存活率达 75.5%，该比例与正常皮肤细胞的比例相近，因此为创面的快速愈合提供了充足的角质形成细胞。

2. 提供皮肤组织稳态的平台·创面愈合及瘢痕形成的关键是需要保持皮肤组织的稳态，ReCell 技术提供了这样一个平台。在创面愈合时，仅当角质形成细胞与成纤维细胞处在相对稳定的状态时，才能彼此协同，加速愈合。ReCell 细胞悬液的成分保证了细胞间数量的平衡，有利于细胞外基质的作用。后者是细胞生命活动的场所，可调节细胞生理活动，维持组织稳态。在 ReCell 技术中，由于胰蛋白酶的降解作用，真皮中的细胞外基质几乎全被消化分解，ReCell 悬液仅含有真皮中的成纤维细胞，不能完全替代真皮的作用。但在移植细胞不断分裂增殖的过程中，成纤维细胞将重新合成和分泌各种纤维及有机基质，达到新的稳态。

3. ReCell 技术对微循环的要求不高·在创面的修复过程中，微循环的不足会影响愈合的时间及愈合的质量，然而 ReCell 技术对此要求并不高。将大量细胞悬液喷射在创面，细胞与创面之间，细胞与细胞之间，大面积的直接接触，少量的组织液就能保证细

养分充足，促进细胞分裂增殖，从而促进创面的愈合。

4. 角质形成细胞与黑素细胞之间相互作用改善创面愈合的色泽·黑素细胞位于表皮基底层，通过树突将产生的黑色素传导并储存于周围角质形成细胞的细胞核中。黑色素的合成与代谢不仅对形成健康的肤色起着至关重要的作用，而且防止了角质形成细胞受到紫外线辐射的损害。ReCell 技术所形成的细胞悬液中含有的大量的角质形成细胞和一定数量的黑素细胞，它们之间相互作用，角质细胞促使黑素细胞繁殖，增加黑色素的分泌，修复色素脱失或异常。细胞悬液中的黑素细胞保证了修复部位皮肤的质量（修复部位的皮肤纹理、色泽与周边正常皮肤一致）。

5. 创面自身修复是靠创缘表皮角质形成细胞的迁移来完成·皮片分割得越小，则皮片总的边缘越长，迁移的细胞越多，修复创面的面积越大。细胞离散后更易于扩增，创面的修复速度更快。同时，由于细胞悬液中黑素细胞的存在，对改善皮肤纹理、质地起着重要作用。细胞悬液能修复大面积创面，同时促使其快速愈合。

6. 加速创面愈合·将上述细胞悬液移植于治疗区域的创面，加速了创面的愈合，愈合时间大大缩短，一般为 5～7 天。

■ (二) ReCell 技术的功能和特点

1. 功能·将细胞悬液移植于治疗区域的创面，能够促进创面愈合，使磨削区表皮均匀、快速再生，促进上皮化过程，提高创面修复质量，避免形成修复瘢痕，明显改善术后色素不均匀及色素减退。

2. 特点

(1) 取代实验室，在手术室快速完成，获得自体的细胞悬液。

(2) 获得与治疗区域相匹配的细胞悬液。

(3) 细胞悬液中大量的角质形成细胞能快速修复创面。

(4) 快速的愈合及细胞悬液中的黑素细胞保证了修复部位皮肤的质量。

因此，自体皮肤活性细胞再生技术能促进和加速治疗部位的快速愈合，同时改善真皮浅层和表皮

部分的皮肤纹理、色泽的质量,使得皮肤质地、色泽与供区更接近。Wood 教授应用此项技术治疗烧伤后瘢痕、色素疾病等获得了好的临床效果。

■（三）ReCell 技术的临床实施

1. 适应证

（1）皮肤表浅性病损。

（2）色素不均匀的皮肤病损。

（3）稳定的浅表瘢痕及痤疮瘢痕。

2. 禁忌证

（1）瘢痕体质患者。

（2）不能配合术后制动的患者。

（3）妊娠的患者。

（4）糖尿病、甲状腺疾病、其他免疫系统及结缔组织疾病患者。

3. 具体操作

（1）设计皮片:根据拟治疗皮肤的面积,确定需要取皮片的面积。一般按照 80:1（80 cm² 的受区需要 1 cm² 的供区皮片）的比例计算。

（2）取皮片:一般选择耳后乳突区、大腿根部或瘢痕边缘处（非面部区域瘢痕面积较大时）作为供皮区,局部浸润麻醉后用取皮刀切取刀厚皮片待用。对供皮区用生理盐水纱布湿敷,待最后处理（图 2-7-3）。

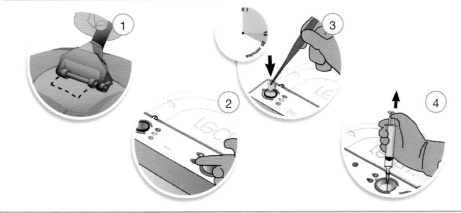

① 取皮片

● 取薄的刀厚皮皮片（厚 0.15～0.2 mm）

皮片尺寸	治疗面积
1 cm×1 cm	最大 80 cm²
2 cm×2 cm	最大 320 cm²

② 加热酶溶液

● 按（?）键,再次自检操作

● 当（✓）指示灯亮,按（▶）键进行酶加热

③ 培养皮片

● 当黄灯（〰）变为绿灯（✓）,将皮片置入培养孔中 15 分钟

④ 抽取缓冲液

● 用 5 ml 注射器和钝针头从孔 B 中抽取适量缓冲液

治疗面积	缓冲液容量
最大至 80 cm²	1.5 ml
80～160 cm²	2.5 ml
160～320 cm²	4.5 ml

图 2-7-3　ReCell 皮肤操作步骤（Copyright 2021, AVITA Medical, Inc. Used with permission）

（3）皮肤活细胞悬液的制备：整个制备过程需要约30分钟。术者及助手可以分为两组，一组进行ReCell皮肤活细胞悬液的制备（图2-7-4），另一组进行受区皮肤磨削。

1）病变部位磨削处理：采用磨削机（TCM 3000 BL，NOUVAG，Goldach，Switzerland）（图2-7-5），对受区瘢痕进行磨削，调节转速为20 000～40 000 rpm（中国医学科学院北京协和医院常用40 000 rpm，上海交通大学医学院附属第九人民医院常用26 000 rpm）。磨削深度根据瘢痕的具体情况而定，一般以达到真皮乳头层为宜，皮肤表现为轻微、密集的点状渗血（较浅）或略大、略稀疏的点状出血

（较深）。磨削结束后用生理盐水纱布湿敷，待细胞移植。

2）皮肤活细胞悬液的喷洒

● 面积比较小、皮肤活细胞悬液比较少者（<2 ml）：使用点滴的方法将细胞悬液滴在受区，注意勿使悬液流淌到别处。可以采用少量、分次点滴的方法。

● 面积比较大、皮肤活细胞悬液比较多者（>2 ml）：使用喷洒的方法将细胞悬液喷在受区，也可少量多次喷洒，以使悬液更加均匀地定植于受区（图2-7-6）。

① 刮离细胞测试
● 将皮片从培养孔中取出，放置在托盘上
● 轻轻刮取，测试细胞是否已经分离，不要完全刮离
● 如果细胞没有脱落，继续加热5～10分钟，然后重复以上操作

② 使ReCell酶失效
● 将皮片在孔B中漂洗

③ 刮离细胞
● 将皮片放在托盘上，真皮层朝下
● 用5 ml注射器滴几滴缓冲液在皮片上
● 完全刮离细胞

④ 反复抽取溶液并冲洗
● 用5 ml注射器中剩余的缓冲液冲洗托盘，用托盘上的缓冲液冲洗手术刀并将托盘倾斜，将溶液流向托盘一端
● 用5 ml注射器和钝针头，抽取托盘上的细胞溶液，冲洗托盘并将溶液流向一端

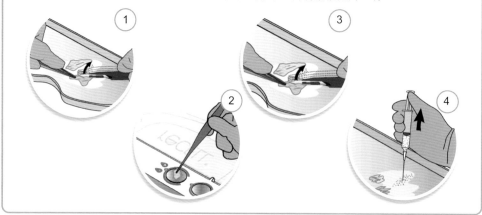

图2-7-4　ReCell悬液准备步骤（Copyright 2021，AVITA Medical，Inc. Used with permission）

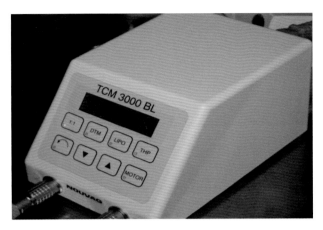

图 2-7-5　磨削机(TCM 3000 BL, NOUVAG, Goldach, Switzerland)

残留的活细胞悬液可以回植于供皮片区。

3）皮肤受区和供区创面的包扎：用单层凡士林

纱布覆盖创面后，用8～16层无菌干纱布加压包扎。一般于术后7～8天后去除外层敷料，保留凡士林纱布，待其自然脱落。

4. 术后注意事项

（1）伤口保持清洁包扎5～7天。

（2）按照术后效果评价指标进行随访。

（3）创面愈合标志：内层敷料完全自行脱落。

（4）对术后6个月瘢痕患者进行疗效评价。

（5）对术后3个月、6个月增生性瘢痕患者进行疗效评价[温哥华瘢痕量表（VSS）]。

（6）术后6个月进行副作用观察：色素沉着和瘢痕增生。

---

① 过滤细胞
- 通过孔C过滤细胞悬液
- 取下细胞过滤器
  技巧：将细胞过滤器轻敲孔C口边缘

② 抽取ReCell悬液
- 用新的5 ml注射器和钝针头从孔C中抽取细胞悬液

③ 固定敷料
- 悬液准备完毕，确定敷料已裁剪和准备完毕，在创面上固定敷料

④ 将细胞悬液应用到创面
- 如果喷洒，将喷嘴连接到注射器上
- 如果点滴，将钝针头留在原位
  注：<2 ml悬液不建议采用喷洒方法

悬液容量	建议使用方法
1.5 ml	点滴
2.5 ml	喷洒或点滴
4.5 ml	喷洒

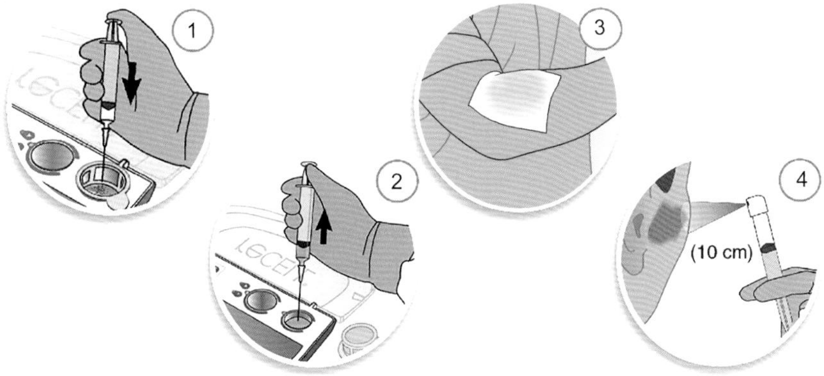

图 2-7-6　ReCell悬液移植步骤(Copyright 2021, AVITA Medical, Inc. Used with permission)

典型案例

病例一 · 男性患者,面部反复痤疮,形成多处点状凹陷性瘢痕,进行磨削＋自体细胞移植术治疗(图2-7-7)。

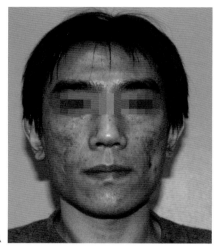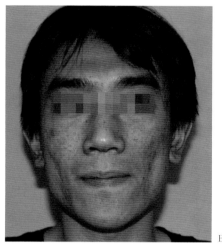

图 2-7-7　磨削＋自体细胞移植术治疗痤疮后瘢痕病例一。A.治疗前;B.治疗后1年半

病例二 · 男性患者,面部反复痤疮,形成多处点状凹陷性瘢痕,进行磨削＋自体细胞移植术治疗(图2-7-8)。

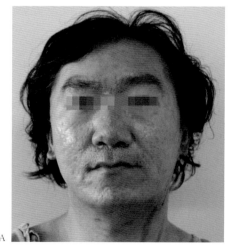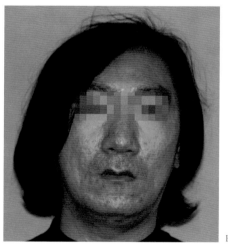

图 2-7-8　磨削＋自体细胞移植术治疗痤疮后瘢痕病例二。A.治疗前;B.治疗后1年半

病例三·女性患者,面部痤疮形成凹陷性瘢痕,进行磨削＋自体细胞移植术治疗(图2-7-9)。

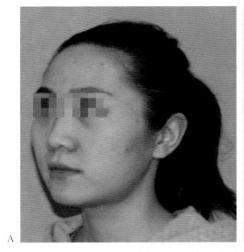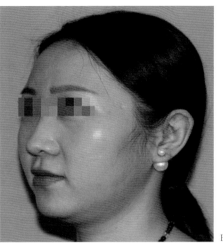

图2-7-9　**磨削＋自体细胞移植术治疗女性痤疮后瘢痕病例。**A.治疗前;B.治疗后1年半

病例四·女性患者,颈部放射治疗后色素改变,进行磨削＋自体细胞移植术治疗(图2-7-10)。

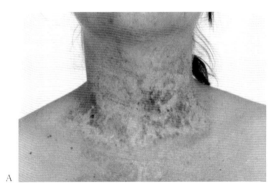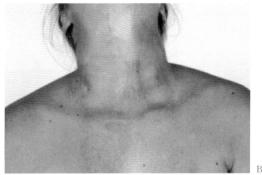

图2-7-10　**磨削＋自体细胞移植术治疗女性颈部烧伤后瘢痕。**A.治疗前;B.治疗后1年半

病例五·女性患儿,右侧面部烧伤后瘢痕,伴色素沉着及色素脱失,进行磨削＋自体细胞移植术治疗(图2-7-11)。

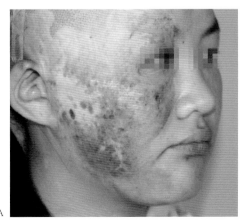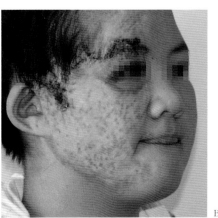

图2-7-11　**磨削＋自体细胞移植术治疗儿童右侧面部烧伤后瘢痕。**A.治疗前;B.治疗后1年半

病例六·女性患儿.面部外伤后瘢痕,局部质地不平整,色素改变,进行磨削＋自体细胞移植术治疗(图 2-7-12)。

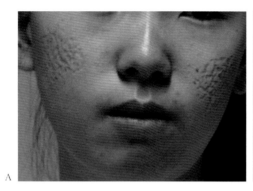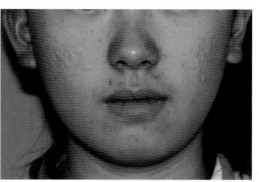

图 2-7-12　**磨削＋自体细胞移植术治疗儿童面部创伤后瘢痕。**A.治疗前;B.治疗后 1 年

Q：ReCell 技术对痤疮后瘢痕治疗的效果如何?

A：在痤疮后瘢痕患者的治疗中,患者对皮肤的平整度、质地、色泽等满意度都比较高。痤疮后瘢痕表现为凹凸不平、色泽不均,但其皮肤的病理改变,大部分限于表皮和一部分真皮,大部分真皮结构是完整的,而将此项技术应用于真皮结构存在的痤疮后瘢痕的治疗效果明显,患者的满意度很高。这与 ReCell 技术的作用机制与特点有关。该技术不但能够缩短创面愈合的时间,而且还能大幅度地改善痤疮后的凹凸不平,以及改善皮肤的色泽和质地。

Q：ReCell 技术对于创伤后表浅性瘢痕的治疗效果如何?

A：国外文献表明采用 ReCell 技术治疗浅表性瘢痕获得了良好的效果。我们发现,该技术对真皮浅层或表皮损伤的表浅性瘢痕治疗效果的满意度高,对全层真皮结构损伤的表浅性瘢痕治疗效果的满意度差。浅表性瘢痕的治疗效果与真皮结构损伤程度有关,这与皮肤活细胞移植再生技术的生物学特性有关,也是此项技术功能和效果的具体表现。对于真皮浅层或表皮损伤,其基底真皮结构完整或大部分完整,创面可以快速愈合,同时从皮肤表面改善皮肤质地、色泽和纹理,从而达到一个满意的效果。对于全层真皮结构损伤,其基底没有正常的真皮结构,瘢痕组织完全替代了真皮结构,单纯将瘢痕表面色泽不均的上皮去除,尽管创面可以快速愈合,但从皮肤表面改善不了质地、色泽和纹理,最终效果并不满意。因此,在治疗表浅性瘢痕时,我们要对造成瘢痕的原因和损伤的程度进行评估。当患者皮肤全层结构损伤时,要向患者交代此项技术的治疗效果不佳,不要应用。当患者皮肤真皮浅层或表皮损伤时,此项技术治疗有一定的效果,可以应用。

Q：ReCell 技术适合所有的瘢痕吗?

A：ReCell 技术还存在很多问题。由于此项技术只促进创面的上皮化,改善皮肤色泽,因此对于皮肤全层缺损的皮肤疾病并不适合,如何在这方面有所突破,是扩大此项技术适应证的关键。

在应用 ReCell 技术时,由于操作过程不十分精细,对于喷洒到创面的细胞悬液的浓度,每一个患者有所差异,从而影响了治疗效果,因此如何优化此项技术的操作流程,也是我们提高治疗效果的突破点。还有很多未知的方面,如 ReCell 细胞悬液中各种成分的分裂增殖能力、存活能力及浓度分布等都没有相关研究提供可靠的证明。在此项技术应用过程中,加入成纤维细胞生长因子、表皮生长因子等是否能加速创面的愈合,或者加入血管内皮生长因子是否能改善微循环、促进微血管的再生,需要进一步的研究。

Q:ReCell 技术的应用前景如何?

A:ReCell 技术以其独特的作用机制,及其高效、快速、安全和有效的特点,目前在皮肤创伤、烧伤、瘢痕修复、色素异常等皮肤表浅性病变中获得了广泛的应用,可以预测,未来 ReCell 技术将是皮肤表浅性病变修复的重要方法之一。

(刘志飞 李薇薇)

第八节·凹陷性瘢痕的综合治疗

凹陷性瘢痕分为两种。Ⅰ型凹陷性瘢痕是较厚的真皮层有部分缺损,形成凹坑状瘢痕,其真皮网状层延续性好,皮下疏松结缔组织完整,瘢痕与深层组织没有粘连,如痤疮后形成的"痘坑"(图 2-8-1)。对于此类凹陷性瘢痕,可单纯采用磨削、激光治疗,也可以采用磨削＋自体细胞移植、松解＋填充等治疗。Ⅱ型凹陷性瘢痕为较严重损伤或感染后形成的萎缩性瘢痕。由于真皮层损伤较严重,皮肤菲薄,表皮光亮,常伴有部分皮下组织的缺失或萎缩(图 2-8-2),瘢痕常与深层组织粘连。对此类凹陷性瘢痕采用磨削、激光治疗的效果欠佳。由于局部软组织缺失明显,采用皮下剥离＋填充的方法治疗往往可以获得较为良好的效果。本节将主要介绍这种治疗方法。

一、适应证

各种凹陷性瘢痕需要治疗者。

二、禁忌证

(1)凹陷性瘢痕与深层组织粘连极其紧密,表皮菲薄,难以剥离者。

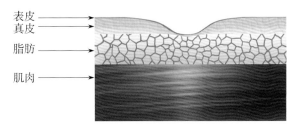

图 2-8-1 Ⅰ型凹陷性瘢痕

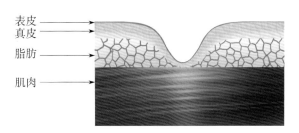

图 2-8-2 Ⅱ型凹陷性瘢痕

（2）凹陷性瘢痕的治疗局部有感染灶者。

（3）对治疗效果期望过高者。

（4）有精神、心理问题者。

三、治疗方法

1. 针刀松解·可以采用小针刀、16号针头、剥离子等器械进行皮下剥离松解（图2-8-3），将需要填充部位的皮肤与深层组织分离开。

2. 填充·皮下剥离并压迫止血后进行填充。常用的填充物包括玻尿酸、自体脂肪、胶原蛋白等。

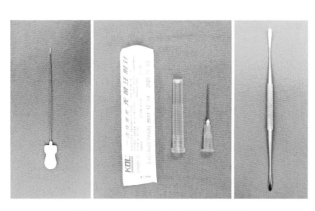

图2-8-3 小针刀、16号针头、剥离子

3. 光电治疗·对于Ⅰ型凹陷性瘢痕，可采用光电治疗技术进行治疗（详见第三章瘢痕的光电治疗），而Ⅱ型凹陷性瘢痕更适合采用填充治疗。

四、自体脂肪填充治疗凹陷性瘢痕

1. 脂肪抽吸

（1）设计下腹部椭圆形抽吸区。

（2）对脐下缘进行局麻。用16号针头或刀尖刺破一个小口，然后注射肿胀液麻醉（图2-8-4A）。

（3）脂肪抽吸勿过深（图2-8-4B）。

（4）结束后，一般不用缝合进针处，只要对合皮肤即可。对部分较大的进针口可缝合1～2针，5～7天拆线。

2. 脂肪移植物的制备

（1）静置：静置后，将下层水弃去（图2-8-5）。

（2）吸干水分：将脂肪液倒在纱布上摊开，将水分稍稍吸去（图2-8-6）。

（3）分装干货脂肪：水分吸去后，用刀柄将干货脂肪刮到小麻药杯中。用1ml注射器抽出干货脂肪待用（平均每10ml静置脂肪可制作3ml干货脂肪）（图2-8-7）。

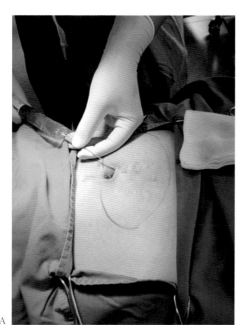
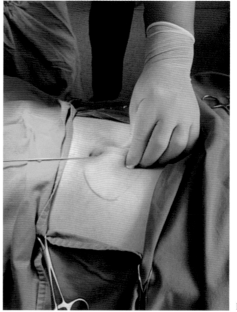

图2-8-4 自体脂肪填充治疗凹陷性瘢痕。A.设计及麻醉；B.脂肪抽吸

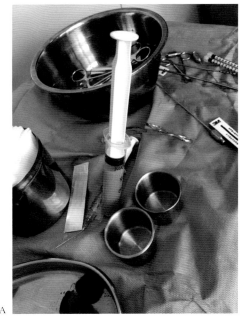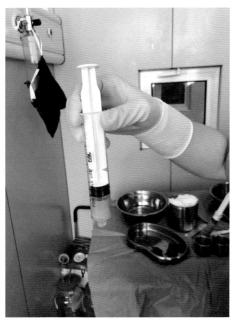

图 2-8-5 抽吸的脂肪。A.抽吸的脂肪静置后;B.弃去下层水分

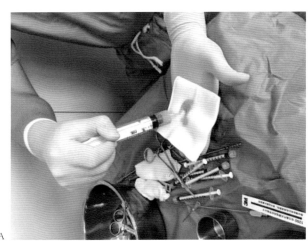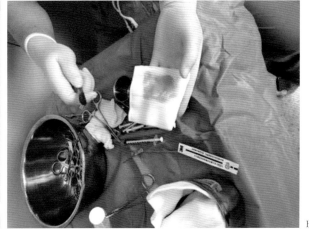

图 2-8-6 脂肪移植物。A.将脂肪液倒在纱布上摊开;B.稍稍吸去水分

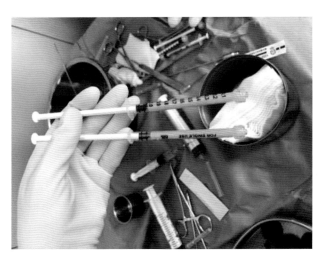

图 2-8-7 用 1ml 注射器抽取干货脂肪备用

3. 凹陷性瘢痕的剥离

（1）可采用局部阻滞或局部浸润麻醉。

（2）在瘢痕区用 16 号针头刺数个小孔,利于麻醉药、渗液和渗血的排出,减小局部皮肤的张力。

（3）在距离瘢痕 1～2 cm 的相对隐蔽部位用小针刀或 16 号针头皮下潜行刺入后,将瘢痕下方粘连的部位剥离开,需要在不同的方向上进行剥离,直到没有条索状牵拉(也可以边剥离,边填充)。

4. 脂肪填充

（1）在距瘢痕边缘较远并较隐蔽处进针,采用矩阵样注射方法(图 2-8-8)。

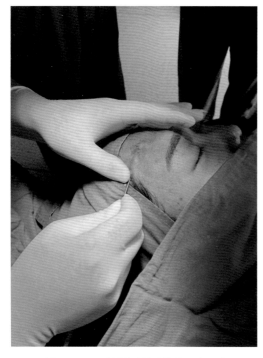

图 2-8-8　边剥离边脂肪填充凹陷区域

（2）注射体积以凹陷区域变平后额外增加 1/3～1/2 容量为宜。

5. 注意事项

（1）由于脂肪有一定的吸收率，渗液、麻醉药也占了一定体积，所以术中对填充量的预估往往应高于所见到的缺损量。

（2）术前需与患者讲明填充的效果与瘢痕本身的基础水平有关，以及填充物的吸收率、可能需要再次填充等事项。

（3）避免过多填充。因瘢痕部位往往血运欠佳，如果填充过多脂肪，可能因中央脂肪液化而造成术区感染，也可能因局部张力过大而造成脂肪和皮肤坏死。

（4）脂肪抽吸和填充时需注意防止脂肪栓塞。具体注意事项请查阅脂肪移植的相关书籍。

典型案例

病例 · 青年女性，因外伤导致下颌部凹陷性瘢痕，进行自体脂肪移植治疗（图 2-8-9）。

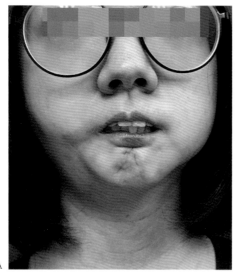
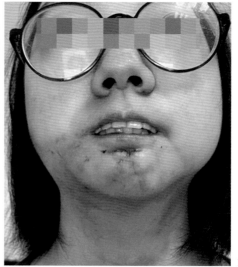

图 2-8-9　面部凹陷性瘢痕的自体脂肪填充治疗。A.治疗前；B.治疗后 1 天

（武晓莉）

第九节・瘢痕的毛发种植

一、 适应证

毛发移植术是将完整的毛囊组织从供区移植到受区的过程。主要有两种方法：毛囊单位切取移植术（follicular unit transplantation，FUT）（图 2-9-1）和毛囊单位提取移植术（follicular unit extraction，FUE）（图 2-9-2）。主要适应证如下。

（1）瘢痕性秃发。

（2）瘢痕性胡须缺损。

（3）瘢痕性眉毛缺损。

（4）瘢痕性睫毛缺损。

（5）瘢痕性睫毛缺损伴眼睑部分缺损。

（6）瘢痕性鬓角缺损。

（7）瘢痕性色素脱失。

（8）其他瘢痕性毛发缺损。

二、 禁忌证

（1）增生性瘢痕不适合行毛发移植术。

（2）瘢痕性秃发面积大于 1/3 头皮面积者。一期行头皮扩张术，待头皮扩张术＋局部皮瓣转移术

治疗后变成小面积瘢痕或切口的线性不规则瘢痕时，可二期行毛发移植术修复。

（3）瘢痕性秃发合并感染、皮炎者（如结核杆菌所致的头皮炎症、脂溢性皮炎等）不适合行毛发移植术。

（4）有严重免疫性疾病（如甲状腺功能亢进症、甲状腺功能减退症、桥本甲状腺炎）者。

（5）反复发作的斑秃患者。

（6）严重内科疾病如心脏病、肝功能异常、心肺功能异常的患者。

（7）抑郁症、严重焦虑症患者，以及要求过高者。

（8）有癫痫反复发作史者。

三、 不同毛发区种植原则

总的原则是珍惜每一个毛囊，尽量提高移植的成活率，最大化地改善瘢痕。

一般情况下移植密度 $25\sim35\,U/cm^2$ 就可以达到遮盖的效果。U 指毛囊单位（hair follicle unit），1 个毛囊单位包含一根毛发或多根毛发。毛囊单位移植的具体分配比例根据瘢痕的部位、弹性、面积、质地、活动度、血供、是否贴骨、是否合并脱发等因素来综合考虑，然后制定瘢痕的种植原则。随着求美

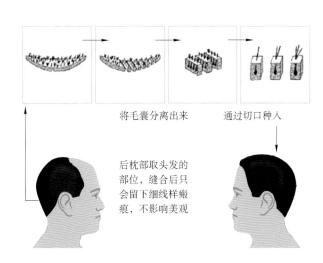

将毛囊分离出来　　通过切口种入

后枕部取头发的部位，缝合后只会留下细线样瘢痕，不影响美观

图 2-9-1　FUT 毛发移植术示意图

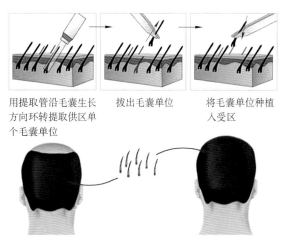

用提取管沿毛囊生长方向环转提取供区单个毛囊单位　　拔出毛囊单位　　将毛囊单位种植入受区

图 2-9-2　FUE 毛发移植术示意图

者对移植效果的要求逐渐提高,实际临床上瘢痕区域的移植密度是以瘢痕皮肤的弹性、质地、血供等综合因素来决定的,移植密度通常达 $45\sim50$ U/cm²。对于部分弹性良好的瘢痕,可以一次性完成瘢痕区毛发移植修复,无须二期加密手术。部分贴骨的瘢痕,需要二期加密手术,甚至需要局部脂肪充填后再行毛发移植术。

■(一)瘢痕性秃发

1. 大面积瘢痕性秃发(面积占全头皮的 1/3 以上)·如果瘢痕区域无毛囊存在,可以一期行头皮扩张器延迟术+局部皮瓣改型术,二期行毛发移植术。

2. 瘢痕性秃发(面积占全头皮的 1/3 以下)·如果弹性良好,血供良好,可以行毛发移植术。如果血供差且贴骨,瘢痕中央区域移植密度应略低,不建议密度过密打孔;如果打孔期间出现裂口无皮肤弹性的瘢痕,则移植密度应略低。

3. 线性瘢痕性秃发·瘢痕宽度在 2 cm 以内,周围活动度良好,但是瘢痕质地硬且弹性不好,可以一期行瘢痕切除术+瘢痕改型术,二期再行毛发移植术。

4. 小面积瘢痕性秃发·如果弹性好,血供好,可以按照正常皮肤的密度移植,大部分可以一期手术达到相对自然的外观。对于个别要求高的患者,不能排除进行二期加密手术的可能性。

5. 儿童瘢痕性秃发·很多家长担心瘢痕会影响孩子的心理发育,所以一般希望在学龄前为孩子植发,这种情况需要在全麻下行植发手术。由于 5 岁前儿童的毛囊长度一般为 $2\sim4$ mm,很细软,比成人毛囊略短且更细软,如果采用 FUE 技术,不建议进行毛囊分离,应尽可能地保留完整的毛囊和毛囊周围的组织量。笔者发现,术后毛囊的成活率竟然可以达到 90%以上,而且毛发移植术后秃发区域瘢痕的质地和皮色均有了明显的改善。瘢痕会随着头颅的发育而逐渐变大,到成年后,移植的毛发的数量不会增多,但是瘢痕的面积已经增大,所以儿童瘢痕性秃发一般需要在成年后行二期加密手术。

■(二)瘢痕性胡须缺损

1. 唇腭裂二期术后瘢痕性胡须缺损·最常见。

一般通过 $1\sim2$ 次的胡须移植可以遮盖切口瘢痕,达到理想的外观。

2. 植皮或皮瓣移植术后瘢痕性胡须缺损·毛发移植的密度需适度且均匀,可以采用双根与单根毛发交错分布、均匀遮盖瘢痕的方法。

■(三)瘢痕性眉毛缺损

1. 外伤所致的线性瘢痕·比较常见,可以位于眉头、眉中、眉尾,只需要匹配原本眉毛的粗细和密度选择性地提取对应的毛发,按照原本眉毛的方向移植即可。手术的要点是选择性提取可以与原本眉毛相匹配的毛发作为移植体。

2. 烧、烫伤所致的瘢痕性眉毛缺损·一般伴有皮肤色素脱失,原本的眉毛部分或全部缺损。手术的原则是采用单根或双根与单根混合移植来修复遮盖瘢痕。

3. 血管瘤经同位素治疗后所致的眉毛部分或全部缺损·一般是单侧眉毛缺损,可以按照正常一侧眉毛的外观修复,达到对称的效果。

4. 外伤所致的大面积瘢痕性眉毛缺损伴严重不对称·需要根据面部轮廓比例、毛发供区条件、受区瘢痕的条件综合考虑后移植修复。

5. 文眉、激光洗眉等术后的瘢痕性眉毛缺损·对于文绣的眉形不满意者,建议先进行激光洗眉,再进行植眉术。对于文绣的眉形满意者,可以直接行植眉术。记住,移植眉毛以后,不可以再进行激光洗眉。

6. 切眉、提眉术后 1 年以上的瘢痕性眉毛缺损·此时瘢痕区域皮肤相对软化了,没有切口泛红、增生等情况,可以行植眉术。如果眉眼距离略高,主张在眉下缘移植眉毛改善。如果切口在眉上缘,虽然移植大量的毛发可以遮盖瘢痕,但是可能造成眉毛过粗的外观。最佳的方法是模拟正常眉毛的外观,在眉上缘的线性瘢痕区域移植单根细软的毛发,既可以遮盖瘢痕,又不会使眉毛增粗。

7. 皮瓣、植皮术后瘢痕性眉毛缺损·如果瘢痕区域的弹性和血供良好,移植的密度可以相对增高,男性单侧可以移植 $200\sim250$ 根,女性单侧可以移植 $150\sim225$ 根。如果瘢痕区域贴骨、弹性差、血供差,可以相对减少移植的根数,甚至可以单根或单、双根混合移植。在毛发分离时，可以保留一部分毛囊周围结缔组织，甚至保留毛乳头下脂肪组织，以达到充填效果。第一次移植术后虽可能出现移植密度不高现象，但是术后3个月移植区域的瘢痕弹性和质地会有所改善。在术后10～12个月可以进行二期加密植眉，已达到理想外观。

8. 硬皮病伴瘢痕性眉毛缺失·多半发生在单侧，伴有软组织凹陷，可以一期进行脂肪充填，二期再行植眉术。

(四) 瘢痕性睫毛缺损

1. 眼睑肿块切除术后部分眼睑及睫毛缺损·多数伴有眼睑闭合不全，可以将眉毛切除后行复合组织游离移植修复眼睑及睫毛缺损。如果仅有睫毛少量缺损，可以直接行睫毛移植术。

2. 血管瘤同位素治疗后所致的睫毛缺损·可以行睫毛移植术。

3. 外伤、烧伤等致的睫毛缺损·均可以行睫毛移植术。手术要点是移植的毛发需与现有的睫毛色泽、方向、密度相匹配，移植睫毛的方向以微微翘起为宜，避免出现倒睫等并发症。

(五) 瘢痕性鬓角缺损

外伤、烧伤所致的瘢痕性鬓角缺损·移植的方向需与原鬓角毛发生发方向一致，一般与皮肤成角10°左右，方向向下或向后下方。移植的毛发密度需遵循鬓角区域毛发的分布规律：鬓角发际线边缘的毛发以单根为主，中央区域以双根为主，尽可能地遮盖瘢痕区域。

(六) 瘢痕性色素脱失

通过大量的临床案例回访，笔者发现，毛发移植对瘢痕性色素脱失有很好的修复效果。

1. 小面积伴有毛发缺失部位的瘢痕性色素脱失·可以通过毛发移植术来修复。

2. 大面积伴有毛发缺失部位的瘢痕性色素脱失·可以通过扩张器延迟术结合毛发移植术修复。

3. 非毛发缺失部位的瘢痕性色素脱失·对于小面积的，可以通过点状表皮提取结合带有毛囊的复合组织游离移植修复；对于大面积的，推荐使用一种或多种治疗手段综合治疗如ReCell技术、植皮、毛发移植等，但是皮色均匀度的改善是一个难点，术后对移植的毛发通过激光脱毛来进一步改善外观。

(七) 其他瘢痕性毛发缺损

1. 特殊部位·特殊部位的毛发移植需要根据具体情况而采取合适的治疗方案。例如，男性面颊部痤疮留下的瘢痕，可以通过移植胡须来修复。

2. 腿部的溃疡·可以采用毛发移植结合植皮的方法，修复的效果优于单纯植皮。

3. 腿部植皮或皮瓣移植修复留下的瘢痕·可以通过移植腿毛来遮盖瘢痕。

四、具体操作

(一) 植发常用工具

毛囊单位提取机(图2-9-3)、转针(图2-9-4)、毛囊分离镊和毛囊种植镊(2-9-5)等。

(二) 操作方法

1. 毛发提取术·毛发移植一般需要以优势供区——枕后区作为供区。将所需的供区毛发修剪至

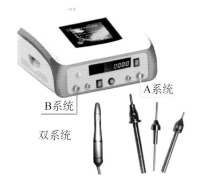
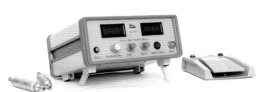
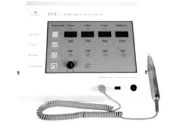

图2-9-3 各种毛囊单位提取机

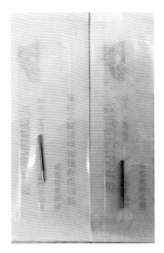

图 2-9-4　转针

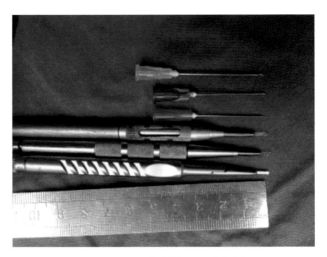

图 2-9-5　毛囊分离镊和毛囊种植镊

1 mm 左右长度。求美者多采用俯卧位趴在植发床上，以求美者舒适为宜。然后消毒、铺巾、注射麻醉药。采用含 1∶100 000 肾上腺素和 1% 利多卡因的混合液进行局部麻醉，也可与罗哌卡或布比卡因混合使用，以延长麻醉时间。术前可以结合滑车上神经和眶上神经阻滞麻醉，一方面可减少麻醉药的注射剂量和注射次数，另一方面可减轻求美者因为注射麻醉药所造成的痛苦。

手术时提取所需的毛囊单位移植体，FUE 提取管的内径为 0.8～1 mm，提取毛囊单位移植体后，立刻将其置于事先准备好的 0～4 ℃ 的乳酸林格液中浸泡备用。

2. 毛发分离术·将提取的毛囊移植体分离为含有单根毛发、双根毛发、三根毛发的毛囊移植体。整个过程均需要注意低温、保湿。

3. 毛发移植术·通常采用不同直径的注射器针头打孔，或者采用直径 0.8～1.5 mm 的宝石刀打孔，或者用种植笔种植。三根毛发的毛囊单位，可以采用 20G 针头即插即种或用直径 1.5 mm 的宝石刀打孔种植；双根毛发的毛囊单位，采用 20～22G 针头即插即种或用直径 1.2 mm 的宝石刀打孔种植；单根毛发的毛囊单位，可以采用 22～23G 针头打孔种植或用直径 0.8～1 mm 的宝石刀打孔种植。种植时用镊子夹持毛干，全程种植均需用 0～4 ℃ 的生理盐水或乳酸林格液保湿。移植密度一般为 25～50 U/cm²。

移植的方向一般需要与原本的毛发方向一致。移植的角度一般与头皮呈 15°～30°，具体的移植角度根据不同的移植部位和不同求美者的意愿而调整，以外观自然且遮盖瘢痕为佳。

五、术后注意事项

（1）手术采用局部麻醉方法，不影响记忆力，术后恢复较快。麻醉药在术后 6 小时左右完全代谢，一般术后偶有轻微的疼痛，不需要特别处理。对于移植数量较大的患者，为了避免术后疼痛，可以在术后即刻注射止痛药如帕瑞昔布（特耐）。手术当晚若有轻微的疼痛，也可以给予口服止痛药。

（2）术后最好仰卧休息，局部冰敷手术部位 1～2 天，每天冰敷 3 次，每次 30～40 分钟。术后不可驾驶车辆；术后 5 天内不要提拎重物；术后 1 周内不能进行剧烈的身体碰撞运动。

（3）术后第 1 天清洗换药。术后 1～3 天可以用喷雾水清洗移植区，喷后用纱布吸干，不能左右揉搓，不能用力触碰移植区域，每日 2～3 次，基本不影响日常的工作和生活。术后第 3 天可用清水洗头、洗脸，但是仍然不能特别用力。术后 7 天后，取发区域和移植后的微创口都已经完全愈合，可以用正常力度清洗，不必担心移植的毛发会被洗掉。

（4）眉毛、睫毛、胡须移植术后需要定期修剪，一般1～2周修剪1次。种植后的眉毛生长速度会渐渐减慢,修剪的频率也会降低。由于毛发生长的速度存在个体差异,眉毛移植后每个人修剪眉毛的频率略有不同。

(5)术后可以使用弹性发带压眉毛使眉毛往生长方向生长,每晚睡觉时压6～8小时(很多患者不压眉毛,效果也很好)。

(6)术后21～75天部分毛囊进入脱落期,移植的毛发逐渐脱落,毛发相对稀疏属于正常情况。一般在术后3～6个月新毛发逐渐长出,术后6～9个月外观自然。建议间隔9个月以上施行二期加密手术,具体间隔时间需要根据具体情况调整。

典型案例

病例一 · 患者男性,27岁,儿时右侧颞区烫伤,植发245个毛囊单位。术后3个月复诊,成活率大于90%,效果满意(图2-9-6)。

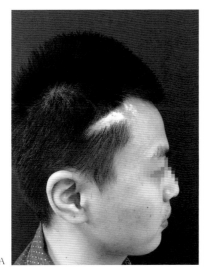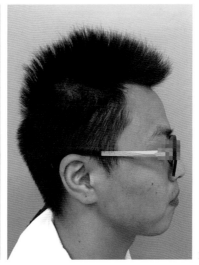

图2-9-6 **瘢痕性秃发**。A.毛发移植前;B.毛发移植后

病例二 · 患者男性,30岁,唇腭裂二期修复术后3年,行胡须移植术,移植胡须230株。术后半年复诊,成活率大于90%(图2-9-7)。

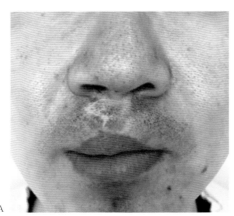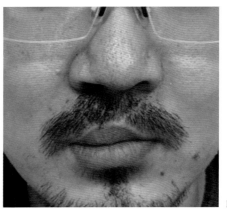

图2-9-7 **瘢痕性胡须缺损**。A.移植前;B.胡须移植后

病例三·患者男性，39 岁，面部烧伤致眉毛缺损 10 余年。共植眉 410 株，左侧移植 210 株，右侧移植 200 株。术后半年随访，效果满意(图 2 - 9 - 8)。

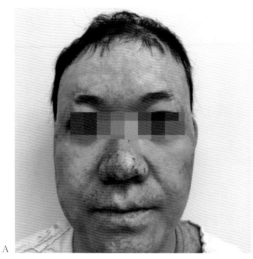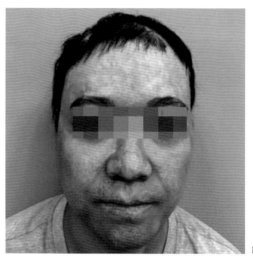

图 2 - 9 - 8　瘢痕性眉毛缺损。A.移植前；B.眉毛移植后

病例四·患者男性，23 岁，儿时烧伤致左侧睫毛中部缺损伴部分眼睑睑缘缺损，双眉瘢痕性缺损，右上眼睑植皮术后状态。将带有左侧眉毛的复合组织游离移植于左侧睫毛缺损区域，修复左侧眼睑闭合不全和睫毛缺损。术后 6 个月睫毛成活良好，同期行双眉移植术，左侧移植 230 株，右侧移植 200 株，术后成活率大于 90%，外观改善(图 2 - 9 - 9)。

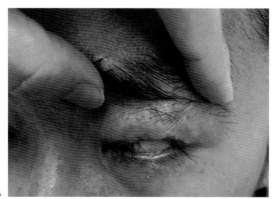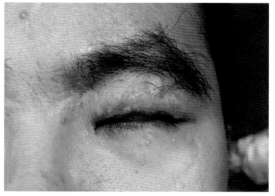

图 2 - 9 - 9　瘢痕性睫毛缺损。A.移植前；B.睫毛移植后

病例五·患者男性，17 岁，外伤后留下一条线性瘢痕至额部，影响外观。植发 1 000 个毛囊单位，在瘢痕区域进行毛发移植，既修复了瘢痕性秃发，又通过毛囊移植修复了额部瘢痕。术后 6 个月复诊，成活率大于 90%，效果满意(图 2 - 9 - 10)。

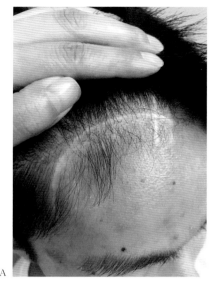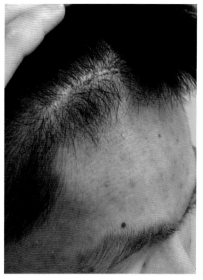

图 2 - 9 - 10　**毛发移植修复瘢痕性秃发及额部瘢痕。A.移植前;B.移植后**

Q&A

Q：瘢痕性秃发移植的成活率是多少？需要移植几次可以看不出瘢痕？

A：对于浅表性瘢痕,如果移植密度在合理范围内,成活率可以达到 90% 左右。如果是贴骨的、血供差的瘢痕,移植成活率略低。一般,一次性移植可以达到自然遮盖的效果,两次移植可以接近正常毛发的密度。但是瘢痕的成活率受瘢痕本身条件的影响,存在一定的个体差异。

Q：瘢痕性秃发的儿童,几岁进行毛发移植术比较合适？

A：具体手术的年龄由瘢痕面积、手术需要的时间、儿童的配合度、毛囊发育的情况而定。

如果是小面积的瘢痕,对于 3～5 岁的儿童,可在全麻下行毛发移植术,当然也需要具体问题具体分析。对于大于 6 岁的儿童,如果可以配合,则采用局部麻醉,如果不能配合,建议仍然采用全麻手术。一般 10 岁以上的儿童是可以配合局部麻醉手术的。

如果是大面积的瘢痕,由于手术时间较长,建议采取全麻手术。

如果是发质发育很好的儿童,可以在 3 岁后行瘢痕区植发,但是有些儿童的毛囊发育较慢,供区毛囊很细软,建议 5 岁后再行植发手术。

Q：瘢痕区植发,术后多久恢复？术后多久可以运动？术后多久可以长出头发？

A：植发术后第 1 天就可以在医院彻底清洗、换药。术后 1～7 天,需要按照医嘱清洗头发。术后第 7 天可以彻底清除血痂,以达到很自然的外观。术后 10 天起可以正常运动。术后 14 天至 3 个月左右移植的毛发会逐渐脱落,脱落的比率有个体差异;术后 3～6 个月开始逐渐长出新的毛发;术后 9～11 个月移植的毛发基本完全长出。

Q：瘢痕区毛囊移植术后可以正常洗发、染发和烫发吗？

A：移植毛发与正常毛发的特性是一致的,可以正常地洗发、染发和烫发。不过在术后 1 年之内,不建议频繁地染发、烫发，毕竟这些行为会对头发有不同程度的损伤。

5 Q：对于移植失败的案例，可以进行修复吗？

A：对于以往做过植发手术，但是术后效果不自然的求美者，可以进行针对性的修复手术，包括毛发方向的调整、粗细的调整、外观设计的重新调整等。

（吴 巍）

第十节 · 术后伤口的护理

一、 清洁、抗感染

瘢痕整形手术的围手术期抗感染治疗主要分为术前、术中、术后 3 个部分。

■（一）术前

要求所有患者于手术前一天彻底清洁手术区域皮肤，清洗沐浴，以减少手术中可能带入的脏物和细菌。由于患者的术后切口在拆线以前都需避水而难以清洁，所以术前的准备显得格外重要。不少瘢痕，尤其是瘢痕疙瘩会卷入周围的皮肤、毛囊并分泌油脂，堆积脏物，平日无法彻底清洁，有些还会反复感染，所以在很多情况下，瘢痕手术区域不属于清洁切口，而属于可能污染或污染切口（即Ⅱ类或Ⅲ类切口），因此术前半小时一般给予口服抗生素进行预防性抗感染治疗。术前消毒范围需足够、充分，严格注意无菌操作。

■（二）术中

如果怀疑手术创面存在污染的情况，往往在关闭创面之前使用聚维酮碘（碘伏）或抗生素（如氯霉素、庆大霉素、甲硝唑等）进行冲洗，抗感染。

■（三）术后

对于Ⅱ类或Ⅲ类切口，常规口服抗生素 3 天进行预防性抗感染治疗。若遇术后切口出现红肿、胀痛、皮温升高、皮下较大范围血肿等情况，则需延长口服抗生素时间或改静脉应用抗生素，加强疗效。对于切口表面，一般每天或隔天使用碘伏消毒换药。对于需要配合放射治疗的切口，应尽可能减少各种消毒液的使用频次，以免对表皮细胞的再生造成影响。对于一些油脂分泌旺盛部位的切口（如面部、胸部等），可用乙醇消毒处理周围皮肤，使其脱脂能力更强。此外，在术后护理中，有一个重要的细节常常被忽视，即拆线后切口及周围皮肤的清洁。很多患者在拆线后都会犯同一个错误，就是不敢清洗切口，少数患者术后 1 个月都没有用水清洁过切口（图 2 - 10 - 1），更有甚者，术后半年都没有碰过水，这些切口瘢痕及周围皮肤的表面堆积着厚厚一层痂皮和污垢（图 2 - 10 - 2），在这种恶劣环境下修复的瘢痕，所含的细菌数量大大超出正常皮肤，炎症反应明显，这些都是引起瘢痕增生的重要影响因素。有部分患者可能在拆线后清洗了，但不敢用力，以至于切口瘢痕附近仍然很脏。这些护理的细节，很多专科医师都未把它作为重点向患者交代，患者就更无从所知了。

二、 伤口观察和紧急状况的处理

术后 48 小时内的伤口观察十分重要，伤口活动

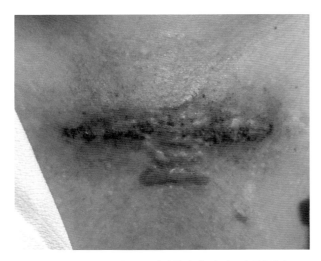

图 2 - 10 - 1　术后长期不清洁的皮肤(术后 1 个月复诊)

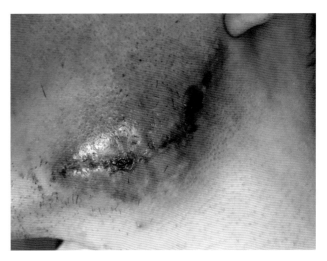

图 2 - 10 - 2　切口痂皮过厚

性出血、渗血、血肿,皮瓣缺血、坏死,切口感染等情况都会出现,及时有效的处理往往能将伤害降到最低,对瘢痕的恢复无疑有很大的帮助。

■ (一) 活动性出血

创面内小血管因术中遗漏处理、凝痂脱落、结扎缝线滑脱等原因造成术后伤口持续渗血。遇到这种情况只有两种选择。其一,保守处理。方法有制动、伤口持续加压包扎、口服或静脉应用止血药物,及时封闭止住较小血管的出血。但如果效果不佳,容易延误最佳处理时机。其二,积极处理。方法是尽早开放伤口,直视下寻找出血点,将其结扎止血。这是最有效、最直接的处理方式,但需要与患者或家属充分沟通并获得配合、理解。

■ (二) 血肿

主要表现为皮下瘀斑,通常情况下可以不处理,术后 2～4 周会逐渐吸收。如果出现比较严重的血肿,很可能伴有活动性出血,甚至切口周围皮肤出现张力性水疱(图 2 - 10 - 3),最好能在 48 小时内积极打开创面,清除积血。一方面给手术切口减张,另一方面也能降低切口继发感染的概率。同样,这也需要主刀医师的准确判断和医患双方的沟通、理解。

■ (三) 皮瓣缺血、坏死

普通瘢痕整形手术中较大皮瓣会出现血供障碍的情况,经常发生在 Z 成形术、邻近皮瓣转移、瘢痕

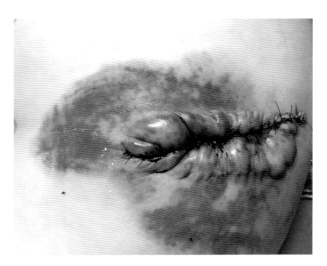

图 2 - 10 - 3　切口血肿

修薄(核切)等手术后,24～48 小时即开始出现皮瓣尖端或整个皮瓣颜色变红、变紫,之后逐渐变黑的过程,往往都是由于皮瓣设计过于细长、菲薄或皮瓣缝合时张力过大等,这些因素都会造成皮瓣因供血不足而缺血(图 2 - 10 - 4)、坏死(图 2 - 10 - 5)。若是由于皮瓣血运受阻,可尝试拆除靠近皮瓣根部的缝线;若是张力因素引起的皮瓣血运障碍,可尽早拆除皮瓣尖端张力最大的缝线。有条件的话,配合高压氧治疗,也能减轻皮瓣血运问题所导致的不良后果。部分组织坏死后会形成较厚的痂皮,需要很长一段时间才能恢复,待痂皮脱落后,局部皮肤组织会表现为凹陷或增生,这对瘢痕的远期恢复或多或少都有一些不良影响。

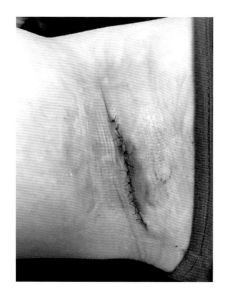

图 2-10-4 皮瓣缺血

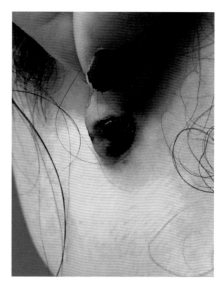

图 2-10-5 皮瓣坏死

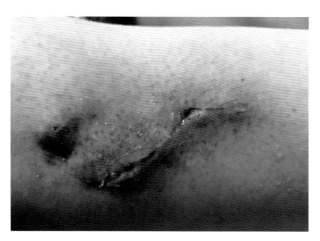

图 2-10-6 切口感染

▪（四）切口感染

早期表现为切口周围红肿、疼痛、皮温升高等急性炎症反应，之后可能会有切口渗液或化脓等情况（图 2-10-6）。对于早期感染，一般通过加强切口换药及抗生素的升级来尽可能地控制感染。待切口化脓后，需于切口最低处拆除几针缝线，撑开皮肤全层，充分引流脓液，并反复冲洗清洁伤口及放置纱条引流渗液。

三、拆线时间

从传统外科学来说，切口的部位不同拆线时间

不同。一般面颈部切口 4～5 天拆线；下腹部、会阴部切口 6～7 天拆线；胸部、上腹部、背部、臀部切口 7～9 天拆线；四肢切口 10～12 天拆线。从瘢痕整形手术的角度来说，越早拆线，缝线反应越小，针脚瘢痕也越不明显。瘢痕整形手术的切口通过分层减张精细缝合，外部缝线主要起表皮精细对合的作用，几乎不承受张力，所以，即使提前拆除，也不会出现切口裂开等情况。我们的习惯是：面颈部切口 4～6 天拆线，躯干、四肢切口 5～7 天拆线，一般尽量不超出 1 周拆线，以免出现较明显的针脚瘢痕。若手术切口附近仍有瘢痕组织，可考虑延期 1～2 天拆线。对于使用金属材质记忆缝线皮内连续缝合的切口，也可适当延长拆线时间。对于有些张力较大的手术切口，拆线后可立即使用减张器。

四、痂皮的处理

痂皮是伤口内渗血、渗液逐渐干燥后堆积在伤口上的覆盖物。对于痂皮的处理，一直有争议。不少外科医师认为，痂皮对伤口的愈合起到一定的保护作用，所以不建议人为去除，主张等伤口完全愈合后痂皮自然脱落。但从瘢痕整形手术高要求的角度

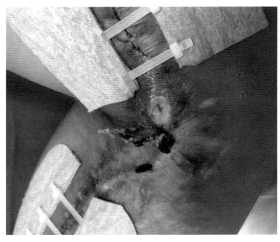

图 2-10-7　痂下积脓

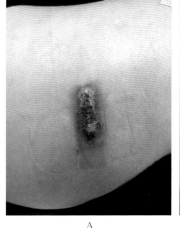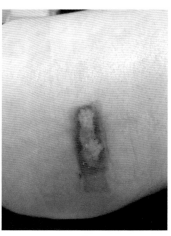

A　　　　　　　　　　B

图 2-10-8　痂皮处理。A.处理前;B.处理后

来说,这是不合理的。痂皮长时间堆积于伤口,会阻碍伤口两侧各层组织的生长连接,即使痂皮自然脱落,仍会出现伤口局部凹陷的可能;此外,痂下积液、积脓(图 2-10-7)等不能被完全排除,这对伤口的完整愈合更有害。因此,我们建议首先应尽可能地减少痂皮的形成,可以通过术后对伤口的加压包扎、定期清洁、创造湿性愈合环境来实现。其次,术后每天可用生理盐水仔细清洁伤口表面的渗出,以减少痂皮的形成。另外,对于一些不是很厚、很牢固的痂皮,尽量在换药时去除,保持伤口的清洁。如此操作坚持至伤口拆线之后,势必会给伤口瘢痕的恢复带来好处(图 2-10-8)。

五、术后减张

■ (一)护理细节

生活中尽量避免或减小对伤口瘢痕产生张力的各种因素,即减张。通常术后 1 个月内切口抵抗张力的能力最弱,需要十分留意。比如:面部瘢痕术后,减少面部表情肌活动;下颌瘢痕术后,患侧少嚼硬食;颈胸部瘢痕术后,减少后仰、扩胸等活动;各近关节部位瘢痕术后,减少患侧关节过多活动等。

■ (二)减张材料

术后使用减张材料已作为瘢痕整形手术后最主要的常规护理项目,一般需要坚持使用半年。根据

不同的部位可选择不同的减张材料,包括减张器和减张胶布。

1. 减张器 · 皮肤伤口减张器(skin wound tension reduction device),简称"减张器",是一种粘贴于皮肤表面、固定后收紧伤口的材料装置。以下借用一种无针缝合器(或皮肤表面缝合器)来进行解说。该减张器应用棘轮工作的原理,采用新型皮肤表面缝合的方式关闭皮肤伤口。最初设计用于皮肤伤口的快速无针闭合,省略了伤口的缝合过程,不但提高了医疗效率,也能防止术后伤口发生"蜈蚣脚"。减张器由固定在伤口两侧皮肤的高强度、微孔透气、低过敏医用胶粘带和连接两侧胶粘带的自锁器组成。自锁器由两侧基带、锁扣、棘条、棘齿等部件组成,通过调节缝合棘条的长短,提供闭合伤口所需的适宜的缝合张力,从而促进伤口自然愈合(图 2-10-9)。胶粘带为一次性皮肤外部贴条,使用时将胶粘带下方的贴纸撕去,对称平行地粘贴于切口或瘢痕两侧的皮肤,然后将所有的贴条逐个收紧至合适的位置。目的是使切口或瘢痕两侧的皮肤受到均匀充分的向内侧的牵张力,从而有效地减小切口或瘢痕内部的张力。也可配合硅胶贴使用(图 2-10-10),起到软化瘢痕和预防瘢痕变宽的作用。2008 年起,上海交通大学医学院附属第九人民医院整复外科刘伟、武晓莉主任将此减张器应用于瘢痕整形术后患者的减张护理,副作用少,疗效明确,并有相关的同体临床

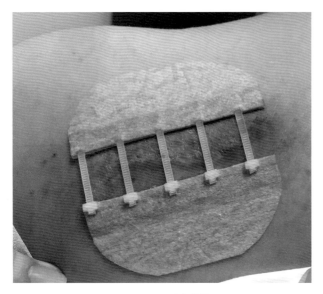

图 2 - 10 - 9 减张器护理

对照试验证实其使用价值,现已被众多专科医师普遍使用。

2. 减张胶布·目前,瘢痕整形术后使用减张胶

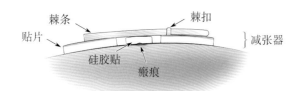

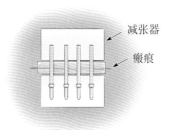

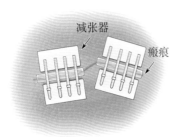

图 2 - 10 - 10 减张器配合硅胶贴护理

布护理已逐渐被接受,该方法通过对切口瘢痕形成两侧向内的均匀拉合力而减小该处的皮肤张力,来达到间接控制瘢痕增生的张力因素和防止瘢痕变宽的目的,从而提高瘢痕整形手术的预后(图 2 - 10 - 11)。以某一品牌的免缝胶布为例,最早被设计用于伤口的快速免缝关闭,如今已被广泛用于整形术后切口的减张护理。瘢痕整形术后一般建议使用 6 个月,日常操作中需注意以下一些使用细节,以免出现不利于瘢痕恢复的情况。

(1)尽量垂直瘢痕方向粘贴,可以发挥最大的减张作用,若瘢痕形态不规则,则尽可能与瘢痕形成一定的角度粘贴(图 2 - 10 - 12)。

(2)减少邻近胶布之间的重叠。

(3)一般建议 1~2 天更换 1 次,每天使用 23 小时以上,如果中途沾水或大量出汗影响了黏性,需及时更换新胶布。

(4)更换胶布时,需从两端分别向中间慢慢揭起。

(5)粘贴胶布时,可先将一端贴于瘢痕周边一侧皮肤,轻拉胶布后将另一端粘贴于对侧皮肤,或将对侧皮肤向瘢痕处轻推后平贴(图 2 - 10 - 13)。

(6)粘贴减张胶布时不宜牵拉过度、过紧,以免造成张力性水疱或引起瘢痕中央凹陷等情况。

(7)若出现胶布过敏反应,对于轻者,可采用间隔粘贴的方式,将每天更换的新胶布贴于中间空隙

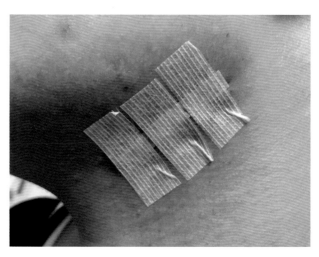

图 2 - 10 - 11 减张胶布

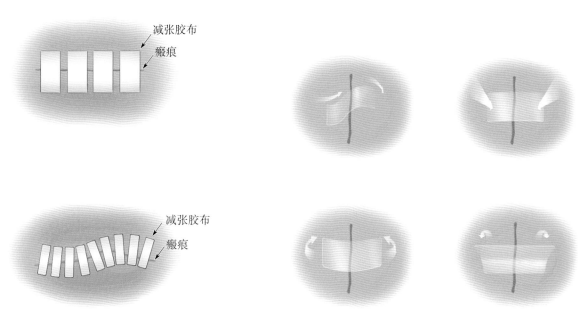

图 2 - 10 - 12 减张胶布尽量与瘢痕方向垂直粘贴

图 2 - 10 - 13 减张胶布使用方式

处,使皮肤有一定的休息和适应时间;对于重者,只能放弃使用该项护理。

(8)通常建议拆线 3 天后使用。若伤口结痂较少,可开始使用减张胶布;若伤口结痂较厚,甚至不能排除伤口是否存在积液、感染、未愈等情况,则需待伤口清洁、痊愈后再使用。

3.肉毒素·肉毒素全称为肉毒杆菌内毒素,它是由致命的肉毒杆菌分泌而出的细菌内毒素,是肉毒杆菌在繁殖过程中分泌的毒性蛋白质,具有很强的神经毒性。肉毒素作用于胆碱能运动神经末梢,以某种方式拮抗钙离子的作用,干扰乙酰胆碱从运动神经末梢释放,使肌纤维不能收缩,而使肌肉松弛。

在瘢痕整形手术中,对于一些肌肉较肥大或活动频繁的部位(如额部、下颌等),可以通过围手术期注射肉毒素来减少局部肌肉运动所造成的皮肤张力,改善瘢痕手术的预后。当然,这不是必需的常规

护理措施,还涉及治疗成本问题,需根据实际情况做出合理的选择。

六、注意事项

(1)耳部瘢痕疙瘩修复术后保留的皮瓣出现缺血、坏死的概率相对较高。一般不必过于紧张,术后积极防止感染,此处形成的痂皮牢固、较厚,通常在 2~4 周内脱落。尽管会使伤口愈合延期,但对瘢痕手术治疗的预后影响不大。

(2)瘢痕术后 3 个月内最容易出现线结反应,如有线头外露,叮嘱患者尽量去医院去除线结,若遇连续缝合或难以去除的线头,可先剪除外露部分,后仔细观察。

(陈立彬 武晓莉)

——本章图片绘制 胡广庆

参考文献

[1]陈立彬,陈亚红,高振,等.皮肤伤口减张器抑制切口瘢痕作用的临床观察[J].组织工程与重建外科杂志,2015,11(05):316-319.

[2]刘明生,任长印.磨削并中厚植皮术治疗面部深度烧伤 10 例[J].中华烧伤杂志,2002(05):39.

[3]曾昂,刘志飞,朱琳,等.机械磨削结合皮肤活性细胞移植技术治疗面部痤疮后瘢痕[J].中华整形外科杂志,2014,30(06):417-420.

[4] Barrera A, Phillips LG, Barrera FF. Hair grafts in lower leg reconstruction [J]. Plast Reconstr Surg, 2007,120(2): 22e – 25e.

[5] Cervelli V, De Angelis B, Spallone D, et al. Use of a novel autologous cell-harvesting device to promote epithelialization and enhance appropriate pigmentation in scar reconstruction [J]. Clin Exp Dermatol, 2010,35(7): 776 – 780.

[6] Chan VWK, Chan PK, Chiu KY, et al. Does barbed suture lower cost and improve outcome in total knee arthroplasty? a randomized controlled trial [J]. J Arthroplasty, 2017,32(5): 1474 – 1477.

[7] Giampaolino P, De Rosa N, Tommaselli GA, et al. Comparison of bidirectional barbed suture Stratafix and conventional suture with intracorporeal knots in laparoscopic myomectomy by office transvaginal hydrolaparoscopic follow-up: a preliminary report [J]. Eur J Obstet Gynecol Reprod Biol, 2015,195: 146 – 150.

[8] Goodman GJ. An automated autologous cell transplantation method for the treatment of hypopigmented scarring [J]. Dermatol Surg, 2008,34(4): 578 – 581.

[9] Gravante G, Di Fede MC, Araco A, et al. A randomized trial comparing ReCell system of epidermal cells delivery versus classic skin grafts for the treatment of deep partial thickness burns [J]. Burns, 2007,33(8): 966 – 972.

[10] Magnusson M, Papini RP, Rea SM, et al. Cultured autologous keratinocytes in suspension accelerate epithelial maturation in an in vivo wound model as measured by surface electrical capacitance [J]. Plast Reconstr Surg, 2007,119(2): 495 – 499.

[11] Martinez ML, Escario Travesedo E, Jimenez Acosta F. Healing of recalcitrant chronic venous leg ulcers by punch grafts harvested from the scalp [J]. Dermatol Surg, 2015,41(9): 1085 – 1087.

[12] Sarangal R, Yadav S, Dogra S. Hair transplant for acne scars: an innovative approach [J]. J Cosmet Dermatol, 2012,11(2): 158 – 161.

[13] Sood R, Roggy DE, Zieger MJ, et al. A comparative study of spray keratinocytes and autologous meshed split-thickness skin graft in the treatment of acute burn injuries [J]. Wounds, 2015,27(2): 31 – 40.

[14] Wood FM, Giles N, Stevenson A, et al. Characterisation of the cell suspension harvested from the dermal epidermal junction using a ReCell(R) kit [J]. Burns, 2012,38(1): 44 – 51.

[15] Wood FM, Stoner ML, Fowler BV, et al. The use of a non-cultured autologous cell suspension and Integra dermal regeneration template to repair full-thickness skin wounds in a porcine model: a one-step process [J]. Burns, 2007,33(6): 693 – 700.

第三章
瘢痕的光电治疗

第一节 · 常用瘢痕光电治疗技术简介

随着医疗技术的发展，各种瘢痕的非手术预防及治疗技术不断出现，药物治疗、放射治疗、冷冻治疗、压力治疗、物理康复治疗、光电治疗和基因治疗等技术获得广泛应用。

光电治疗技术正是其中一种治疗效果显著、发展迅速的治疗方法。激光，英文名为 Laser，是受激辐射的光放大（light amplification by stimulated emission of radiation）的英文名称的首字母缩写，具有高单色性及高定向性的特点，被广泛应用于工业、军事、医学和通信等多个领域。在医疗领域，也有几十年的历史，用于诊断、手术、美容等多个方面。1978 年，Ginsbach 首次应用氩离子激光对瘢痕进行了有效治疗，之后激光治疗开始被用于瘢痕的治疗。随着科学技术的迅猛发展，瘢痕的激光治疗方法日新月异。目前用于瘢痕治疗的激光主要有：脉冲染料激光、掺钕：钇铝石榴石激光、氦氖激光、铒激光、强脉冲光及 CO_2 激光等。与传统瘢痕治疗方法相比，激光治疗方法具有不损伤瘢痕以外的正常皮肤组织、不需要供区、治疗方便快捷和疗效显著的优点。不同光电治疗的作用机制及治疗靶点不尽相同，所以应根据瘢痕的种类及转归时期的不同进行选择和综合治疗。

一、光电治疗瘢痕的原理

应用光电治疗技术治疗瘢痕的主要依据是选择性光热解原理（selective photothermolysis）和局灶性光热解原理（fractional photothermolysis，FP）两大理论。

（一）选择性光热解原理

1983 年首次被提出，其主要内容为：依据人体不同组织对不同波长光的吸收峰值存在差异的生物学特性，选择不同波长的激光，特异性地被靶组织吸收，而不损伤非靶组织。这一理论的提出丰富了激光治疗理论，扩大了激光治疗技术的应用，并且为激光治疗设备的设计提供了理论依据，加速了激光治疗技术的发展。

（二）局灶性光热解原理

由 Manstein 在 2004 年提出，是点阵激光的基本治疗原理，是将激光光束排列成规律分布的矩阵，使每一个光束照射在皮肤上产生微热治疗区（microthermal treatment zone，MTZ），治疗区间保留了足够面积的正常皮肤,从而使治疗后区域更快修复,极大地减少了不良反应的发生。可以通过调节激光的能量、光斑密度等参数调节微热治疗区的深度及密度,对瘢痕组织起到热损伤的作用,导致成纤维细胞凋亡,与此同时,激活组织的再生修复程序,改善了瘢痕质地。

二、治疗瘢痕常用的激光

根据选择性光热解和局灶性光热解两大原理,在临床工作中用于治疗瘢痕的光电技术越来越多,现总结临床上应用最为广泛的几种光电治疗技术。

■ (一) 脉冲染料激光

脉冲染料激光(pulsed dye laser,PDL)的波长为 585 nm 或 595 nm,由 Alster 等最早于 1994 年报道。脉冲染料激光治疗主要是利用选择性光热解原理,由于其靶组织是瘢痕内的血红蛋白,所以可选择性地损伤瘢痕中的微血管。在瘢痕充血增生期,促进过度增殖的微血管萎缩,使组织缺氧,促进胶原重建,以达到抑制瘢痕生长、缩短增生期,使增生性瘢痕萎缩的治疗效果。主要用于充血性增生性瘢痕的早期预防及瘢痕疙瘩的治疗。

Dierickx 等于 1995 年报道,应用脉冲染料激光对瘢痕疙瘩进行平均 1.8 次治疗后,瘢痕的改善率为 77%。47% 的患者在 1～3 次治疗后得到了 100% 的改善。Alster 等通过同体对照研究发现,脉冲染料激光治疗组在瘢痕充血程度、高度及表面质地等方面都明显改善,并显示其治疗机制与肥大细胞量增加、胶原重建及微血管损伤有关。另外一些学者的研究发现,脉冲染料激光治疗增生性瘢痕与转化生长因子 β 的表达抑制及成纤维细胞的凋亡有关。Keyvan 等比较了 585 nm 波长和 595 nm 波长的脉冲染料激光对手术后增生性瘢痕的治疗效果,研究发现两种波长的激光治疗后瘢痕均有明显改善,但两者无显著性差异。他还对增生性瘢痕的治疗时机进行了相关研究,结论是脉冲染料激光在瘢痕早期,甚至是术后拆线当天治疗,其在改善瘢痕外

观和质地方面是安全和有效的。

所以,脉冲染料激光治疗是大家公认的针对增生性瘢痕的一种安全有效的治疗方法,不仅能用于增生性瘢痕的治疗,还能预防增生性瘢痕的形成。

■ (二) 强脉冲光

强脉冲光(intense pulsed light,IPL)属于非相干光,本质上不属于激光,而属于普通光,但由于其治疗原理及应用范围与激光相似,故一般将其归于激光治疗范畴。强脉冲光是一组 500～1 200 nm 连续波长的光。其波长区间涵盖血红蛋白、黑色素等多个靶组织的吸收峰值,且强脉冲光治疗仪常包含多个不同波长的滤光片,可以滤除部分波长的光,针对性地治疗不同的靶组织。

利用选择性光热解原理,由于血红蛋白作为靶组织选择性地吸收光,因光热作用而产生变性,使毛细血管部分闭塞退化,从而起到抑制瘢痕、缩短增生期的治疗作用。同时,因其靶组织还包括黑色素,所以常被用于面部美容及色素问题的治疗,而且对增生性瘢痕色素沉着也有良好的治疗效果。同时,与其他剥脱性激光联合治疗,还可以预防色素沉着、红斑等并发症的发生。

在治疗增生性瘢痕时,不但可以早期改善瘢痕充血、预防瘢痕形成、改善瘢痕色素沉着,而且还对增生性瘢痕质地的改善具有良好的治疗效果。

■ (三) 掺钕:钇铝石榴石激光

掺钕:钇铝石榴石激光(neodymium-doped:yttrium aluminium garnet laser,Nd:YAG)的波长为 1 064 nm,经倍频后可获得 532 nm 波长的激光,主要吸收的靶组织同样是血红蛋白和黑色素。其用于增生性瘢痕的治疗,除了选择性作用于血红蛋白和黑色素外,还可以抑制胶原合成,降低血管内皮生长因子的表达,从而改善瘢痕质地。

Kumar 及 Abergel 等应用 Nd:YAG 激光治疗瘢痕疙瘩,均取得良好的治疗效果,瘢痕高度、质地及颜色均较治疗前明显改善。谭军等应用可调脉宽倍频 Nd:YAG 激光治疗充血期增生性瘢痕 90 例,取得了良好的治疗效果。Bowes 等通过对比研究证

实,相较于 PDL，Nd：YAG 激光同样可以起到瘢痕治疗作用，而且对伴有色素沉着的严重增生性瘢痕的治疗更为适用。所以，Nd：YAG 激光能够改善增生性瘢痕及瘢痕疙瘩的充血及色素沉着问题，达到改善瘢痕外观及质地的目的。

■（四）CO_2 点阵激光

近年来，CO_2 点阵激光是增生性瘢痕激光治疗中应用最广、疗效最显著的治疗方法之一。其波长为 10 600 nm，是一种远红外线，主要的吸收基团为水，组织中的水分吸收激光而发生汽化，可精确烧灼、切割病变组织，被广泛应用于皮肤赘生物、色素痣等皮肤病变的切割及剥脱治疗。在点阵技术出现之前，早期主要采用连续发射的磨削模式治疗增生性瘢痕及瘢痕疙瘩，直接汽化增生的瘢痕组织。但是该技术的复发率高，效果不稳定，特别是在亚洲人群中应用，治疗后严重性色素沉着的发生率较高，疗效较差。

目前广泛应用的 CO_2 点阵激光治疗的主要原理为点阵技术及局灶性光热解原理，通过将矩阵式排列的激光束作用于瘢痕或皮肤组织，而使组织中的水分吸收激光能量，汽化产生多个立体柱状微热治疗区。由于在直接汽化瘢痕组织、激活组织自我修复程序、改善胶原结构的同时，保留了微热治疗区之间未受损伤的皮肤组织，故有利于激光治疗后皮肤组织的愈合，大大减少了瘢痕复发、局部感染等并发症的发生率。Cho SB、Levi B 等应用 CO_2 点阵激光对烧伤后增生性瘢痕进行治疗，都取得了明显的治疗效果。不但改善了瘢痕的质地及外观，而且对瘢痕的疼痛及瘙痒也明显改善。

所以，新的点阵激光治疗模式具有安全性高、副作用少、误工期短的优点。另外，通过调节激光的能量，光斑大小、密度，治疗脉冲数等可调节微热治疗区的孔径大小、密度，适用于不同增生程度及质地的瘢痕。

三、瘢痕光电治疗展望

瘢痕广泛存在于各种创伤及手术后皮肤，对其总的治疗原则是早期介入、综合治疗。在激光治疗方面，要根据瘢痕的不同时期、不同表现，选择合适的光电种类及治疗参数。

在治疗时机方面，目前的经验是早期治疗有利于预防瘢痕形成，减少后期外科手术整形的需要，但一定要注意激光种类和参数的选择。对于早期瘢痕，一般适合非剥脱性激光治疗，如 PDL、IPL 等，能促进微血管萎缩，有利于瘢痕尽早进入稳定期。剥脱性激光治疗，如 CO_2 点阵激光治疗等，在临床虽有一些早期治疗的成功经验，有些研究将治疗时机提前到术后拆线当天，甚至有研究在皮肤溃疡尚未完全愈合的情况下进行剥脱性点阵激光治疗，认为对皮肤溃疡有加速愈合的作用。但是，对早期瘢痕进行 CO_2 点阵激光治疗仍具有一定风险，建议谨慎选择。

在激光选择方面，根据上文所述，对于早期瘢痕建议选择非剥脱性激光治疗，对于后期瘢痕适宜选择剥脱性激光治疗。瘢痕充血时，采用 PDL、IPL 和 Nd：YAG 激光等以血红蛋白为治疗靶组织的激光都具有良好的治疗效果。瘢痕伴色素沉着时，采用 IPL、Nd：YAG 激光或 CO_2 点阵激光等治疗均可改善色素沉着问题。针对增生明显、质地较硬的增生性瘢痕，剥脱性点阵激光治疗，特别是 CO_2 点阵激光治疗比其他激光治疗具有更强的重塑作用。

虽然运用激光技术治疗增生性瘢痕的疗效确切，但仍可能发生一些并发症，包括治疗后红斑、色素沉着、瘙痒和治疗期疼痛等。为了减少并发症的发生，首先在治疗前要详细评估患者，适当选择激光种类及治疗参数，第一次治疗可选择较为保守、安全的治疗参数，以观察治疗后的皮肤反应；另外，需加强治疗后皮肤的护理、预防感染等；同时，对患者做好宣教，详细交代皮肤护理、饮食、防晒等注意事项。

瘢痕的预防和治疗是一个系统的工作，需要结合多种激光或多种治疗手段，常结合硅酮药物、激素注射、康复、手术等治疗手段，在适当时机交替或联合应用，起到全面防控瘢痕的目的。

目前的治疗手段较以往明显进步,但仍有一些问题需要进一步深入的研究来解决,如增生性瘢痕激光治疗的确切治疗机制、治疗后瘢痕的分子生物学变化等。另外,目前激光治疗参数的设定常依靠医师的治疗经验判断,缺乏明确的客观指标。此外,目前各种激光治疗仪器的治疗深度均有限,有时达不到增生性瘢痕的治疗要求,需要进一步改善。所以,更进一步的治疗理论及治疗技术仍需要我们继续研究和探索,以提高增生性瘢痕的治疗水平。

(谭　军　谢春晖)

第二节 · 脉冲染料激光及强脉冲光治疗

一、强脉冲光治疗

强脉冲光(IPL)是一种滤过后的窄谱光,一般以闪光灯为光源,经特殊的滤光片过滤后得到,波长范围一般为 500~1 200 nm。当这段光谱作用于皮肤时可以同时令表皮色素减退、扩张的毛细血管收缩、毛孔缩小和皮肤质地改善。同时,有不同的治疗头,可选择其中部分波段,使治疗更有针对性。治疗瘢痕时主要以血红蛋白和黑色素为靶组织,适用于治疗早期充血性增生性瘢痕、瘢痕疙瘩及瘢痕色素沉着。

强脉冲光治疗一般不需要表皮麻醉,只在皮肤表面均匀涂抹冷凝胶。冷凝胶具有增加导光效率、冷却皮肤及减轻不适的作用。根据治疗目的选择滤光片/治疗头,在瘢痕部分区域做数个测试光斑,观察测试光斑的反应,调整治疗参数,使皮肤出现轻微红斑、局部皮温略高。如果出现紫癜反应或水疱,则要降低能量。治疗时将治疗头垂直轻触皮肤,不要过度压迫皮肤,因压迫皮肤会导致局部皮肤变白、充血减退,从而影响治疗效果。治疗中可根据瘢痕充血、色素沉着程度及患者反应调整参数,并根据需要在同一个部位可重复治疗 1~3 遍。治疗后即刻冷敷 30 分钟,一般不需要外用药物。瘢痕早期抑制增生的治疗一般自创面愈合或手术切口拆线后 2~4 周开始,1 个月 1 次,一般治疗 3~5 次可使瘢痕充血消退。

二、脉冲染料激光治疗

脉冲染料激光(PDL)的波长为 585 nm 或 595 nm,治疗瘢痕主要以瘢痕内的血红蛋白为靶组织,选择性地损伤瘢痕中的微血管,抑制瘢痕的血管增生,促进血管内皮细胞热凝坏死,加重组织缺氧,导致胶原酶释放、胶原降解,进而抑制瘢痕的生长并促使其萎缩。

PDL 作为治疗增生性瘢痕最常见的一种激光,疗效确切。治疗时采用低能量多次治疗的方法。对于肤色深的患者,应降低 10% 能量密度。最常见的副作用是皮肤出现持续几天到 1 周左右的紫癜,故服用抗凝药物或抗血小板药物的患者需停药 1 周以上才可接受治疗,以防止治疗后出现持续性紫癜反应。

(谭　军　谢春晖)

第三节 · CO₂ 点阵激光治疗

一、CO₂ 点阵激光治疗瘢痕的作用机制

超脉冲 CO_2 激光由气体激光器产生,波长 10 600 nm,为中红外光,主要的吸收基团是水。它不同于普通的 CO_2 激光。它采用高峰值短脉冲技术,能使激光在整个超短脉冲期保持高峰值能量,可瞬间准确地汽化靶组织,且其作用于靶组织的时间短于向周围组织热扩散的时间,因此可最大限度地减少组织的热损伤。汽化型激光的靶目标是水,组织中的水吸收光后瞬间被加热到 100 ℃ 以上,作用于皮肤时汽化表皮及不同深度的真皮,使皮肤产生汽化柱,故也被称为剥脱性激光。由于 CO_2 激光在皮肤重建方面能够有效地去除皮肤表层损害,并且促进新的胶原生成和表皮形成,达到治疗后组织提拉和胶原收缩的效果,因此该激光治疗被专业界公认为激光皮肤重建的“金标准”。

在瘢痕治疗方面,CO_2 激光,尤其是超脉冲点阵 CO_2 激光,因其在波长和能量优势方面同样扮演了非常重要的角色,故本节重点介绍 CO_2 点阵激光治疗。

点阵激光产生矩阵式排列的微小光束作用于皮肤,皮肤组织中的水吸收激光能量后形成多个柱形结构的微损伤区(microthermal zones 或 microscopic treatment zones,MTZ),激光照射的部位产生汽化/热变性,并对汽化/热变性周围的皮肤产生热损伤。如图 3-3-1 所示:在瘢痕治疗时,在瘢痕上“打孔”,一方面调节治疗参数后的激光可穿透到瘢痕深部,产生足够的热损伤作用,导致成纤维细胞凋亡,并启动再生修复程序;另一方面,在模拟湿性愈合环境中残存的再生组织细胞分化、增殖,再生修复真皮及表皮-真皮结合部、皮肤附属器官,形成具有生理功能的皮肤。因点阵激光的布阵根据每次的治疗密度而设定,治疗的面积为 5%～20%,故需要多次治疗才能完成由“点”到“面”的整个修复过程。

目前报道的基础研究文献中归纳的点阵激光治疗机制如下。

(1)直接汽化或热损伤导致过度增殖的成纤维细胞凋亡。

(2)有限的热损伤,启动组织修复程序,修复的结果与组织中残留的皮肤附属器的数量有关。

(3)激光的高热熔解作用可使胶原的二硫键断裂,促进胶原结构重建、瘢痕变软、体积变小。

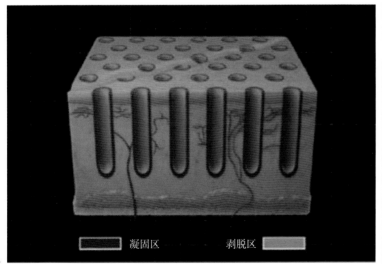
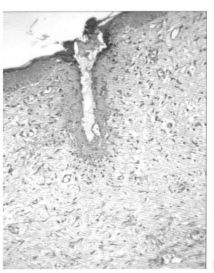

凝固区   剥脱区

A   B

图 3-3-1 **点阵激光治疗**。A.简单三维示意图;B.瘢痕组织点阵激光治疗后的组织学改变

传统的激光理论认为激光的光热分解作用使瘢痕的胶原重塑（remodeling），临床上也只能达到改善瘢痕表面性状、缩小瘢痕表面积的目的。谭军等认为，点阵 CO_2 激光在瘢痕修复中扮演了造成组织损伤、启动表皮干细胞再生修复程序的作用；要用全新的观念来理解点阵 CO_2 激光治疗瘢痕的机制，强调激光创面的护理，而不仅仅聚焦于机器设备治疗参数的设定。因此，临床治疗的过程不是"瘢痕→瘢痕"，而是"瘢痕→皮肤"的过程。

二、治疗适应证及时机选择

传统观点认为，瘢痕治疗的时机是在伤后 6 个月到 1 年的瘢痕成熟稳定期，原因是组织界限清楚，适于手术切除，可减少瘢痕复发的风险。在此之前多采用非手术的"抗瘢"手段"治疗"瘢痕，如弹力敷料加压包扎，减少瘢痕组织的血供，或者类固醇激素瘢痕内注射，促进瘢痕胶原降解等。

基础研究和临床应用的报道表明，早期应用激光治疗可改变伤口愈合的生理过程。首先可预防伤口瘢痕增生，促使伤口瘢痕快速变软，红色减退至更接近正常肤色，较不易发展为增生性瘢痕。

激光技术的发展以及对瘢痕病理的深入研究，促使我们改变了传统的瘢痕治疗观念和时机选择。现在，我们甚至可以把瘢痕治疗的时间提前到伤口拆线后 1 周。

（一）适应证
（1）早期红色瘢痕（3～6 个月以内）。
（2）非中、重度挛缩性陈旧性瘢痕。
（3）合并色素异常的非中、重度挛缩性瘢痕。

（二）谨慎治疗对象及处置
（1）期望值不现实的患者：如果患者要求治疗后的瘢痕部位完全与周围正常皮肤的质地、色泽一致，应婉拒。
（2）依从性较差的患者：不能遵医嘱进行创面护理、复诊治疗，如不使用医生开的处方，擅自使用熟人朋友介绍的药物进行创面护理等。对于此类患者，应强调创面护理的重要性，对于解释后仍不能遵从者，应拒绝后续治疗。
（3）瘢痕倾向和青春期、妊娠期、哺乳期患者：宜谨慎对待体内激素水平较高的患者，可小范围"试验治疗"，复诊观察疗效，以决定是否适合大范围、大面积的治疗。
（4）性格急躁、不能配合序贯治疗的患者：如果患者要求一次治疗就能改善大部分外观，不能等待治疗间隔时间，应坚决拒绝。

三、增生性瘢痕的激光治疗技术

（一）治疗激光的选择
1. 早期（红色瘢痕）· 治疗原则以抑制瘢痕内异常增生的血管为主。PDL、优化脉冲技术（optimal pulse technology，OPT）（560 nm、570 nm、590 nm）均可使用。
2. 后期（成熟期或陈旧性瘢痕）· 治疗原则以汽化增生的瘢痕组织、促进成纤维细胞凋亡和组织再生与修复重建为主。可选择单用或组合使用以下治疗模式（头）：超脉冲 CO_2 激光、点阵 Active FX、点阵 Deep FX 或点阵 Total［（Active FX ＋ Deep FX）、Scaar FX］。

（二）基本设备要求
（1）CO_2 激光治疗仪（Ultrapulse Encore®；Lumenis，Santa Clara，CA，USA）。
（2）脉冲染料激光或 OPT 等具有褪红功效的激光/强光治疗仪。

（三）临床治疗技术
激光治疗主要改善增生性瘢痕的外观色泽、厚度、质地，缓解瘙痒、疼痛等伴随症状，以达到功能和美容修复的目的。
1. 红色增生性瘢痕· 采用 PDL 治疗，波长 585 nm 或 595 nm，能量密度 10～15 J/cm^2，脉宽 3～10 ms，光斑大小 5～7 mm，单遍或两遍治疗，以出现典型的"紫癜反应"，瘢痕表面呈灰白色、不起疱为度。如果瘢痕增生较明显，可在"褪红治疗"完毕冷

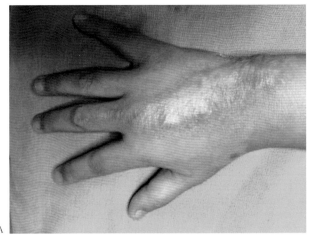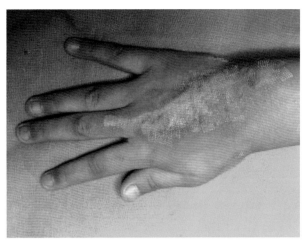

图 3-3-2 手背增生性瘢痕的 Deep FX/Scaar FX 治疗。A.治疗前;B.治疗后即刻

敷 15～20 分钟后用超脉冲 CO_2 激光点状间断打孔(人工点阵技术),或者采用 Deep FX 治疗手具(能量 30 mJ,频率 300 Hz,密度 5%),增加对瘢痕深部成纤维细胞的热损伤作用。

建议首次 PDL 治疗从高能量开始,以后的治疗根据瘢痕内血管靶组织的多少(以红色程度为参照)逐渐缩短脉宽和减少能量、密度。

2. 增生性瘢痕· Deep FX 适于治疗轻度增生(2～4 mm 厚度)或质地硬的瘢痕(图 3-3-2),如果合并色素异常则联合使用 Active FX 手具。Deep FX 的参数设置:能量 30～50 mJ,频率 300 Hz,密度 5%,光斑大小以病损面积大小和形状而设定,建议用 4～6 mm 光斑;在同一部位重复治疗不要超过 2 遍。Scaar FX 适于治疗中/重度增生(3～6 mm 厚度)或挛缩的瘢痕,如果合并色素异常则联合使用 Active FX 手具。Scaar FX 的参数设置:能量 80～120 mJ,频率 250 Hz,密度 3%～5%,光斑大小根据病损面积大小和形状而设定,建议用 3～5 mm 光斑;在同一部位不要重复治疗。

(1)人工点阵技术(manual fractional technique,MFT)治疗:谭军等在动物实验研究中发现:Active FX、Deep FX 两种治疗手具对瘢痕的穿透很有限,仅能达到上皮脚或瘢痕的表浅部位(图 3-3-3),瘢痕的深部没有受热,只有在计算机扫描图像发生器(computer profile generator,CPG)关闭时超脉冲模式才能到达瘢痕深部(图 3-3-4)。因此,谭军等

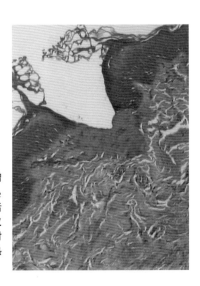

图 3-3-3 对于人体增生性瘢痕采用点阵 CO_2 Deep FX(50 mJ)治疗后病理学检查,显示深度仅达瘢痕表浅部位,不能对瘢痕深部形成有效的热损伤

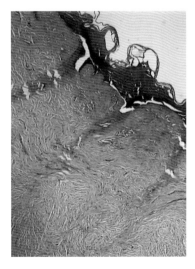

图 3-3-4 采用超脉冲点阵 CO_2(175 mJ)治疗后病理学检查,显示 3 秒汽化作用已达瘢痕深部

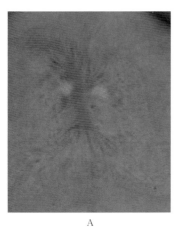
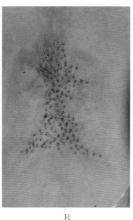

图 3-3-5 胸腹部增生性瘢痕的人工点阵治疗。A.治疗前；B.治疗后即刻

设计了"人工点阵技术"并将其应用于增生性瘢痕的治疗，即采用超脉冲模式点状间断打孔，增加对瘢痕深部成纤维细胞的热损伤作用（图 3-3-5）。注意能量设定较高时，点-点间隔应为 4～5 mm，以避免热叠加效应，造成过度热损伤；第二遍治疗时在间隔区点状打孔。

（2）多模式联合治疗：临床上瘢痕的形态、性状变化多端，但根据"以点成线，以线成面"的数学原理，我们可以认为一块瘢痕由无数个点构成，换言之，我们只要针对一块瘢痕的每一小部分进行个性化治疗，即可获得较好的临床疗效。因此，掌握了对小范围瘢痕的治疗技术细节，大范围瘢痕的治疗就可分区、分片、分次实施了。

在增生性瘢痕的点阵 CO_2 激光治疗过程中，应仔细察看瘢痕的细节，针对不同性状的瘢痕选用不同的治疗手具并随时调整治疗参数。因为没有一块瘢痕是性状一致的，它们或凸起，或凹陷，或挛缩，或色素沉着/色素减退/色素脱失。以一个肘部手术后增生性瘢痕的治疗为例（图 3-3-6A），对于其轻度增生的瘢痕部分可以采用 Deep FX 手具治疗，而对于其中、重度肥厚的瘢痕部分则先采用人工点阵技术处理（图 3-3-6B）。本病例先采用的人工点阵治疗参数为能量 150 mJ，频率 40 Hz，超脉冲模式，点-点间距约 4 mm；再使用 Deep FX 或 Scaar FX 手具治疗（图 3-3-6C），治疗参数为能量 100 mJ，频率 250 Hz，光斑大小 4 mm；最后，采用药物导入治疗（drug delivery therapy，DDT），导入曲安奈德混悬液，外敷 3 分钟（图 3-3-6D）。这样既保证了治疗的安全性，又提高了治疗效果。

四、瘢痕激光治疗创面的护理

正确的创面护理方法依赖于对创面愈合机制的理解。创面愈合是一个复杂的生物学过程。正常的创面愈合过程是由一系列生理、生化变化的细胞、细胞因子、细胞外基质等共同参与并相互调节的过程。创面的愈合过程在机体的调控下呈现高度的有序性、完整性和网络性。

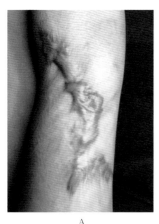
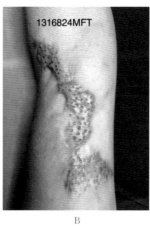
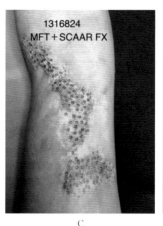
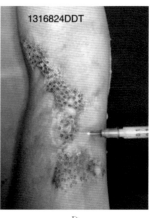

图 3-3-6 陈旧性增生性瘢痕的多模式联合治疗。A.肘部手术后陈旧性增生性瘢痕治疗前；B.人工点阵技术处理后；C.采用 Scaar FX 治疗后；D.药物导入治疗

(一) CO_2 激光治疗创面的特点

热损伤累及表皮全层和部分真皮浅层。表皮层细胞变性坏死,细胞核呈现固缩或变形,细胞质内空泡形成或肿胀;真皮浅层的胶原变性水肿;乳头层的血管扩张充血、毛细血管通透性增加;表皮与真皮分离。在真皮层未损伤组织中可见较多的毛囊、汗腺和皮脂腺结构,形成浅Ⅱ度损伤后组织再生自愈的组织学基础。国外研究表明,CO_2 激光一次扫描可产生类似Ⅱ度烧伤的创面。红斑反应、色素沉着、色素脱失和瘢痕形成都是创面愈合不良的表现。

(二) 点阵 CO_2 激光治疗瘢痕后的临床护理

1. 口服药物对症治疗 · 治疗 3～4 天后创面有轻度水肿、结痂、轻度疼痛和瘙痒,可给予患者口服迈之灵或七叶皂苷(欧开)消肿,口服去痛片镇痛等对症处理。

2. 创面局部处理 · 每 3～4 小时创面涂抹美宝湿润烧伤膏(moist exposed burns ointment,MEBO) 1 次。方法是先用棉签拭去原来创面上的药物,再涂美宝湿润烧伤膏(药膜厚度 1 mm),或者采用暴露湿润疗法(moist exposed burn therapy,MEBT)。禁止外用消毒剂清洁创面;忌搔抓、碰压创面,特别是结痂后严禁用外力抠除痂皮和避免创面接触水,以免新生上皮被剥脱,发生红斑等并发症。

3. 创面防晒 · 术后 1 个月创面需严格防晒,因创面愈合后需 2～3 周才形成皮肤角质层,此时创面对紫外线的隔断作用较弱,分布在基底层的黑素细胞容易受紫外线激惹增殖。因此,此时物理防晒(打伞)和化学防晒(防晒霜)措施是必需的,否则有发生色素沉着的风险。

4. 特殊人群的护理 · 若患者既往有疱疹病毒感染病史,术后应抗病毒治疗,口服阿昔洛维 3～5 天。

5. 创面愈合时间 · Encore 点阵激光有 3 种治疗模式,创面愈合的时间略有差异,分别为:Deep FX,5～7 天;Active FX,7～10 天;超脉冲模式,10～15 天。

6. 饮食 · 术后 2 个月禁烟、禁酒,忌辛辣刺激性食物。

图 3-3-7 展示了点阵 CO_2 激光治疗瘢痕后的愈合过程。

五、并发症及其处理

1. 疼痛和灼热感 · 术前局部应用表面麻醉和给予心理辅导。常用的表面麻醉剂包括利多卡因、丁卡因凝胶等。采用进口的复方局部麻醉乳膏(eutectic mixture of local anesthetics,EMLA; Astra Zeneca,London,UK)(利多卡因与丙胺卡因

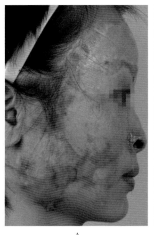 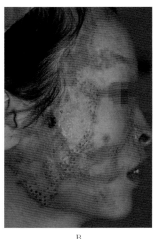 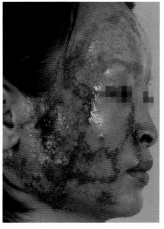 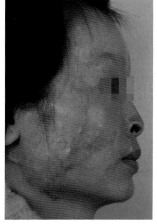

| A | B | C | D |

图 3-3-7 点阵 CO_2 激光治疗瘢痕。A.治疗前;B.治疗后即刻;C.治疗后第 1 天,采用美宝湿润烧伤膏或暴露湿润疗法治疗;D.治疗后 1 个月

的低共熔混合物)加局部封包 60 分钟以上效果较好，增生性瘢痕因吸收麻醉药较差，可适度延长局部封包的时间。对于少数瘢痕面积较大的患者，可采用局部浸润麻醉或神经阻滞麻醉；对于小儿和不配合的患者，可给予镇静或全身麻醉。治疗后患者常有创面灼热感，持续 20～30 分钟，可给予局部冷敷和冷风冷疗，以缓解症状。

2. **充血和水肿**·治疗部位受激光光热刺激后会充血发红；水肿则与治疗后血管损伤和局部炎症反应有关。轻度水肿一般持续 1～3 天，当组织水肿时细胞器的功能不正常，应常规给予口服迈之灵 5 天或静脉滴注七叶皂苷 3 天，以减轻血管渗出性水肿。术后的局部冷敷也有利于去红、消肿。

3. **结痂**·局部脱落的组织、渗出物和药物常常混合形成创面上的一层痂皮，要注意防止痂下感染，并尽可能地让痂皮自然脱落。术后宜采用湿性暴露疗法。对于美宝湿润烧伤膏过敏者，可局部应用抗生素油膏。化脓性感染多由于护理不当造成。

4. **色素沉着**·由于黄种人的肤色较深，皮肤类型常为 Ⅲ、Ⅳ 型，因此较易发生术后色素沉着。而气化型激光对瘢痕皮肤会产生直接的剥脱作用，创面完全愈合的时间较久，常需 1～2 周。对于轻度色素沉着反应者，一般不必治疗；对于反应较重者，可用 0.025%～0.05% 维生素甲酸软膏、氢醌乳膏等加速色素消退，也可口服维生素 C 或使用谷胱甘肽等还原性药物干预黑色素合成。对于色素沉着患者，应嘱其严格防晒。

5. **色素减退或脱失**·多由于激光治疗时能量过大造成黑素细胞不可逆损伤而导致。程度较轻者仅表现为色素暂时减退，有逐渐自行恢复的可能。若损伤较重，局部黑素细胞完全坏死，肤色可呈瓷白色，最终不能完全恢复。瘢痕表面常伴有色素异常，治疗建议如下：①术前诊断时须描述瘢痕的色泽，如合并色素沉着、色素减退或色素脱失。②针对不同部位的瘢痕特征，及时调整激光治疗参数和模式。③气化型激光治疗时一定要严格遵循操作原则，切忌过度治疗。

6. **瘢痕形成**·极少数瘢痕患者由于部位特殊、治疗参数设置不当或术后护理不规范等原因会造成激光治疗后局部的瘢痕加重。一方面应给予适当的抗瘢痕治疗，另一方面可采用联合治疗的方法，如激素局部注射或联合非气化型激光治疗，如 PDL/OPT 治疗。

7. **疱疹感染**·是一种较常见的并发症，可表现为红斑和簇集性水疱。患者通常没有自觉症状，水疱破溃可以引起疼痛不适和瘙痒感。除了常规抗病毒治疗外，应着重于早期消除创面，保护创面勿受感染。对于渗出明显者可以湿敷，一般待其稍干燥后结痂，然后自行脱落。治疗前应常规询问病史，对于有疱疹感染史者，应予以预防性药物治疗 7～10 天后再进行激光治疗。

需要指出的是，随着治疗理念和科技手段的进步，气化型激光治疗也取得了长足的进步，最大的革新就是气化型点阵激光治疗的出现。由于保留了相当程度的正常皮肤组织，气化型点阵激光治疗能使皮肤组织尽可能快地愈合，从而减少和减轻了不良反应的发生，但其强有力的剥脱效果得以保留，因此在临床上正得到越来越多的应用。

典型病例

病例一·睑周红色增生性瘢痕（轻度）及色素沉着，鼻部中度瘢痕增生，额部异物存留（图 3-3-8）。

治疗模式选择和治疗参数：睑周瘢痕：采用 PDL 治疗，能量 12 J，脉宽 3 ms，光斑大小 5 mm，动态冷却技术（dynamic cooling device，DCD）冷喷，治疗 1 次；冷敷 15 分钟后采用 Active FX 治疗，能量 150 mJ，频率

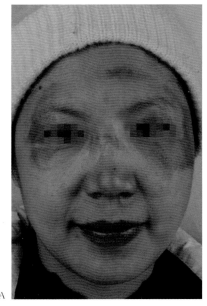
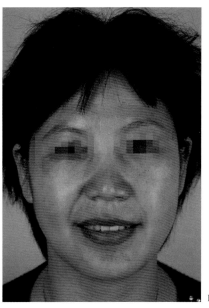

图 3-3-8　眶周、鼻部、额部瘢痕的点阵 CO_2 激光治疗。A.治疗前；B.治疗后

40 Hz，密度 5%，治疗 1 次。鼻部瘢痕：采用 MFT，能量 125 mJ，频率 40 Hz，点-点间距 3 mm，治疗 1 次；然后采用 Deep FX 治疗，能量 40 mJ，频率 300 Hz，密度 5%，治疗 1 次。额部留存的异物：采用色素激光（MEDLIFE C6 激光治疗仪，Q1064 nm）治疗，能量 5 mJ，频率 5 Hz，治疗 1 次。术后对激光创面采用湿性暴露疗法处理。治疗间隔 3 个月。

病例二·额部轻度红色增生性瘢痕，鼻部中度红色增生性瘢痕（图 3-3-9）。

治疗模式选择和治疗参数：额部瘢痕：采用 PDL 治疗，能量 12 J，脉宽 3 ms，DCD 冷喷，治疗 1 次。鼻部瘢痕：采用 PDL 治疗，能量 12 J，脉宽 3 ms，DCD 冷喷，治疗 1 次；冷敷 15 分钟后采用 Deep FX 治疗，能量 40 mJ，频率 300 Hz，密度 5%，治疗 1 次。术后对激光创面采用湿性暴露疗法处理。治疗间隔 3 个月。

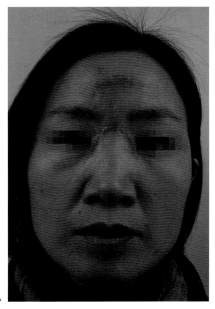
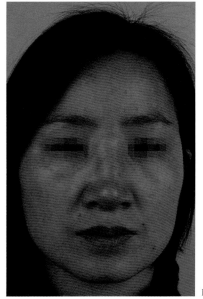

图 3-3-9　额部、鼻部增生性瘢痕的点阵 CO_2 激光治疗。A.治疗前；B.3 次治疗后

病例三 · 左面部轻度增生性瘢痕合并色素异常(图 3-3-10)。

治疗模式选择和治疗参数:先采用 Deep FX 治疗,能量 30 mJ,频率 300 Hz,密度 5%,光斑大小 5 mm,治疗 1 次;然后采用 Active FX 治疗,能量 125 mJ,频率 40 Hz,密度 5%,光斑大小 3 mm,扫描色素沉着部分;再采用 Active FX 治疗,能量 80 mJ,频率 50 Hz,密度 5%,光斑大小 3 mm,扫描色素减退部分。术后对激光创面采用湿性暴露疗法处理。治疗间隔 3~6 个月。

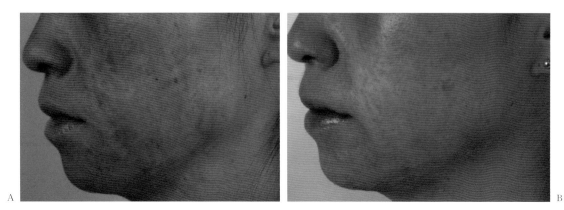

图 3-3-10　左面部增生性瘢痕的点阵 CO_2 激光治疗。A.治疗前;B.3 次治疗后

病例四 · 上唇部增生性瘢痕(陈旧性)(图 3-3-11)。

治疗模式选择和治疗参数:先采用 MFT,能量 125 mJ,频率 40 Hz,点-点间距 4 mm,治疗 1 次;然后采用 Deep FX 治疗,能量 35 mJ,频率 300 Hz,密度 5%,治疗 1 次。术后对激光创面采用湿性暴露疗法处理。治疗间隔 3 个月。类似的案例,如果出现瘢痕经激光治疗后厚度变薄现象,则可采用 Deep FX 模式治疗。

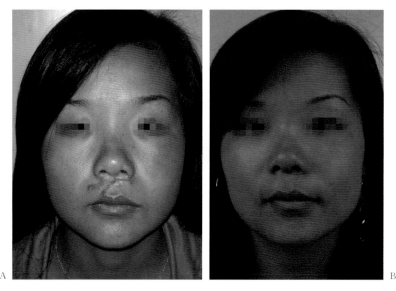

图 3-3-11　上唇部增生性瘢痕的点阵 CO_2 激光治疗。A.治疗前;B.4 次治疗后

病例五 · 左上睑红色挛缩性瘢痕伴眼睑闭合不全(图 3-3-12)。

治疗模式选择和治疗参数:对额部及左上睑瘢痕采用 PDL 治疗,能量 12 J,脉宽 3 ms,DCD 冷喷,治疗 1 次;冷敷 15 分钟后采用超脉冲模式,能量 125 mJ,频率 40 Hz,沿挛缩带点-点间距 3 mm 激光打孔,松解挛缩。治疗时注意用湿棉签或湿纱布保护睑缘，以免误伤眼球。术后对激光创面采用湿性暴露疗法处理。治疗间隔3个月。

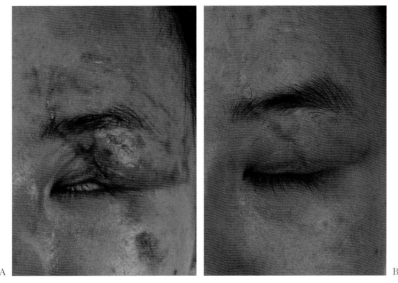

图3-3-12 **左上睑增生性瘢痕的点阵 CO_2 激光治疗。A.治疗前；B.2次治疗后**

Q&A

Q：如何选择治疗的激光？

A：美国医学会杂志（Journal of American Medical Association，JAMA）瘢痕激光治疗共识认为：应根据瘢痕皮肤的色泽（红斑、色素沉着、色素减退）和瘢痕的类型（增生性、扁平、萎缩性）、部位（面部、颈部、四肢）以及患者的特征（皮肤分型和共存的疾病）选择合适的激光进行治疗，并且应基于瘢痕皮肤的色泽和瘢痕厚度或萎缩程度，因为这些特征是烧伤/外伤瘢痕最显著的外观特征。因此，临床上应针对瘢痕的组织学特征（靶组织）来指导选择激光和制订治疗参数。

Q：临床治疗参数如何设定？

A：在临床上有很多种激光用于增生性瘢痕的治疗与临床研究，如 CO_2 激光、铒激光和脉冲染料激光等。不管选择单一的设备或联合多种设备治疗瘢痕，都是针对瘢痕内特定的靶组织产生光热效应而达到治疗作用的。从激光治疗瘢痕的原理上理解，激光通过光热效应引起瘢痕组织的修复和胶原重塑，但过度的治疗必然造成瘢痕加重等并发症，换言之，光热效应只要达到刺激组织启动修复程序的阈值即可，增加激光能量并不能提高疗效，只能增加风险。避免过度治疗是保证治疗安全性的前提，因此，当不明确治疗的强度时，宁可制订保守的治疗参数，也要保证治疗的安全。

Q：如何对挛缩性瘢痕作出治疗选择？

A：在瘢痕早期的红斑阶段，采用脉冲染料激光治疗可明显改善瘢痕的外观和质地。但对于较厚的或伴有轻、中度挛缩的增生性瘢痕的激光治疗,因受到脉冲染料激光穿透深度的限制而难以显效,这时须结合点阵 CO_2 激光才能取得良好的临床疗效。而对于严重的挛缩性瘢痕,则需要先手术治疗再采用激光治疗。

Q: 激光治疗瘢痕的临床疗效的预期如何?

A: 尽管用于瘢痕治疗的激光多达十几种,但点阵 CO_2 激光是当前激光医学界公认的瘢痕非手术、微创治疗技术的金标准。

JAMA 瘢痕激光治疗的共识如下。

(1) 单次点阵激光治疗对瘢痕的改善优于脉冲染料激光或 Q 开关 Nd:YAG 激光。

(2) 单次剥脱性点阵激光治疗的疗效优于非剥脱点阵激光治疗,特别是对增生性瘢痕和挛缩性瘢痕的改善。大多数患者在每次治疗后反映数天和数周后疼痛、瘙痒和躯体活动度显著改善。通常,色素沉着可非常快速地改善,然后是质地的逐渐改善和活动幅度可能的改善。

(3) 脉冲激光和点阵激光在瘢痕治疗中有明显的和可能的协同作用,即使是几年的炎症性红色瘢痕,用脉冲激光治疗也常常见效。

(4) 非剥脱类激光对萎缩性或扁平成熟的瘢痕、色素异常的瘢痕的治疗有效性大约和剥脱性点阵激光的疗效相等(如色素减退、色素沉着或色素脱失)。剥脱性点阵激光治疗质地异常的瘢痕,似乎显效更快。

(5) 剥脱性点阵激光结合或不结合瘢痕内或表皮用药(如皮质类固醇或抗代谢药物),一般均使增生性和挛缩性瘢痕有很显著的改善。

Q: 为什么要湿性护理激光创面?

A: 1962 年 Winter 首先提出"伤口湿性护理学说",认为湿润环境顺应人体生命规律,减少了治疗中的继发损伤,调动人体再生本能,在生理上适合细胞迁移和基质再生,并能促进自溶性清创,从而加快创面愈合。湿性护理强调不再刺激或损伤创面。创面保湿可采用自制式保湿敷料、负压封闭引流装置和湿润药膏等。与干燥创面相比,湿润的创面环境能提高创面愈合速度。创面干燥后往往在表面形成坚硬的痂皮,并且痂下的胶原基质和创缘周围组织也将变得干燥,而角质细胞通常只在营养丰富的组织细胞外基质上迁移,因此上皮细胞再生就必须在痂皮和基质下掘洞潜行,最终实现痂下愈合。

通常,将湿润药膏按一定的厚薄度均匀地涂于创面后形成两层药膜,表面层为膏态,创面层因皮肤温度的温化而呈液态,形成一层纤维隔离膜,使创面保持生理湿润状态。有关资料表明,湿润烧伤膏可诱导创面体细胞转化为表皮干细胞,通过表皮干细胞的原位培植,实现深度创面原位再生复原,并通过让成体皮肤组织器官形成后与全身器官保持紧密的生理性连接和神经体液的调节,来控制纤维细胞的比例,有效地减少瘢痕增生。

创面湿润愈合机制的相关研究表明,湿性护理有效促进创面愈合的原理,可以从以下几方面理解。

(1) 湿润环境保留了创面渗出物中含有的组织蛋白溶解酶,有利于坏死组织与纤维蛋白的溶解与吸收。

(2) 湿性护理能防止痂皮形成,利于表皮细胞爬行修复创面。

(3) 湿润环境保留了创面细胞成分和水溶性活性成分,有利于细胞的增殖、分化和移行,利于血小板衍生生长因子（platelet derived growth factor，PDGF）、转化生长因子-β（transforming growth factor-β，TGF-β）、成纤维细胞生长因子（fibroblast growth factor，FGF）、表皮细胞生长因子（epidermal growth factor，EGF）等多种生长因子的释放。

（4）湿润环境利于调节局部创面氧张力。研究表明，湿润环境下创面局部的氧张力低，成纤维细胞生长快，血管形成加速，肉芽组织生长快，可促进创面愈合。

（谭　军）

第四节 · 铒激光（剥脱及非剥脱）治疗

铒（Er：YAG）激光为激光的一种，波长为 2940 nm，接近皮肤水分吸收的波峰，与水有较高的亲和力，皮肤组织对其能量的吸收厚度为 1～3 μm，对组织的穿透浅，仅达到表皮及真皮浅层。其在治疗瘢痕的同时能够保留毛囊、皮脂腺、汗腺、上皮突等组织结构的完整性，并能够迅速形成新的表皮；同时，热能刺激胶原层后，胶原蛋白分泌增加，胶原重新排列，起到平复、软化瘢痕及改善色素沉着的作用。同样具有点阵模式，可对皮肤进行微剥脱治疗，主要用于治疗痤疮瘢痕、色素痣、脂溢性角化病（老年斑）、黄瘤、汗管瘤和疣等皮肤病，也可用于面部除皱和换肤。铒激光对周围组织的损伤微小，与超脉冲 CO_2 激光相比，治疗疼痛明显更轻，副作用更少，安全性更高，恢复期更短。铒激光适用于较为表浅及伴有色素沉着的瘢痕的治疗，较常用于痤疮凹陷性瘢痕的治疗，也可结合强脉冲光或脉冲染料激光治疗增生期瘢痕。

治疗方法：铒激光治疗时疼痛较轻，一般不需要麻醉。对于面积较大或疼痛耐受度较差的患者也可采用表面麻醉，于局部用复方利多卡因乳膏封包 1 小时后治疗。治疗前擦去麻药，调整治疗参数，扫描局部 1～3 遍。治疗后局部轻度结痂，建议 3 天内创面不要沾水，可适当外用抗感染促进愈合的药物，注意防晒。一般可间隔 1～3 个月再治疗 1 次。

（谭　军　谢春晖）

第五节 · 等离子体技术治疗

一、等离子体皮肤再生术和微等离子体射频技术的临床应用简史

■（一）等离子体

等离子体（plasma）是物质的一种独特形态，即所谓的第四态，它通常与物质的固态、液态、气态并列存在。等离子体是部分被电离的气体，即气体分子或原子失去电子后形成离子化的气体。这种处于电离状态的气态物质中带负电荷的粒子数等于带正电荷的粒子数，所以总体上等离子体显示为中性。

等离子体分为高温等离子体和低温等离子体。高温等离子体顾名思义就是当温度足够高时发生,如太阳、恒星、星云,以及地球上天然等离子体的辐射现象如闪电、极光等。低温等离子体是在常温下产生的等离子体,如应用于等离子电视、有机材料处理、日光灯中发光,等等。

(二) 等离子体皮肤再生技术

等离子体皮肤再生技术(plasma skin regeneration,PSR)是一种运用等离子体能量产生的热效应作用于皮肤而表面重修的新方法。PSR装置由超高频(ultrahigh frequency,UHF)射频发射器激动调谐共振器而传递能量于手具(handpiece)中的惰性氮气流,氮气受激后电离成等离子体,通过手具尖端的石英喷嘴导向皮肤。这一等离子体表现为特征性的淡紫色辉光,转变成一种微黄色的光,称为Lewis-Ralegh余晖。通过对超高频能量的控制使得等离子体单个脉冲对组织的作用具有一致性,调整超高频能量和脉宽可改变每一个脉冲传送给组织的能量,从而控制其组织效应。此方法初创于2003年,现在美国食品药物管理局(FDA)已经批准用于治疗皮肤皱纹、表浅性皮肤病变和痤疮瘢痕等。不同于激光先由色基吸收,然后通过热传导作用于周围组织,PSR无须色基而直接对组织传导热能。每一个等离子体能量的脉冲以正态分布的方式释放,引起均匀的组织加热。氮气能清除皮肤表面的氧,但不能燃烧,因而没有火花或爆炸的危险。PSR引起的热反应是一种以热致凝固或烧灼为主的、没有气化性剥脱的过程(图3-5-1)。

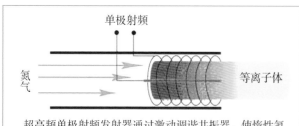

超高频单极射频发射器通过激动调谐共振器,使惰性氮气受激后电离成等离子体。当等离子体衰变时,能量以光子的形式释放,光子呈现出特有的淡紫色,并转变为黄色,这被称为Lewis-Ralegh余晖。

图3-5-1 传统等离子体皮肤再生术的原理

(三) 点阵模式的微等离子体射频技术

点阵模式的微等离子体射频技术(fractional microplasma radiofrequency technology,FMRT)是在传统的等离子体皮肤再生技术的基础上,与点阵输出模式相结合的新技术。2010年首次报道,它属于局灶性换肤(fractional resurfacing)治疗的范畴。它结合了点阵激光技术和等离子体皮肤再生技术,增加了治疗的微创性和安全性。它利用"多点"单极射频(40.68 MHz)治疗头上的探针,在距离皮肤很小距离时,探针和皮肤间隙中的氮气会被激发成微等离子状态,从而能量以点阵排列的形式发射。这项技术是在等离子体皮肤再生技术的基础上,故仍不依赖色基,直接传导至皮肤表面引起皮肤的微剥脱。FMRT引起的热效应根据治疗参数和操作技巧的不同而不同。组织学的改变包括局灶性气化、热凝固、可逆性热损伤(深层超强热效应)和微剥脱等。

二、 点阵模式的微等离子体射频技术治疗瘢痕的原理

瘢痕的传统非激光治疗包括手术和药物,传统的激光治疗方法包括有CO_2点阵激光(fractional CO_2)、铒激光(Er：YAG)、掺钕：钇铝石榴石激光(Nd：YAG)和脉冲染料激光(PDL)等。近年来随着新兴光电设备的问世,微创治疗成为治疗瘢痕的一种新方式,其中微等离子体因其独特的治疗原理,不仅能有效改善多种瘢痕,还具有安全性好、有效性高、不良反应少等特点,被广泛应用于临床。

微等离子体射频技术是传统的等离子体皮肤再生技术与局灶性换肤治疗模式的结合,利用多个单极射频发射点将空气中的氮气激发成微等离子流,在皮肤表面产生非常微小的等离子火花,释放的能量导致表皮微剥脱或产生可透达真皮浅层的可控性微孔,促进表皮的再生与修复。同时,射频产生的热量传导至皮下,促进真皮胶原纤维的增生及重排,启动机体创伤修复机制,从而修复瘢痕。通过等离子体衰变产生的能量对皮肤产生热作用,其主要特

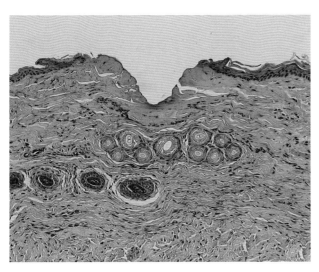

图 3-5-2　微等离子体射频技术的组织学效应

点是不需要和皮肤内色基相作用。这种技术能够通过不同的治疗头或设置不同的输出功率、作用时间来达到不同治疗的深度和热效应。

微等离子体射频技术对组织的影响包括以下几种组织学效应（图 3-5-2）。

1. 微剥脱效应·当治疗头还没有完全接触到皮肤（间距 1 mm）时，微等离子体放电，可以瞬间产生高温、高能量作用，引起表皮至真皮浅层的剥脱，形成可控的气化"微剥脱区"。

2. 热凝固效应·当组织温度在 60～100 ℃时，会导致细胞的凝固性坏死损伤。

3. 深层超强热效应·这种热效应通过超强的单极射频能量传导至真皮深层。真皮深层受到高温刺激，形成可逆性的热损伤，又称为"热改造区"。该部位的细胞仍具有活性，真皮中胶原的热变性造成即刻的组织收缩、弹力纤维的热破坏和成纤维细胞的活化，激活创伤愈合的级联反应，刺激成纤维细胞合成新的胶原纤维及基质，并使原有排列紊乱的胶原纤维重排，最终形成填充缺损的组织空隙和进行组织重塑的效果。

这些微剥脱、热凝固和可逆性热损伤的组织学改变可根据射频功率的大小、持续时间等调控。

三、 等离子体技术治疗瘢痕的临床应用

微等离子体是近年来在临床上用于治疗瘢痕的新技术，可用于痤疮瘢痕、成熟瘢痕、外伤后瘢痕等多种瘢痕的治疗。因其治疗瘢痕时皮肤反应轻、疗效确切、恢复时间短、极少出现色素沉着等不良反应，故其在瘢痕治疗方面已展现出独特的优势。

■ （一）等离子体技术的常用设备

1. 传统的等离子体皮肤再生技术·代表设备是 Rhytec 公司在推广的 Portrait PSR，创于 2006 年 9 月，已经美国 FDA 批准用于治疗体表的皱纹、表浅的皮肤病损、瘢痕等多种疾病。Portrait PSR，是首台被推出的产品，治疗时氮气受激后电离成等离子体，通过手具尖端的石英喷嘴导向皮肤。对超高频能量的控制使等离子体单个脉冲对组织的作用具有一致性，调整超高频能量和脉宽可改变每一个脉冲传送给组织的能量，从而控制其组织效应。实际操作中每一个脉冲的能量可以 0.1 J 的增量，从 1 J 调整到 4 J。操作者可按需选择适宜的能量，使表皮层从轻微热损伤到完全干燥化。当手具约距皮肤表面 5 mm 时，光斑直径可达 6 mm；缩短或拉长距离可通过散焦增加或减少热效应。该设备对组织不产生气化剥脱效应，是一种非气化性剥脱，将脱落的表皮和真皮残余保持完整，起生物敷料的作用。该技术曾被有效应用于皱纹、光老化及痤疮瘢痕的治疗，相当于非磨削性皮肤表面重修，故又被称为"等离子体皮肤再生技术"，但由于其治疗强度有限，现已很少被应用于瘢痕的治疗（图 3-5-3）。

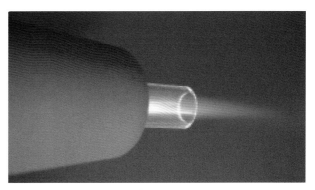

图 3-5-3　Portrait PSR 手具尖端喷出等离子体的示意图

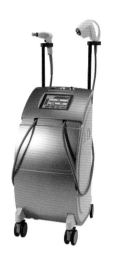

图 3-5-4　闪耀离子束 Accent XL 设备

2. 微等离子体射频技术・代表设备是 2010 年通过中国 FDA 认证的飞顿公司的闪耀离子束 Accent XL(Alma Lasers Ltd)(图 3-5-4)。

与传统的等离子体皮肤再生技术设备不同的是,其有很多针状(单极射频)阵列位于治疗头的最前端,当射频能量发射时,在皮肤组织上形成各自独立的点进行放电。有滑动治疗和定点治疗两种模式(图 3-5-5)。

1. 滑动治疗・滑动治疗头采用"In-motion"滑动治疗模式,其剥脱效应与热效应相当。滑动治疗头宽度 10 mm,像束排数分为 15 排、6 排和 3 排 3 种,作用最强的是 3 排,最弱的是 15 排,6 排适中。

2. 定点治疗・定点治疗头采用"Stationary"定点治疗模式,治疗头直径 12 mm,像束点之间的间距 1 mm,又分为以下两种。

(1) 不带套筒的定点治疗头:剥脱效应强于热效应。

(2) 带套筒的定点治疗头:热效应强于剥脱效

应,恢复期短。

此外,还配有 4 个档位,从而调节射频输出的相位。结合"Impact"技术,通过超声波的导入作用,增加药物的渗透深度。

(二) 治疗瘢痕的适应证与慎用对象

1. 适应证

(1) 萎缩性瘢痕(烧伤后的萎缩性瘢痕、痤疮萎缩凹陷性瘢痕)。

(2) 增生性瘢痕。

(3) 外科线性瘢痕。

(4) 浅表瘢痕。

(5) 色素改变。

2. 慎用对象

(1) 有瘢痕疙瘩倾向者。

(2) 期望值过高或精神异常者。

(3) 严重心血管疾病、癌症、糖尿病、其他结缔组织病、心理和精神疾病等患者。

(4) 对于有疱疹病毒感染史的患者,治疗前建议预防性口服抗病毒药,避免疱疹的发作。

(5) 女性怀孕期间。

(6) 细菌、病毒感染,传染性疾病及免疫系统受损者。

(7) 过去 6 个月内使用异维生素 A 酸或 3 个月内进行了磨削治疗的瘢痕者。

(8) Ⅵ型皮肤类型者及两周内进行过肉毒素注射及皮肤填充剂治疗的患者。

(9) 治疗区域有金属植入以及体内植入心脏起搏器和除颤器者。

(三) 临床治疗步骤

(1) 清洁瘢痕治疗区域(尤其是陈旧性瘢痕)。

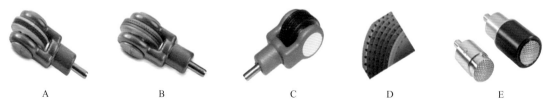

图 3-5-5　闪耀离子束的滑动治疗头和定点治疗头。A. 密集滑动治疗头;B. 3 排滑动治疗头;C. 6 排滑动治疗头;D. 6 排滑动治疗头(放大图);E. 定点治疗头

（2）术前评估，照相，签知情同意书。

（3）外敷 5% 利多卡因药膏 30～60 分钟，药膏范围超出皮损 2 mm，涂抹厚度 3～4 mm，封包处理促进药物渗透。也可用利多卡因药液注射，进行局部浸润麻醉。

（4）除去麻醉药，清洁、消毒治疗区，保持治疗区域皮肤表面干燥。

（5）保护周围正常皮肤：对于小面积或线状瘢痕，可用医用胶布或遮光板保护瘢痕周围正常皮肤，然后再进行治疗。

（6）根据不同类型的瘢痕、瘢痕的厚度和部位，选择治疗头，设定和调整治疗参数。

（7）治疗过程中患者若耐受不了疼痛，可适当地给予冷风处理，但注意时间不能过长；或者治疗完毕后即刻冷敷。

（8）外涂创面护理的药物。

（9）治疗手具清洁消毒后备用。

■ （四）临床治疗及操作技巧

微等离子体射频技术具有操作简单、便捷、术后色素沉着发生率低、安全等优点，已被广泛地应用于瘢痕的治疗，但很多影响因素可影响临床疗效。要获得瘢痕治疗的良好疗效，减少并发症的发生，临床医师必须掌握微等离子体射频技术治疗瘢痕的原理，了解其对组织的影响，选择合适的瘢痕种类，与患者进行充分的沟通，做好术前准备和细心的术后创面护理指导。

1. 痤疮萎缩凹陷性瘢痕的治疗 · 痤疮的凹陷性瘢痕，是较常见的萎缩性瘢痕的一种，可分为 3 型：冰锥型（ice pick）、碾压型（rolling）和深或浅箱车型（boxcar）。冰锥型痤疮瘢痕（又称 V 形瘢痕）深、窄，边缘尖锐，直径 <2 mm，直达真皮深层或皮下，其形状为开口宽并逐渐向下缩窄的锥状。碾压型痤疮瘢痕（又称 M 形瘢痕）主要深达真皮层，开口较窄，底部较浅，基底宽，呈圈状，其宽度超过 4～5 mm。箱车型痤疮瘢痕（又称 U 形瘢痕）的边缘垂直锐利向下，表面较宽，基底不窄，深度可浅（0.1～0.5 mm）可深（≥0.5 mm），多数情况下直径为 1.5～4.0 mm。

武晓莉、陆雯丽、程巍、樊昕等学者团队对此项技术治疗痤疮凹陷性瘢痕进行了临床观察及对比研究，结论是采用微等离子体技术治疗凹陷性瘢痕，其相对副作用较小，色素沉着发生率低，特别适合亚洲人群。通过先定点治疗局部凹陷，然后与滑动治疗相结合的方法，对于轻度萎缩、边缘相对平缓、浅宽的凹陷瘢痕，如 M 形瘢痕、U 形瘢痕均有改善效果。而对于边缘陡峭锐利的"冰锥型"瘢痕（V 形瘢痕）的治疗产生效果较慢，可以结合皮下剥离、局部填充玻尿酸或游离脂肪组织等综合治疗方法，来加快对凹陷程度的改善。对容易产生瘢痕增生的区域如下颌区域，效果优于超脉冲的 CO_2 点阵激光治疗。但治疗中值得注意的是：少部分病例出现了治疗后致凹陷瘢痕的面积轻度增加的报道，分析其原因是，定点治疗时，如果在瘢痕与正常皮肤交界处进行过度治疗，可能会导致该处皮肤较严重的损伤，从而形成新的瘢痕，而且治疗时患者疼痛感较强。

由于该项技术可以刺激胶原的增生和重塑，增加真皮厚度，缩短愈合时间，因此在治疗凹陷性瘢痕时具有一定优势。

2. 外伤性瘢痕的治疗 · 烧伤、创伤、手术等原因造成的伤口愈合后形成外伤性瘢痕。微等离子体射频技术对外伤性瘢痕的治疗主要运用于成熟瘢痕。对烧烫伤的片状表浅瘢痕，应用滑动治疗头进行治疗，不仅操作便捷、简单，而且效果满意。国内学者王连召团队对应用微等离子体射频技术改善瘢痕的色泽甚至植皮区域的挛缩的治疗效果均进行了相关报道。等离子体束等对改善新鲜瘢痕，不仅治疗效果好，而且不良反应少，而对陈旧性的厚且宽的外伤性瘢痕的改善程度有限。

3. 药物渗透吸收的辅助治疗 · 增生性瘢痕属于病理性瘢痕的范畴，临床上增生性瘢痕治疗的首选药物是皮质类固醇激素，治疗效果明显。但是不良反应较多，主要表现为注射部位皮肤及皮下脂肪组织的萎缩变薄，且对医师的技术要求较高。药物渗透吸收的辅助疗法是利用微等离子体射频技术产生的微等离子体放电,在组织中形成多个形状不规则的气化剥脱的孔道,再通过混频超声导入的作用,使药液更均匀有效地分布于瘢痕的辅助方式。通过该技术将皮质类固醇激素导入到质硬的增生性瘢痕中,既可以使药液分布均匀,又降低了传统注射方法的难度,减少了药液在周围正常组织的累积,减少了正常组织的萎缩。柳逸等报道应用微等离子体射频技术对改善症状较轻微的增生性瘢痕效果显著(瘢痕组织凸出体表 0.1~0.3 cm),但单纯应用此技术治疗过厚的增生性瘢痕和瘢痕疙瘩等病理性瘢痕的效果欠佳。然而,微等离子体产生的等离子火花能够在皮肤表面形成可控制的微穿孔,通过其"Impact技术"将药物通过微孔导入,更均匀地分布在瘢痕组织中,可以更有效地被瘢痕组织吸收,从而达到临床治疗增生性瘢痕的效果。2013 年 Issa MC 等使用微等离子体联合超声波经皮注射曲安奈德来治疗增生性瘢痕 4 例,结果 3 例瘢痕显著改善,1 例瘢痕轻度萎缩,无不良反应。2016 年国内 Shui Yu 等学者通过相同的方式,使用等离子体联合超声波经皮注射氟羟氢化泼尼松治疗增生性瘢痕 27 例,与对照组比较有显著改善,减少了注射皮质类固醇激素后组织萎缩不良反应的发生率。此外,还可以结合手术、注射、电子线照射等方法对病理性瘢痕进行综合治疗。

4. 微等离子体射频技术的参数设置及治疗头的使用技巧

(1)单极射频的功率(W)和总能量:功率是单位时间内的输出能量,而作用时间往往可通过总能量(kJ)来体现。一般来说,射频的功率越大,总能量越高,对瘢痕的治疗强度越大,但这并不代表对瘢痕的治疗效果越好。值得注意的是,过高的输出功率或过高的总能量,可导致治疗后结痂增厚,使愈合时间延长,甚至形成新的瘢痕。2013 年,樊昕等对以上参数进行了探索。当功率和总能量分别为 40 W/10 kJ 时,将滑动治疗头作用于豚鼠的皮肤,即刻观察治疗区域,发现组织学上表皮无损害,真皮乳头层有轻微均质化改变;当功率和总能量分别

为 60 W/10 kJ 时,病灶出现点阵状改变,真皮乳头层胶原呈显著均质化改变;当功率和总能量分别为 80 W/10 kJ 时,整个表皮被气化,真皮浅层和深层胶原组织被大量均质化。可见提高输出功率,在总能量不变的情况下,在组织学上也会逐渐出现气化性剥脱现象。2015 年黄绿萍团队还使用功率 40 W、80 W、120 W 的滑动头,在治疗速度和作用时间相同的情况下进行研究,发现在组织学上均发生了气化性剥脱表现。同时,对气化坑和热损伤区域进行了测量,显示气化坑的大小随射频的功率和滑动治疗的速度变化而变化,平均宽 80~200 μm,深度 50~200 μm,热效应深度为 150~400 μm。

(2)滑动治疗头的治疗速度及治疗遍数:滑动治疗头的治疗总能量还与滑动的速度和治疗遍数两个参数有关。滑动速度越慢,意味着射频能、等离子体能与组织的作用时间越长,这会提高治疗的强度。2015 年黄绿萍团队等也做了相应的探讨,发现在相同射频输出功率的情况下,2.5 cm/s 的速度比6 cm/s 的速度损伤明显,气化性剥脱严重,且治疗后7 天尚未愈合,仍有较大面积的痂皮尚未脱落。此外,观察治疗区域组织的即刻反应,也是决定治疗遍数、治疗终点的重要因素。

在皮肤上采用滑动治疗头轻贴皮肤的滑动治疗模式,适用于深度<0.5 mm 的表浅瘢痕的治疗。特点:既有剥脱效应,又有热效应,比例为 1:1。按压力度:轻按,并保持手具与皮肤平行接触。在治疗区域内匀速移动治疗手具,注意多遍治疗时需调整滑动的方向,即水平—垂直—斜行。速度:建议中速,如果为快速,可适当增加 5~10 W 的治疗功率;如果是慢速,可适当降低 5~10 W 的治疗功率。常用的滑动速度为 6 cm/s。

(3)定点治疗头的能量释放时间及重复的遍数

1)不带套筒的定点治疗头:并非直接接触皮肤,要与皮肤保持 1 mm 间距,故该治疗头剥脱效应强,热效应弱。剥脱效应可随作用时间而调节,射频作用时间建议为 0.2~0.4 秒。组织学改变是小片状的气化剥脱,面积与治疗头相当,深度达真、表皮

表 3-5-1　针对不同类型瘢痕的微等离子体射频技术参数设置

适应证		治疗 TIP	档 级	功 率(W)	曝光时间(秒)	治疗遍数	终点反应	修复期(天)
浅表的扁平瘢痕		R-6	1	50～70	—	3～4	轻度红斑	4～5
凹陷性瘢痕	底部窄	R-6	2	50～70	—	3～4	中度红斑,中度渗液	5～7
		A	2	60～80	0.2～0.4	1		
	底部窄	R-6	3	50～70	—	3～4	中度红斑,轻度渗液	5～6
		H	2	60～80	0.4～0.6	1		
萎缩性瘢痕	皮肤菲薄	R-6	1	60～80	—	3～4	轻度红斑	5
	挛缩明显	R-6	2	70～90	—	3～5	中度红斑	5～7
轻度稳定性增生性瘢痕		R-3	3	25～35	—	4～6	中/重度红斑,中度渗液	6～8
伴毛孔粗大的瘢痕		R-15	1	25～35 (10～15)	—	2～3	轻度红斑	3～4

注：以上治疗参数由器械公司推荐,作为参考。治疗 TIP：治疗手具；R-6：6 排滑动式治疗手具；A：剥脱式定点治疗手具；H：热作用式定点治疗手具。

交界处,基底为不规则的楔形组织缺损。射频的释放时间越长,如作用时间的延长和治疗遍数的重复,可以显著加重皮肤的损伤及愈合时间。此外,治疗功率的增加也会增加治疗强度。

2) 带套筒的定点治疗头：治疗时与皮肤表面紧密接触,其热效应强,剥脱效应弱。射频作用时间建议为 0.4～0.6 秒。机制是,治疗时以射频治疗的热源为主,等离子体放电产生的气化性剥脱作用弱。但随着治疗功率、持续时间的增加均可以加大治疗强度,延迟愈合。

微等离子体射频技术的热效应形式多种多样(表 3-5-1),其与操作手法及参数选择的个人经验有关,需要操作者严格按照流程,认真学习后反复练习。此外,还要根据瘢痕的具体情况,认真分析,以满足临床上对多种不同类型瘢痕的优化治疗。

各参数调整的顺序为：①功率；②曝光时间(定点)或相位档级(滑动)；③治疗遍数。注意：调整的变量尽量控制在 1 个。

(4) 治疗头与皮肤接触的按压力度：滑动治疗头,应轻贴皮肤,建议以 6cm/s 的速度滑动(图 3-5-6A)；带套筒的治疗头,应紧贴皮肤,有利于减少气化性剥脱,增加热效应(图 3-5-6B)；不带套筒的治疗

头,要与皮肤保持 1 mm 间距,有利于微等离子体的产生和放电(图 3-5-6C),故剥脱性效应强于热效应。

(5) 治疗头使用顺序：各种治疗头可以相互结合、补充使用,再配合"Impact 技术"的药物导入,更为瘢痕的治疗增添了手段。治疗顺序：先定点治疗,后滑动治疗,再进行药物导入。

(6) 治疗疗程和治疗间隔：4～6 次为一个疗程；治疗间隔时间 6～8 周。

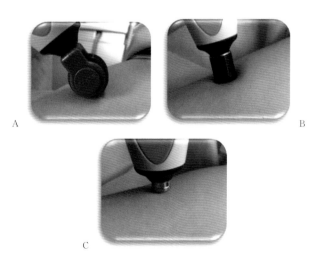

图 3-5-6　治疗头与皮肤接触的按压力度。A.滑动治疗头轻贴皮肤；B.带套筒的治疗头紧贴皮肤；C.不带套筒的治疗头与皮肤保持 1 mm 间距

■ （五）治疗后注意事项及创面护理

（1）红斑及灼伤感可能会持续 2 天，1～2 天后开始结痂，结痂自然脱落时间为 1 周。结痂脱落前不可人为用外力去除痂皮，否则局部会留下红斑或色素沉着。

（2）保持创面干燥，为预防感染，治疗后 5～7 天治疗部位避免沾水。正常创面的愈合时间是 5～10 天。

（3）术后使用抗生素药膏可以有效避免感染。对曾有疱疹病毒感染史的患者给予抗病毒药物治疗 2 周。

（4）促进创面愈合，外涂表皮生长因子。

（5）加强术后护理，如果术后护理不当可能引起感染及瘢痕增生。

（6）严格防晒：痂皮脱落后避免日晒，否则可能留下色素沉着。建议使用 SPF30 以上的防晒霜。

（7）恢复期间的 2～4 周内，不宜接受其他激光治疗。

（8）治疗后 2 个月开始见效，其间如有色素沉着、瘢痕轻度增生属正常现象，一般在 3 个月内消退。如果有这些反应，建议等待 3 个月后再治疗。极个别患者的色素沉着及瘢痕增生不能自行消退，需采用更加积极的治疗手段进行干预。

（9）术后进行抗瘢痕治疗，如外涂药膏等。

四、微等离子体技术治疗瘢痕的并发症及其防治

1. 术中出现的疼痛不适感·治疗过程中的刺痛和烧灼感显著，可外用复方利多卡因乳膏等表面麻醉药，通过透皮吸收来减轻治疗中的不适。对于难以耐受疼痛的患者，也可采用利多卡因局部浸润麻醉或神经阻滞麻醉。对于较为不合作的患儿，可选用全身麻醉或静脉全身麻醉来增加治疗的安全性。

2. 术后治疗区域水肿、红斑·对于轻度的红斑、水肿，无明显渗液，可即刻给予修复面膜外敷、修复精华液或生长因子外喷；对于中、重度红斑水肿，

术后出现明显渗液、渗血，一般外用抗生素软膏或凝胶防止感染，如红霉素眼药膏、莫匹罗星软膏（百多邦）等。一般 1～3 天治疗区会干燥结痂，避免搔抓和强行揭开痂皮。

3. 近期并发症

（1）治疗区域急性感染：发生率并不高，大多发生于治疗参数过强、治疗区创面过大、非暴露部位或术后护理不当等患者。可局部外用抗生素膏剂，严重者可口服抗生素等。

（2）诱发痤疮的暴发：俗称"爆痘"，一般不需要特殊处理，2 周后自行好转。

（3）诱发单纯性疱疹：对于有单纯疱疹病毒感染史的患者，可以口服两周抗病毒药物预防。

（4）炎症后色素沉着（PIH）：在 Fitzpatrick 皮肤Ⅲ型和Ⅳ型以上的较深肤色的患者中，发生率少于超脉冲 CO_2 点阵激光治疗后患者。一旦出现色素沉着，应外涂 3%～4% 氢醌乳膏，口服维生素 C 等，注意防晒，并且推迟第二次治疗时间，待色素沉着完全恢复后再治疗。

4. 远期并发症

（1）瘢痕形成：一般与激光治疗剂量过高、术后感染有关。

（2）色素异常：较少见。

通常情况下，可以通过修复期时长来判断治疗的并发症发生率，以便早期预防。

（1）一级：4～9 天，正常，没有色素沉着和瘢痕。

（2）二级：10～14 天，色素沉着概率 30%～50%，瘢痕概率 4%～19%。

（3）三级：14～21 天，色素沉着概率 60%～70%，瘢痕概率 30%～35%。

（4）四级：21 天以上，色素沉着概率 80%～100%，瘢痕概率 50%～100%。

修复期控制原则如下。

（1）常规建议控制在一级范围内。

（2）若效果不明显，同时患者又愿意接受较激进的治疗，可调整功率或曝光时间或档级或遍数。

修复期可允许达到二级，但需要做好出现色素沉着的准备。

（3）不建议修复期达到三级或四级。

五、小 结

等离子体技术不像激光治疗那样依赖于选择性光热作用，它不需要和皮肤的色基相互作用，故术后色素沉着的发生率低，对改善面部的瘢痕、皮肤色素异常及面部年轻化等是一个有效的方式。术后的组织学分析证实有新胶原的生成和真皮结构的重塑。

等离子体技术治疗瘢痕具有以下优点。

（1）操作快捷，简便易行。

（2）减少并发症红斑和色素沉着的发生率。

（3）作为药物导入的手段。

（4）治疗间期短，一般间隔 1.5 个月可再次治疗。

但是由于受等离子体所能达到的治疗深度的限制，对于较厚的增生性瘢痕或较深的外伤后瘢痕，难以达到理想的治疗效果。目前，在微等离子体治疗的单次能量、治疗次数及联合治疗方面等仍需进行探索，以期待等离子体在更宽的领域得到应用。

（房 林 王连召 武晓莉）

第六节·微针及黄金微针治疗

微针早在 1998 年被应用于透皮给药系统，2005 年开始被应用于医美领域。经过近 20 年的发展，从早期的机械滚针发展到现在的射频微针，近几年国内外已经有大量的文献报道微针在面部年轻化治疗方面的案例，其疗效和安全性得到了一致的肯定。本节将以半岛的黄金射频微针为代表进行详述。射频微针被应用于瘢痕治疗的基本原理是通过机械通道刺激、透皮给药及热量局限损伤真皮层，激活胶原新生及重建，从而改善凹陷性瘢痕、妊娠纹。最大的优点是微针采用绝缘与非绝缘设计，可以保护表皮组织，减少色素沉着发生的风险。

一、适应证

凹陷性瘢痕、妊娠纹。

二、禁忌证

妊娠期；皮肤肿瘤、活动性皮肤疾病患者；心脏起搏器或金属物植入者；严重心肺疾病或传染病患者；不适宜使用麻醉剂者；瘢痕体质者；出血性疾病等患者。

三、具体操作

■ （一）操作流程

操作流程见图 3-6-1。

■ （二）操作注意事项

（1）微针与皮肤平面垂直，进针，等射频能量完全输出后方可提起。

（2）深度不宜过浅，按压力度适中，以免引起表皮灼伤，导致术后色素沉着。

（3）能量不宜追求过大，在患者疼痛承受范围内即可。

（4）术中需要即刻涂抹生长因子等药物。

（5）治疗不同部位时需要对微针进针深度进行微调。

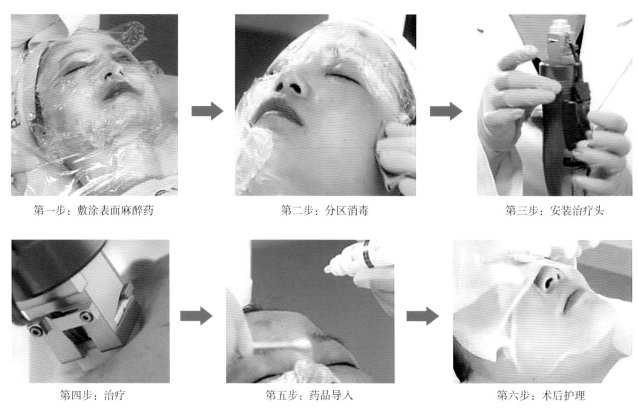

第一步：敷涂表面麻醉药　　　　第二步：分区消毒　　　　第三步：安装治疗头

第四步：治疗　　　　第五步：药品导入　　　　第六步：术后护理

图 3-6-1　面部微针治疗的安装和操作流程

四、术后注意事项

（1）术后即刻使用常温修复面膜 30 分钟左右。

（2）补水、防晒；治疗部位在术后 24 小时内需避水。

（3）治疗后 3 天使用无菌修复药品。

典型案例

病例一·女性患者，30 岁，凹陷性痤疮瘢痕。微针治疗参数：能量 6 W，脉宽 600 ms，治疗深度 1.4～1.8 mm（图 3-6-2）。

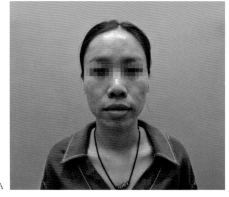
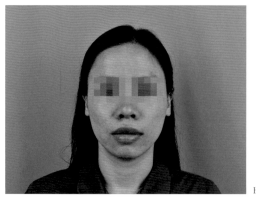

图 3-6-2　凹陷性痤疮瘢痕的微针治疗病例一。A.治疗前；B.3 次治疗后

病例二·女性患者，25岁，凹陷性痤疮瘢痕。微针治疗参数：能量6 W，脉宽400 ms，治疗深度1.5～1.8 mm(图3-6-3)。

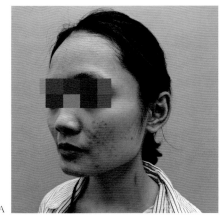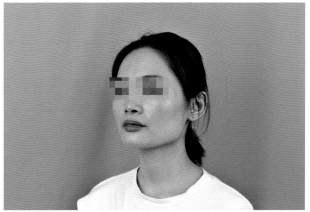

图3-6-3　凹陷性痤疮瘢痕的微针治疗病例二。A.治疗前；B.2次治疗后

病例三·男性患者，32岁，凹陷性痤疮瘢痕。微针治疗参数：能量8 W，脉宽400 ms，治疗深度1.3～2.0 mm(图3-6-4)。

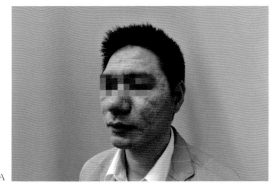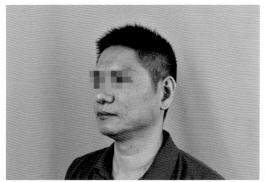

图3-6-4　凹陷性痤疮瘢痕的微针治疗病例三。A.治疗前；B.4次治疗后

病例四·女性患者，38岁，产后4年，腹部皮肤白纹。微针治疗参数：能量8 W，脉宽600 ms，治疗深度2.2～2.6 mm(图3-6-5)。

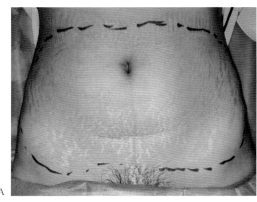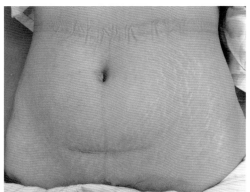

图3-6-5　女性妊娠纹的微针治疗病例一。A.治疗前；B.1次治疗后27天

病例五 · 女性患者,28 岁,产后 5 个月,腹部皮肤出现紫红色纹理。治疗参数：能量 8 W,脉宽 600 ms,治疗深度 2.3～2.5 mm(图 3 - 6 - 6)。

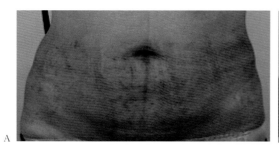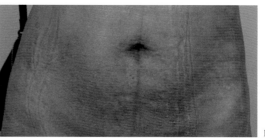

图 3 - 6 - 6　女性妊娠纹的微针治疗病例二。A.治疗前;B.3 次治疗后 6 个月

Q&A

Q: 射频微针治疗时参数如何选择?

A: 治疗时参考厂家推荐的参数,根据患者的实际疼痛感进行微调。对于凹陷性瘢痕(痤疮、妊娠纹),在深度上需分层次治疗,对凹陷明显的需配合 1 ml 注射器针头进行皮下剥离。

Q: 射频微针治疗中涂抹的生长因子药物有哪些?

A: 可以是成纤维生长因子或富血小板血浆(platelet rich plasma,PRP)。

Q: 射频微针治疗的时间间隔多久? 一般需要治疗几次?

A: 时间间隔 1 个月左右。一般需要 3～5 次治疗。

Q: 热刺激是否会导致色素沉着?

A: 治疗时需遵循严格防晒、操作得当、治疗深度不宜过浅的原则,否则会导致色素沉着。

(王海珍)

第七节 · 光纤治疗

光纤治疗是一种非手术治疗肥厚性瘢痕的新技术。利用半导体体(激光)光热溶解理论,用一根直径 0.2～0.6 mm 的细管,内含激光光纤,在可视光的指导下准确进入瘢痕组织中,通过设备输出的激光能量,对瘢痕组织直接起到消融作用。消融后的组织会产生液体,通过外力挤压经针孔排出体外,剩余部分会被人体代谢吸收。光电能量在消融瘢痕组织的同时还能封闭瘢痕内的新生血管,减少组织供血量,造成组织缺氧和养分缺失,导致瘢痕中成纤维细胞凋亡和胶原纤维降解,从而达到瘢痕变软变平、色素消退的治疗目的。光纤治疗是在局部麻醉下完成的微创治疗,由于激光可以将接触的小血管凝固,因此肿胀、出血及瘀伤轻微,恢复时间快。

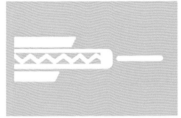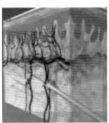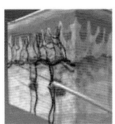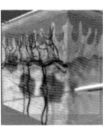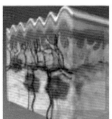

传统激光：光的发散角较小，光热温度高度集中，容易碳化，且作用面积有限，手术时间长。

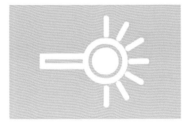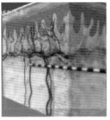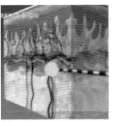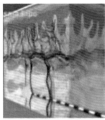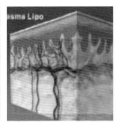

光纤热塑：360°广角光热扩散，光热温度均匀，不易碳化，且作用面积广泛，手术时间比传统激光手术相对缩短2~3倍。

图 3-7-1　半导体体激光和传统激光的区别

一、适应证

厚度高于 3 mm 以上的大面积肥厚性瘢痕。

二、禁忌证

（1）糖尿病及高血压患者。

（2）治疗区及邻近区域有感染病灶者。

（3）厚度低于 3 mm 以下的瘢痕。

（4）精神不正常或近期有精神创伤史者。

（5）妊娠期或哺乳期女性。

三、设　备

光纤治疗瘢痕采用的是光纤热塑半导体激光，波长 980 nm，功率 15～30 W，输出模式为连续、脉冲和重复脉冲，脉宽 10 μs～3 s，脉冲频率 0.2～20 kHz，传输系统为医用光纤 400 um、600 um，指示光为红色半导体激光 635 nm，控制模式为单键飞梭。传统的光纤激光，其光热聚集、光的发散角较窄，在临床上容易导致作用面积小、光热温度难以控制，使手术时间减慢，易产生碳化现象。半导体体激光技术的光热温度均匀、光的发散角呈 360°，非常安全，不存在碳化现象（图 3-7-1）。

四、具体操作

1. 第一步消毒·局部常规消毒，无菌操作。

2. 第二步麻醉·对于厚度在 3～5 mm 的瘢痕，选择瘢痕内注射局部麻醉，用 0.5% 利多卡因直接进行瘢痕内注射，注射层次在瘢痕厚度的中心点，可致瘢痕组织水肿，有利于光纤在瘢痕内行走操作；对于厚度在 5 mm 以上的大面积瘢痕，要选择肿胀麻醉，肿胀麻醉的止痛效果好，术中患者基本无痛，麻醉时效长；对于较薄但面积较大的瘢痕，可以采用先皮下肿胀麻醉再加瘢痕内注射局部麻醉的混合方法，以提高光纤操作的准确度。

3. 第三步治疗·根据瘢痕质地的软硬程度选择光纤能量参数。常用功率为 5～8 W，如果瘢痕质地硬，则选择的光纤能量高，反之则低。能量调节以光纤可以在瘢痕内顺畅穿行为标准。

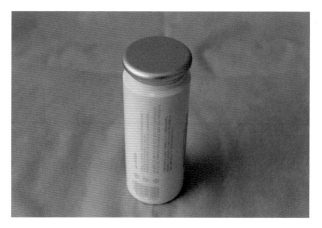

图 3-7-2　冰敷棒(使用前需进行环氧乙烷灭菌)

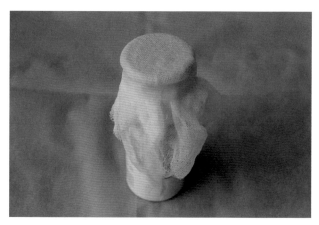

图 3-7-3　冰敷棒(使用时再用湿无菌纱布包裹)

选择治疗部位进针点,在瘢痕边缘进针,操作深度以达瘢痕的二分之一处为准。对大面积瘢痕操作时需做分区标识,能量开启前先用光纤头插入到操作部位,开启后采用快速移动穿插手法开始操作。要求光纤头的穿插方向和瘢痕平面平行,以进针点为轴向周围组织扇形穿插移动,匀速穿插,不能停留。当光纤头后退至进针孔时松开脚踏板开关,关闭能量。按治疗部位的标识区域有序操作,直至整个区域治疗完成。治疗过程中及时用无菌冰棒对治疗部位进行冰敷降温,以降低光纤热能对表面皮肤的损伤(图 3-7-2 和图 3-7-3)。

操作完成后将纱布卷成圆柱形,在光纤操作范围用手掌推动纱布卷向针眼方向滚动挤压渗出液,不可用力过大。注意:初次治疗后挤压排液时的滚动速度要快,挤出渗液后尽快加压包扎。

治疗结束后碘伏消毒术区,用无菌敷料覆盖治疗区域,用弹力绷带加压包扎。每天常规换药,直至渗出液消失。

五、技术优势

(1)对大面积瘢痕患者采用光纤治疗,可以减少药物注射时激素的使用量,降低药物副作用对身体健康的影响。

(2)治疗大面积肥厚性瘢痕时,如果采用植皮、皮肤扩张器、转移皮瓣等方法,会造成正常皮肤的损伤,新的皮肤损伤往往会带来新的瘢痕增生。光纤治疗属于瘢痕原位治疗,可避免手术治疗带来的风险。

(3)治疗过程中创伤小,恢复期短,不影响患者的正常生活。

六、操作注意事项

(1)对每个治疗部位不要重复消融。

(2)光纤头穿刺时手法要迅速,以表皮的瞬间温度不超过 50 ℃ 为宜。

(3)治疗操作期间密切关注皮肤温度,当温度增高时,要及时予以冰敷,以避免造成皮肤表面损伤。

(4)术后口服抗生素 3~5 天。

(5)每天常规换药,直至渗出液消失。

(6)停止渗液后建议外贴硅胶垫(图 3-7-4)或使用压力衣加压辅助治疗。

(7)每间隔 30 天治疗 1 次,直至瘢痕平整。

(8)密切观察瘢痕恢复情况,如果发现瘢痕有复发现象,应及时配合浅层 X 线照射治疗。

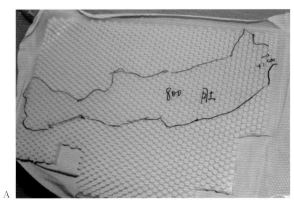
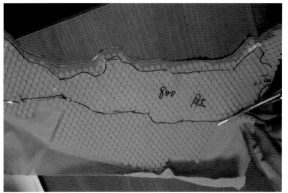

图 3-7-4 光纤治疗后外贴硅胶垫。A.设计;B.修剪

典型病例

病例一・男性患者,23 岁,双侧颌下、颈部瘢痕增生,伴有痒痛症状(图 3-7-5A)。曾行药物注射、激光、口服中药等治疗,无效,并且持续增生。查体:患者双侧颌下及颈部呈不规则状增生性瘢痕,厚度 0.5~2 cm,色红,质硬,有触痛感。采用光纤治疗 5 次后(图 3-7-5B),大面积增生瘢痕吸收变软,厚度变薄。光纤治疗的同时配合瘢痕内药物注射,药物配比:曲安奈德(1 ml)、5-氟尿嘧啶(0.2 ml)、利多卡因(2 ml),每个月治疗 1 次,共注射 6 次。瘢痕平复后行浅层 X 线放射治疗。随访 3 年,瘢痕未再增生(图 3-7-5C)。

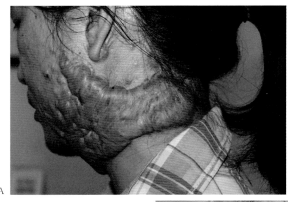
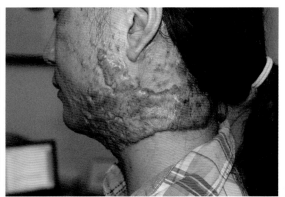
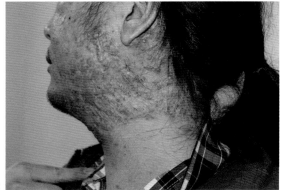

图 3-7-5 双侧颌下、颈部瘢痕的光纤治疗。A.治疗前;B.光纤治疗 5 次后;C.药物注射 6 次后

病例二 · 女性患者,54岁。20岁时左肩部无明显诱因下出现瘢痕增生,曾行手术切除,术后6个月切口隆起,于2012年再次手术切除,术后瘢痕再次复发并加重。2015年行药物注射治疗,无明显疗效(图3-7-6A)。查体:左侧肩胛区可见一不规则形增生瘢痕,边缘色红,厚度约1.0 cm,质韧,触痛明显。采用光纤治疗3次(图3-7-6B),后期配合瘢痕内药物注射治疗,药物配比:曲安奈德(1 ml)、5-氟尿嘧啶(0.2 ml)、利多卡因(2 ml),再配合浅层X线放射治疗,瘢痕趋于扁平,变软(图3-7-6C)。随访两年,未出现复发迹象。

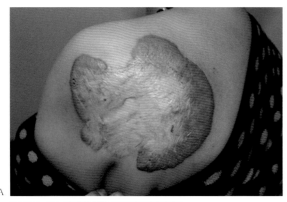
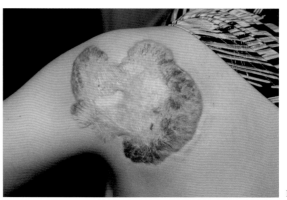
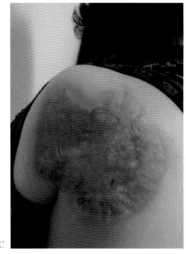

图3-7-6　肩胛区增生性瘢痕的光纤治疗。A.治疗前;B.光纤治疗3次后;C.浅层X线放射治疗后

七、小　结

目前,大面积肥厚性瘢痕的治疗多采用植皮、皮瓣移植、扩张器等手术方法,手术治疗往往存在供皮区及切口处形成瘢痕和瘢痕增生的风险。也有采用药物注射的方法治疗肥厚性瘢痕,但药物注射治疗不仅周期长、副作用大,而且对于面积大、严重增生的瘢痕疗效不佳。光纤治疗较上述两种方法的优势是创伤小、操作简便、不影响患者正常生活。如果光纤治疗协同药物注射和浅层X线放射治疗,则效果更理想,该方法亦是解决大面积肥厚性瘢痕的一种行之有效的综合治疗方法。因光纤技术属于新型治疗技术,其临床应用还需进一步探讨和总结经验。

(孙便友)

参考文献

[1] 金岩,董蕊.皮肤干细胞的生物学特点与应用研究[J].基础医学与临床,2005(10):16-20.

［2］雷颖,李石峰,喻亿玲,等.不同超脉冲二氧化碳点阵激光模式联合治疗面颈部增生性瘢痕的临床效果［J］.中华烧伤杂志,2016,32(08)：474－478.

［3］雷颖,王琼,谭军.湿润烧伤膏对超脉冲 CO_2 点阵激光干预兔耳浅表性瘢痕真皮-表皮连接区组织学的影响［J］.中华医学美学美容杂志,2017,23(02)：125－128.

［4］李勤,吴溯帆.激光整形美容外科学［M］.杭州：浙江科学技术出版社,2012：34,120－121.

［5］柳逸.微等离子束治疗增生性瘢痕的临床研究［J］.上海交通大学,2015.

［6］谭军.对 JAMA 瘢痕激光治疗共识的评述［J］.中国美容整形外科杂志,2016,27(07)：388－391.

［7］谭军.激光皮肤再生美容［M］.长沙：湖南科学技术出版社,2014：143－144.

［8］谭军.激光治疗瘢痕的现状与展望［J］.中国美容医学,2017,26(02)：1－4.

［9］谭军,雷颖,李高峰,等.超脉冲 CO_2 点阵激光干预兔耳浅表性瘢痕的原位再生［J］.中国组织工程研究,2013,17(02)：228－234.

［10］谭军,李波,李高峰,等.点阵二氧化碳激光治疗各类瘢痕的疗效评价［J］.中华损伤与修复杂志(电子版),2010,5(05)：578－582.

［11］谭军,李高峰.激光创面修复［J］.中国烧伤创疡杂志,2008(01)：30－32.

［12］谭军,李高峰,吴东辉,等.点阵激光治疗面颈部浅表性瘢痕疗效观察［J］.中国美容医学,2008(10)：1508－1509.

［13］徐芳.李大铁.激光治疗病理性瘢痕的进展［J］.中国激光医学杂志,2008,17(06)：434－437.

［14］杨军,惠捷,徐红.MEBO 与红霉素眼膏治疗 CO_2 激光创面的疗效分析［J］.中国烧伤创疡杂志,2008,20(04)：314－316.

［15］张刚,谭军,李高峰.激光治疗瘢痕的特征［J］.中国组织工程研究与临床康复,2007(09)：1727－1729,1754.

［16］Al-Mohamady Ael S,Ibrahim SM,Muhammad MM. Pulsed dye laser versus long-pulsed Nd：YAG laser in the treatment of hypertrophic scars and keloid：a comparative randomized split-scar trial［J］. J Cosmet Laser Ther,2016,18(4)：208－212.

［17］Arno AI,Gauglitz GG,Barret JP,et al. Up-to-date approach to manage keloids and hypertrophic scars：a useful guide［J］. Burns,2014,40(7)：1255－1266.

［18］Azzam OA,Bassiouny DA,El-Hawary MS,et al. Treatment of hypertrophic scars and keloids by fractional carbon dioxide laser：a clinical,histological,and immunohistochemical study［J］. Lasers Med Sci,2016,31(1)：9－18.

［19］Bhatnagar S,Dave K,Venuganti VVK. Microneedles in the clinic［J］. J Control Release,2017,260：164－182.

［20］Cho SB,Lee SJ,Kang JM,et al. The efficacy and safety of 10,600-nm carbon dioxide fractional laser for acne scars in Asian patients［J］. Dermatol Surg,2009,35(12)：1955－1961.

［21］Cho SI,Chung BY,Choi MG,et al. Evaluation of the clinical efficacy of fractional radiofrequency microneedle treatment in acne scars and large facial pores［J］. Dermatol Surg,2012,38(7 Pt 1)：1017－1024.

［22］Cotsarelis G,Kaur P,Dhouailly D,et al. Epithelial stem cells in the skin：definition,markers,localization and functions［J］. Exp Dermatol,1999,8(1)：80－88.

［23］Del Toro D,Dedhia R,Tollefson TT. Advances in scar management：prevention and management of hypertrophic scars and keloids［J］. Curr Opin Otolaryngol Head Neck Surg,2016,24(4)：322－329.

［24］Ding JP,Fang L,Wang LZ. The use of micro-plasma radiofrequency technology in secondary skin graft contraction：2 case reports［J］. J Cosmet Laser Ther,2015,17(6)：301－303.

［25］Edkins RE,Hultman CS,Collins P,et al. Improving comfort and throughput for patients undergoing fractionated laser ablation of symptomatic burn scars［J］. Ann Plast Surg,2015,74(3)：293－299.

［26］El-Zawahry BM,Sobhi RM,Bassiouny DA,et al. Ablative CO_2 fractional resurfacing in treatment of thermal burn scars：an open-label controlled clinical and histopathological study［J］. J Cosmet Dermatol,2015,14(4)：324－331.

［27］Farkas JP,Richardson JA,Brown SA,et al. TUNEL assay to characterize acute histopathological injury following treatment with the active and deep FX fractional short-pulse CO_2 devices［J］. Aesthet Surg J,2010,30(4)：603－613.

［28］Finnerty CC,Jeschke MG,Branski LK,et al. Hypertrophic scarring：the greatest unmet challenge after burn injury［J］. Lancet,2016,388(10052)：1427－1436.

［29］Giordano CN,Ozog D. Microstructural and molecular considerations in the treatment of scars with ablative fractional lasers［J］. Semin Cutan Med Surg,2015,34(1)：7－12.

［30］Gokalp H.Evaluation of nonablative fractional laser treatment in scar reduction［J］. Lasers Med Sci,2017,32(7)：1629－1635.

［31］Gonzalez MJ,Sturgill WH,Ross EV,et al. Treatment of acne scars using the plasma skin regeneration (PSR) system［J］. Lasers Surg Med,2008,40(2)：124－127.

［32］Hultman CS,Edkins RE,Wu C,et al. Prospective,before-after cohort study to assess the efficacy of laser therapy on hypertrophic burn scars［J］. Ann Plast Surg,2013,70(5)：521－526.

［33］Jang JU,Kim SY,Yoon ES,et al. Comparison of the effectiveness of ablative and non-ablative fractional laser treatments for early stage thyroidectomy scars［J］. Arch Plast Surg,2016,43(6)：575－581.

［34］Khansa I,Harrison B,Janis JE. Evidence-Based Scar Management：How to Improve Results with Technique and Technology［J］. Plast Reconstr Surg,2016,138(3 Suppl)：165S－178S.

［35］Kim HS,Lee JH,Park YM,et al. Comparison of the effectiveness of nonablative fractional laser versus ablative fractional laser in thyroidectomy scar prevention：a pilot study［J］. J Cosmet Laser Ther,2012,14(2)：89－93.

［36］Lee YB,Lee JY,Ko HR,et al. Combination therapy using fractional micro-plasma radio-frequency treatment followed by a drug delivery system with a sonotrode in Korean patients［J］. J Cosmet Laser Ther,2013,15(1)：34－36.

［37］Lei Y,Li SF,Yu YL,et al. Clinical efficacy of utilizing Ultrapulse CO_2 combined with fractional CO_2 laser for the treatment of hypertrophic scars in Asians: a prospective clinical evaluation [J]. J Cosmet Dermatol, 2017,16(2): 210 – 216.

[38] Li X, Fang L, Huang L. In vivo histological evaluation of fractional ablative microplasma radio frequency technology using a roller tip: an animal study [J]. Lasers Med Sci, 2015,30(9): 2287 – 2294.

[39] Lu W, Wu P, Zhang Z, et al. Curative effects of microneedle fractional radiofrequency system on skin laxity in Asian patients: a prospective, double-blind, randomized, controlled face-split study [J]. J Cosmet Laser Ther, 2017,19(2): 83 – 88.

[40] Makboul M, Makboul R, Abdelhafez AH, et al. Evaluation of the effect of fractional CO_2 laser on histopathological picture and TGF-beta1 expression in hypertrophic scar [J]. J Cosmet Dermatol, 2014,13(3): 169 – 179.

[41] Manuskiatti W, Pattanaprichakul P, Inthasotti S, et al. Thermal response of in vivo human skin to fractional radiofrequency microneedle device [J]. Biomed Res Int, 2016,2016: 6939018.

[42] Nouri K, Elsaie ML, Vejjabhinanta V, et al. Comparison of the effects of short- and long-pulse durations when using a 585-nm pulsed dye laser in the treatment of new surgical scars [J]. Lasers Med Sci, 2010,25(1): 121 – 126.

[43] Nowak KC, Mccormack M, Koch RJ. The effect of superpulsed carbon dioxide laser energy on keloid and normal dermal fibroblast secretion of growth factors: a serum-free study [J]. Plast Reconstr Surg, 2000,105(6): 2039 – 2048.

[44] Ogawa R, Akaishi S, Kuribayashi S, et al. Keloids and Hypertrophic Scars Can Now Be Cured Completely: Recent Progress in Our Understanding of the Pathogenesis of Keloids and Hypertrophic Scars and the Most Promising Current Therapeutic Strategy [J]. J Nippon Med Sch, 2016,83(2): 46 – 53.

[45] Ryu HW, Kim SA, Jung HR, et al. Clinical improvement of striae distensae in Korean patients using a combination of fractionated microneedle radiofrequency and fractional carbon dioxide laser [J]. Dermatol Surg, 2013,39(10): 1452 – 1458.

[46] Sasaki GH, Travis HM, Tucker B. Fractional CO_2 laser resurfacing of photoaged facial and non-facial skin: histologic and clinical results and side effects [J]. J Cosmet Laser Ther, 2009,11(4): 190 – 201.

[47] Slack JM. Stem cells in epithelial tissues [J]. Science, 2000,287(5457): 1431 – 1433.

[48] Sorkin M, Cholok D, Levi B. Scar management of the burned hand [J]. Hand Clin, 2017,33(2): 305 – 315.

[49] Suh DH, Lee SJ, Lee JH, et al. Treatment of striae distensae combined enhanced penetration platelet-rich plasma and ultrasound after plasma fractional radiofrequency [J]. J Cosmet Laser Ther, 2012,14(6): 272 – 276.

[50] Tidwell WJ, Owen CE, Kulp-Shorten C, et al. Fractionated Er : YAG laser versus fully ablative Er : YAG laser for scar revision: Results of a split scar, double blinded, prospective trial [J]. Lasers Surg Med, 2016,48(9): 837 – 843.

[51] Trelles MA, Garcia L, Rigau J, et al. Pulsed and scanned carbon dioxide laser resurfacing 2 years after treatment: comparison by means of scanning electron microscopy [J]. Plast Reconstr Surg, 2003,111(6): 2069 – 2078; discussion 2079 – 2081.

[52] Van Drooge AM, Vrijman C, Van Der Veen W, et al. A randomized controlled pilot study on ablative fractional CO_2 laser for consecutive patients presenting with various scar types [J]. Dermatol Surg, 2015,41(3): 371 – 377.

[53] Vejjabhinanta V, Wanitphakdeedecha R, Limtanyakul P, et al. The efficacy in treatment of facial atrophic acne scars in Asians with a fractional radiofrequency microneedle system [J]. J Eur Acad Dermatol Venereol, 2014,28(9): 1219 – 1225.

[54] Waibel JS, Wulkan AJ, Shumaker PR. Treatment of hypertrophic scars using laser and laser assisted corticosteroid delivery [J]. Lasers Surg Med, 2013,45(3): 135 – 140.

[55] Wang S, Mi J, Li Q, et al. Fractional microplasma radiofrequency technology for non-hypertrophic post-burn scars in Asians: a prospective study of 95 patients [J]. Lasers Surg Med, 2017,49(6): 563 – 569.

[56] Wang S, Mi J, Li Q, et al. Fractional microplasma radiofrequency technology for non-hypertrophic post-burn scars in Asians: a prospective study of 95 patients [J]. Lasers Surg Med, 2017,49(6): 563 – 569.

[57] Willows BM, Ilyas M, Sharma A. Laser in the management of burn scars [J]. Burns, 2017,43(7): 1379 – 1389.

[58] Xin F, Li-Hong L, Alexiades-Armenakas M, et al. Histological and electron microscopic analysis of fractional micro-plasma radio-frequency technology effects [J]. J Drugs Dermatol, 2013,12(11): 1210 – 1214.

[59] Yang JH, Shim SW, Lee BY, et al. Skin-derived stem cells in human scar tissues: a novel isolation and proliferation technique and their differentiation potential to neurogenic progenitor cells [J]. Tissue Eng Part C Methods, 2010,16(4): 619 – 629.

[60] Yu S, Li H. Microplasma radiofrequency technology combined with triamcinolone improved the therapeutic effect on Chinese patients with hypertrophic scar and reduced the risk of tissue atrophy [J]. Ther Clin Risk Manag, 2016,12: 743 – 747.

[61] Zadkowski T, Nachulewicz P, Mazgaj M, et al. A new CO_2 laser technique for the treatment of pediatric hypertrophic burn scars: an observational study [J]. Medicine (Baltimore), 2016,95(42): e5168.

第四章
瘢痕性色素改变的治疗

皮肤创伤或感染后形成的瘢痕性色素改变在临床比较常见,其中主要以萎缩性瘢痕伴色素沉着或伴色素脱失为主。位于面颈部和四肢等暴露部位的瘢痕性色素改变影响患者的容貌和社交,患者往往求治心切。随着人们对外观容貌恢复要求的不断提高,瘢痕性色素改变的治疗和预防已成为不容忽视的重要问题。

一、病因及形成机制

色素沉着是指表皮或真皮中含有的黑色素密度高于正常水平。色素脱失指任何原因造成的表皮内黑色素部分或全部缺失。瘢痕性色素异常是一种获得性皮肤改变,烧、烫伤是其形成最为常见的原因之一。Wai Sun Ho 等报道烧伤后色素异常占住院烧伤患者的30%。浅度烧、烫伤愈合后易引起色素沉着,一般无明显瘢痕,有时也可表现为色素脱失。深度烧伤往往累及皮肤全层及皮下脂肪组织,可与深部组织如肌肉、肌腱、神经等紧密粘连,此时往往因色素脱失形成以脱色素为主的萎缩性瘢痕。色素沉着也是临床中皮肤移植术后的常见并发症,在移植刃厚皮片时更为明显。放射性损伤或化学药品腐蚀创面愈合后多有色素脱失,或者色素脱失和色素沉着混杂存在。

瘢痕性色素改变的本质是黑色素的增多或减少。皮肤黑色素的代谢过程非常复杂,并且受多种因素影响。尽管目前市场上大多数的美白制剂是通过抑制酪氨酸酶的活性而发挥作用,除此以外还有其他作用机制也能调控黑色素的生成,从而影响肤色。目前,确切的机制尚未完全阐明,一般认为可能与皮肤损伤后血液循环不良、局部炎症刺激、理化因素致局部代谢功能紊乱等因素有关。此外,烧伤后皮肤微循环异常改变、回流障碍、血管襻数减少、血流淤积等也可能是色素沉着加深的重要因素。瘢痕性色素脱失产生的机制则是由于黑素细胞的受损或丧失,导致皮肤色素脱失,也可由色素沉着转变而来,往往是一种永久性改变。

二、临床表现

烧伤后色素沉着在有色人种中更为常见。浅度烧伤后色素沉着,表现为创面色泽加深变为浅褐色或棕色,经紫外线照射后可加重色素沉着,呈斑片状,大多随时间逐步减退,可发生在全身各处。

烧伤后色素脱失常发生在深度烧伤愈合后,常见部位为手、腕、头颈、足和脚踝等。瘢痕性色素脱失表现为瘢痕局部血管减少,颜色呈白色,表皮薄,不能耐受摩擦和负重,易引起破溃,破溃后可形成经久不愈的慢性溃疡。色素减退性瘢痕由于黑色素缺乏致使其抵御紫外线的能力降低，从而增加了与紫外线辐射相关的皮肤损伤的风险，更易发生皮肤恶性肿瘤和晒伤等。

三、瘢痕性色素异常的评估与诊断

临床常用的肤色评估方法为 Fitzpatrick 分型，被认为是评估肤色的金标准。根据皮肤对一定剂量的日光照射后产生的红斑和色素及其程度，将肤色分为 Ⅰ～Ⅵ型。此法简单实用，但对创伤引起的皮肤色素改变的适用性不够。Roberts 皮肤分类系统由四个部分组成，分别是 Fitzpatrick 分级、Robert 色素沉着分级、Roberts 瘢痕分级、Glogaup 皮肤老化分级，更适用于评估瘢痕性色素改变。国际照明学会(英语：International Commission on illumination，法语：Commission Internationale de l'Eclairage，采用法语简称为 CIE)于 1976 年制定的 L* a* b 色彩空间(L* 轴表示亮度，a* 轴代表红-绿色轴，b* 轴为黄-蓝色轴)，用 L*、a*、b* 可准确描述自然界的任何色彩，包括皮肤颜色。Yun 等利用分光光度计测量 L* a* b 颜色，认为这种方法对色素性疾病和瘢痕的颜色评估很有价值。另外，还有 Taylor 色素沉着量表，该量表由 10 张代表不同肤色的比色卡片组成，每张色卡上又印有由浅到深的 10 个等级，由此共有 100 个等级，之后根据反馈意见，简化为 15 个等级。

数码图像分析是目前皮肤色素研究的常用方法。通过数码相机获得图像，并以图像分析软件进行分析。但数码图像分析必须克服很多因素的影响，如相机性能、照明条件、背景颜色等。非可见光测量方法，如红外线成像等，可不受照明条件、阴影甚至化妆等的影响，但昂贵的设备及复杂的操作限制了其实际的应用。

四、瘢痕性色素改变的治疗

皮肤瘢痕性色素改变易影响患者的容貌，常带给患者很大的精神痛苦，因此对这类问题应予以重视并积极治疗。瘢痕性色素沉着的治疗多采用外用药物、光电、射频或手术等方法，而对瘢痕性色素脱失则主要采用手术治疗。

■ (一)外用药物治疗

理想的去色素类药物应选择性作用于黑素细胞，无明显副作用。已报道用于去色素的药物种类繁多，在黑色素产生及降解的各个环节发挥不同的作用。临床使用较多的去色素药物是氢醌、维生素 A 酸等。

1. 氢醌乳膏·氢醌是临床常用的脱色制剂，其作用机制为抑制酪氨酸转化为 3,4-二羟基丙氨酸，从而抑制黑色素的合成。局部应用氢醌能够降低皮肤色素的合成，短期应用其脱色效应为可逆性，但长期使用则不可逆。

使用方法：多采用 2%～5% 的氢醌乳膏(千百)外用，早晚各 1 次，疗程 5～6 个月。当病变颜色恢复至正常肤色时，应逐渐减量。如果治疗 2 个月后仍未出现色素变浅的效果，则应停药。氢醌治疗的有效率约 70%，其作用机制明确，但存在较高的复发率且临床应用效果差异较大。不良反应主要有过敏性皮炎、外源性的褐黄病、造血系统及免疫系统的改变、指甲脱色等。

2. 维生素 A 酸·为全反式维生素 A 酸(all-trans-retinoic acid，ATRA)类外用药物，作用机制为抑制酪氨酸转录及糖基化，从而抑制黑素细胞形成，并且促进含有较多黑素颗粒的表皮(尤其角质层)剥脱和抑制黑素颗粒向角质形成细胞输送。

使用方法：使用 0.1% 维生素 A 酸外用治疗，治疗后皮损部位的色素沉着可明显减轻。细胞学检查显示皮损处表皮黑色素含量减少。临床常用 0.1% 维生素 A 酸联合 5% 氢醌及 0.1% 地塞米松组成的复方制剂治疗，可显著提高疗效，但同时会增加皮肤萎缩、毛细血管扩张及外源性黑色素沉着的风险。维生素 A 酸类药物对于真皮色素沉着的疗效不太明显，可适当联合其他方式(如激光等)治疗。

3. 丝白祛斑软膏·属于中医药制剂，包含血竭、三七、珍珠、杏仁、桃红、牵牛子(去壳)、白芷、当归、薏苡仁、白僵蚕、白蔹、黄芩和川芎等多种中药成分,其主要功效为活血化瘀、祛风消斑。现代研究发现其中某些成分,如当归可抑制酪氨酸酶活性,防止酪氨酸氧化形成黑色素。

使用方法:外用每天 2 次,60 天为 1 个疗程。

4. 其他外用药物 · 如维生素 E、壬戊二酸、对甲基苯酚等,对色素沉着也有一定的治疗效果。

5. 外用药物治疗的注意事项

(1) 首先应对药物的敏感性进行测试,可在无破损皮肤涂用 24 小时,如出现用药部位瘙痒、水疱或特殊的炎症反应,则不宜使用外用药物。

(2) 治疗过程中应严格防晒,推荐使用 SPF ≥ 30 的防晒霜。

■ (二)光电射频治疗

近年来,随着激光治疗技术的不断发展,在临床应用中因其安全可靠、不良反应少且利于推广,为瘢痕性色素沉着的治疗提供了一种新的选择。根据选择性光热理论,600~1 200 nm 的激光可被黑素小体吸收,引起黑素细胞及黑素小体热膨胀,破坏色素颗粒,最终被巨噬细胞吞噬及淋巴系统排出体外。

1. 微等离子体射频技术治疗 · 微等离子体(micro-plasma)射频皮肤重建技术是一种较新的技术。利用多点微单极射频技术在皮肤表面将氮气激发成微等离子体,在皮肤上产生多重、可控、微穿透的热损伤通道(直径为 80~120 μm,深度为 150 μm或更深),热通道周围的水分子高速旋转摩擦提供深层加热。单极射频产生的热效应可以深达皮下500~1 000 μm,有效加热真皮层并激活成纤维细胞,促进原有胶原降解、新生胶原分泌。同时,受热脱水的皮肤组织作为生物敷料保留,可以有效保护创口,降低感染风险,而微损伤周围的正常皮肤则有利于创面的快速愈合。

(1) 仪器设备及参数:采用以色列飞顿激光公司(Alma Lasers)制造的 Accent^pro 深蓝热塑射频治疗仪(图 4-0-1)。技术参数为:输出频率 40.68 mHz,最大输出功率为 150 W,滑动治疗头采用 in-motion

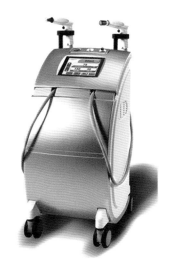

图 4-0-1 微等离子体射频技术设备

滑动治疗模式,6 排滚轮头周长 25 mm,轮宽 10 mm。

(2) 排除人群:孕期女性,有精神类疾病和瘢痕增生及瘢痕疙瘩病史者,皮肤感染、创面或皮肤炎症疾病患者,曾行皮肤磨削或激光治疗,以及 6 个月内曾使用如维生素 A 酸、氢醌等治疗色素沉着药物者。

(3) 术前准备:术前常规照相,签署手术知情同意书。面部清洁后采用复方利多卡因乳膏(北京清华紫光制药厂)表面麻醉约 1 小时。由于该项治疗的疼痛度较大,当多数儿童及部分成人不能忍耐时,可在镇静麻醉下进行。

(4) 具体操作方法:治疗采用 6 排滑动式滚轮(图 4-0-2),设置功率为 60~90 W,每次治疗从不同方向滑动 3~4 遍,以使等离子体射频均匀作用于皮肤,全脸治疗时间约 5 分钟。治疗结束后,给予红霉素眼膏外涂抑制病原菌生长。

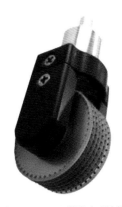

图 4-0-2 6 排滑动式滚轮

（5）疗程和间隔时间：根据患者皮损情况治疗3～5次，通常1～3次治疗即见疗效，3～6次治疗疗效显著。重复治疗间隔时间为4周。

（6）术后注意事项：术后即刻治疗区呈现网格状结痂，暴露面部创面，不必包扎。四肢及躯干创面可用薄层纱布覆盖。红肿持续2～3天，叮嘱患者应待痂皮自行脱落（通常为7天左右），痂皮脱落前创面避免遇水，术后严格防晒。

2. 2940 nm 像素激光治疗·像素激光与传统的有创激光磨削不同，像素激光治疗后，皮肤上会出现矩阵样排列的微小损伤区（microscopic thermal zone，MTZ），基于选择性光热作用的理论，可以创建可控的宽度、深度和密度。这些受控的组织加热损伤区与周围间隙处正常皮肤组织可形成微型网状结构，使表皮和真皮具有活力，可加快治疗区的修复。

（1）仪器设备及参数：仪器为以色列飞顿激光公司生产的飞顿Ⅱ号多功能治疗仪。治疗手具（图4-0-3）为 Pixel 2940 nm Er∶YAG；能量密度500～800 mJ/cm^2；光斑像束 7 mm×7 mm 或 9 mm×9 mm；脉宽短、中、长，脉冲循环频率2 Hz。

（2）排除人群：对于治疗区有各种炎症的患者，应治愈后再进行激光治疗；凝血障碍性疾病患者或瘢痕体质患者不能接受此项治疗；近期接受过日光照射或即将接受日光暴晒者不建议接受此项治疗；接受此激光治疗前一周内服用阿司匹林之类药物者也属于排除人群。

（3）术前准备：拍摄术前照片，外用5%利多卡因软膏局部表面麻醉。用75%乙醇局部常规消毒后，将激光治疗头轻贴治疗区皮肤表面，并保持90°

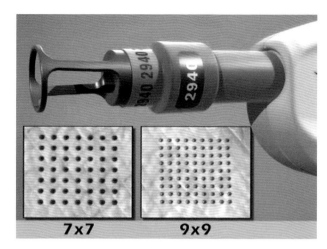

图4-0-3 2940 nm 像素激光治疗手具

垂直，从而使发射的光均匀照射于皮肤表面。

（4）治疗过程：根据激光治疗标准个体化原则，首次治疗时要根据患者色素与瘢痕的轻重程度、局部皮肤的反应并结合患者的年龄确定最佳参数组合。治疗时垂直对准皮肤开始逐个光斑治疗，每次治疗扫描2～3遍，见创面呈白色为佳。

（5）疗程和间隔时间：根据患者皮损情况治疗1～8次，通常1次治疗即见疗效，3～6次可得到明显改善。重复治疗间隔时间为3～4周。

（6）术后注意事项：术后即刻呈现红肿并伴有不同程度的灼热、紧绷及疼痛，疼痛感持续1～2小时即好转，治疗结束后可用冰袋冷敷以减轻局部症状。如反应较重，可每日涂百多邦乳膏2次，共涂5～7天，外用修复肽喷剂7天；口服维生素C、维生素E。对于出现局部水疱的病例，可用抗生素溶液湿敷并保持局部清洁，让其痂皮自行脱落，以防色素加重。术后避免剧烈运动，治疗部位必须防晒。

典型案例

病例一·男性患者，28岁，右侧面颊烫伤后遗留色素沉着伴浅表性瘢痕形成1年余。

采用微等离子体射频技术治疗，首次治疗时间为2013年7月。治疗过程：面部清洁后采用复方利多卡因乳膏表面麻醉术区约1小时，清洗乳膏后采用等离子体6排滚轮滑动式治疗，功率设置80 W，每次滑动3～4遍，以使等离子体均匀作用于皮肤。治疗结束后予以红霉素眼膏外涂，预防感染。治疗后7～10天创面避免遇水,嘱痂皮自然脱落后注意防晒。治疗间歇期为8周,共治疗3次。3次治疗过程中未出现不良反应。

经过3次微等离子体射频治疗后术区瘢痕颜色和平整度均得到明显改善,颜色基本接近周围皮肤,凹陷性瘢痕变浅、淡化(图4-0-4)。

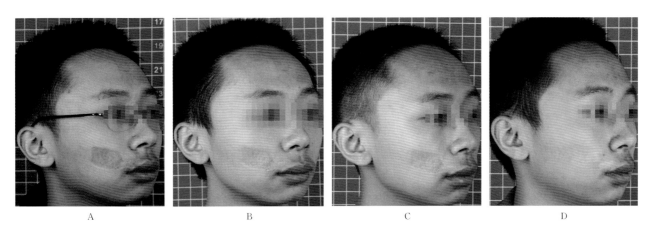

图4-0-4 右侧面颊烫伤后遗留色素沉着伴浅表性瘢痕经3次微等离子体射频治疗后达到基本治愈。A.治疗前;B.第1次治疗术后2月;C.第2次治疗术后2月;D.第3次治疗术后2月

病例二·男性患者,23岁,面中部烫伤后遗留色素沉着浅表瘢痕形成半年余。

采用微等离子体射频技术治疗,首次治疗时间为2012年8月。治疗过程:面部清洁后采用复方利多卡因乳膏表面麻醉术区约1小时,清洗乳膏后采用等离子体6排滚轮滑动式治疗,功率设置80 W,每次滑动3遍,以使等离子体均匀作用于皮肤。治疗结束后予以红霉素眼膏外涂,预防感染。治疗后7~10天创面避免遇水,嘱痂皮自然脱落后注意防晒。治疗间歇期为8周,共治疗3次。3次治疗过程中未出现不良反应。

经过3次微等离子体射频治疗后,除鼻根部局部皮肤颜色仍较深外,其余术区肤色较术前明显变淡,瘢痕质地较软,与周边正常皮肤的差异缩小(图4-0-5)。

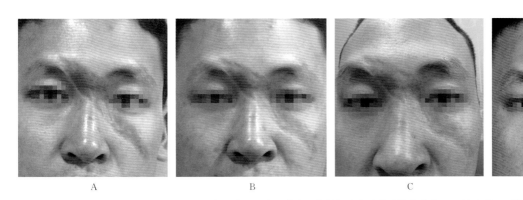

图4-0-5 面中部烫伤后遗留色素沉着浅表瘢痕经3次微等离子体射频治疗后达到基本痊愈。A.治疗前;B.第1次治疗术后2月;C.第2次治疗术后2月;D.第3次治疗术后2月

■ **(三)手术治疗**

无论是色素沉着性瘢痕或色素脱失性瘢痕,手术治疗仍是主要治疗方法之一,对于皮损较小者可采用直接切除缝合的方法,然而大面积的色素异常性瘢痕则需要联合应用多种手术方式治疗。

1. 皮肤磨削术联合自体表皮移植·对于浅表性瘢痕色素脱失者,临床常采用的是皮肤磨削联合自体表皮移植术。这种方法也曾被较多地用于瘢痕性色素沉着的治疗,但随着光电技术的发展,这项技术在色素沉着患者中的应用越来越少。

（1）具体操作方法：术前拍照，采用全麻或静脉镇静麻醉都是必要的。常规消毒铺巾后，设置机械磨削机（中国蛇牌）的参数，常用转数为 15 000～30 000 rpm；手持旋转磨削头按顺时针方向磨削脱色素区，深至真皮乳头层，创面表现为密集的点状出血。出血是一个很好的深度指标，应经常以盐水冲洗磨削后的创面以判断磨削深度。必须小心操作，保持磨削头平行于皮肤表面，以防意外的凹坑或瘢痕形成。达到需要的深度后，用 1：1 000 000 肾上腺素盐水纱布湿敷磨削部位，以减少出血。

常选择上臂内侧或腹股沟区域、腹部、大腿前侧等区域的皮肤作为自体表皮供皮区。利用电动取皮刀（Zimmer, Inc., Warsaw, USA）能精确获取 0.15～0.20 mm 的表皮，切取长度和宽度可随意调节，可取得自体大张表皮移植。切取皮片过程中，需完全展平供区皮肤，以使取皮机最大限度地紧贴皮肤。因此，在手术过程中需要更加精细化的操作。取皮后以凡士林纱布作为内层辅料，外以多层干纱布覆盖供区创面并加压包扎。将取下的皮片展平，以皮面贴于凡士林纱布上。

最后将皮片移植于创面上，采用间断缝合法，一般从皮片缘向创缘缝合，在距离皮片缘 3～5 mm 处进针，穿过创缘皮下，从皮肤出针打结，留长线分成

数组，供打包用。除将周边固定外，有时还将皮片与深部组织缝合一针。可将一层油纱布平展于受区，外加质软的细纱布，逐层堆在移植的皮片上，达到适当厚度后进行交叉打包加压包扎。临床发现，多数合并色素脱失的瘢痕外观尚平整，但对于凹凸不平的色素脱失区，这种治疗方法效果稍差，可能与色素脱失区磨削困难，表皮贴附不好有关。

（2）术后注意事项：对于打包包扎的无菌植皮区，如无异味、无疼痛、无发热等情况发生时，可在 5～7 天后更换辅料，过早更换敷料对创口不利。在更换敷料时要轻柔细致，不要强撕内层敷料，防止皮片移动。若出现皮下积血应及时查看并用尖刀片切一小口排尽积血后重新包扎，每天 1 次，直到痊愈。如果出现皮下感染，先进行分泌物培养及药物敏感试验。要重视局部处理，可用有效抗生素湿敷换药及加强引流等措施。补充植皮应待感染控制后进行。皮片一般在移植后 10 天成活，头颈部拆线一般为 8～10 天，四肢躯干等部位为 14 天。然而，临床上，皮片移植后 10 天到术后 6 个月会出现移植皮片收缩现象，可能与皮片中所含的弹力纤维多少有关。采用微等离子体射频技术（Alma Lasers, Israel）可以很好地解决移植皮片二次收缩问题（图 4-0-6 和图 4-0-7）。

典型案例

病例一 · 男性患者，28 岁，面部烧伤后遗留瘢痕、色素沉着及额部出现不规则色素脱失 26 年。

于 2012 年 4 月全身麻醉下接受额部磨削和自体超薄（0.1～0.2 mm）皮片移植。术后皮片完全成活，但在术后 4 周时出现移植皮片的向心性收缩，8 周时皮片完全收缩。笔者采用微等离子体射频技术进行分区治疗皮片收缩，第一次治疗时间为 2012 年 6 月，针对额部右侧和中间皮片收缩问题（额部左侧皮片收缩不予治疗）。治疗过程：额部清洁后采用复方利多卡因乳膏表面麻醉术区约 1 小时，清洗乳膏后采用等离子体 6 排滚轮滑动式治疗，功率设置 80 W，滚轮治疗头向 3 个方向滑动 3 次，以使等离子体均匀作用于皮肤。治疗结束后予以红霉素眼膏外涂，预防感染。治疗后 7～10 天创面避免遇水，嘱痂皮自然脱落后注意防晒。术后 2 个月可见治疗区的皮片收缩消失，色素分布更加均匀，但额部左侧未治疗区的皮片仍处于收缩状态。再次应用微等离子体射频技术进行额部左侧的治疗，治疗参数同前。治疗后 6 个月额部皮片收缩完全改善，皮肤的颜色和质地均接近于周围皮片，患者对治疗效果满意（图 4-0-6）。

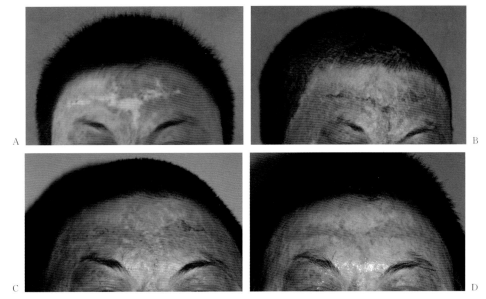

图 4-0-6 前额存在不规则色素脱失,植皮 8 周后出现严重挛缩,应用微等离子体射频技术治疗。A.前额存在不规则色素脱失;B.植皮 8 周后;C.第一次微等离子体治疗后 2 个月;D.微等离子体治疗 6 个月后

病例二·男性患者,41 岁,右手背出现不规则色素脱失 7 个月余。

于 2012 年 8 月全身麻醉下行右手背磨削和自体超薄皮片移植术(第二指远端和第五指未治疗)。术后皮片完全成活,但在术后 8 周时皮片出现挛缩。笔者给予微等离子体射频治疗 1 次,针对皮片挛缩。治疗过程:手背清洁后采用复方利多卡因乳膏表面麻醉术区约 1 小时,清洗乳膏后采用等离子体 6 排滚轮滑动式治疗,功率设置 80 W,滚轮治疗头向 3 个方向滑动 3 次,以使等离子体均匀作用于皮肤。治疗结束后予以红霉素眼膏外涂,预防感染。治疗后 7～10 天创面避免遇水,嘱痂皮自然脱落后注意防晒。术后 2 个月皮片收缩得到明显改善,皮肤颜色分布较术前更加均匀。术后 6 个月,治疗部位的皮肤颜色、外观和质地与周围皮肤相近,皮肤质地柔软,患者对治疗效果满意(图 4-0-7)。

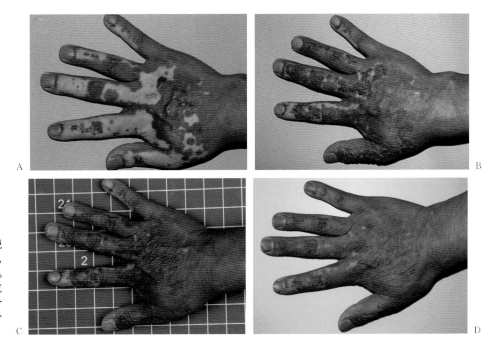

图 4-0-7 手背不规则色素脱失,植皮 8 周后出现严重挛缩,应用微等离子体射频技术治疗。A.手部存在不规则色脱;B.植皮 8 周后;C.微等离子体治疗 2 个月;D.微等离子体治疗 6 个月后

2. ReCell 技术 · ReCell 技术是源自澳大利亚的一种新的表皮细胞移植技术，其原理是通过酶解等作用，将小面积的皮片处理形成表皮细胞悬液，从而开展各种用途的细胞疗法。ReCell 技术最早被应用于烧伤创面的治疗，它可以明显促进创面的愈合，减少植皮的面积。Wood 等研究发现，ReCell 技术获取的自体表皮细胞悬液中除了大量的角质细胞外，尚有约 3.5% 的黑素细胞。由于这些黑素细胞具有正常的色素产生和传递功能，因此国内外有学者应用其移植治疗各种原发性白癜风或继发性的色素性改变（包括色素沉着），并取得了良好的效果。

（1）具体操作方法：ReCell 技术依赖于一种自体细胞收集试剂盒（澳大利亚 Avita 公司）。该试剂盒为电池驱动系统，包括温控容器、缓冲液容器、过滤器和操作平台。温控容器内需加入特制的酶溶液，在 37℃ 恒温的情况下将表皮分解。缓冲液容器用于盛放中和试剂。操作平台用于表皮细胞悬液的制作。过滤器用于过滤细胞悬液中的皮屑等物质。

（2）自体表皮细胞悬液制备：消毒完毕后，供区选择遵循就近原则。面部创面，一般选择耳后为供区。色素沉着性病变，按照供区和受区面积 1∶80 的比例切取皮片；色素脱失性病变，按照供区和受区面积 1∶40 的比例切取皮片；混合型病变，按照供区和受区 1∶60 的比例切取皮片。应用 Zimmer 电动取皮刀于供区切取 0.2 mm 刃厚皮片。将取下的刃厚皮片置于 ReCell 试剂盒中的温控容器内，在 37℃ 恒温下酶解 15～20 分钟后，取适量缓冲液中和，应用手术刀片在刃厚皮片的表皮侧刮取细胞，形成悬液。将获得的悬液缓慢注入过滤器纯化，最终获得所需的表皮细胞悬液。将细胞悬液均匀喷洒于受区创面，覆盖非黏附性敷料、凡士林油纱布、平纱布，然后进行轻度加压包扎。

（3）受区创面制备及悬液应用：对所有色素性病变区域予以机械磨削，形成创面，机械磨削头的转速为 30 000 rpm。磨削深度至出现真皮点状密集出血为止。磨削完毕，应用 0.9% 氯化钠注射液将皮屑冲洗干净，蘸干创面，喷洒制备完毕的细胞悬液，覆盖非黏附性敷料、凡士林油纱布和平纱布，进行轻度加压包扎。

（4）术后处理及注意事项：术后维持加压包扎，局部制动，保持敷料清洁干燥。术后 5 天可更换敷料。对于创面干燥者，可予以直接暴露。

五、瘢痕性色素改变的预防

对于瘢痕性色素改变患者来说，往往预防胜于治疗，在瘢痕形成早期，如何科学有效地预防色素改变尤为重要。可早期服用维生素 E、维生素 A 和维生素 C，注意避免紫外线照射，多食用新鲜蔬菜和瓜果，一般色素沉着在半年内多数会明显消退。瘢痕性色素脱失常见于存在深度烧伤创面的患者，因此对于该类疾病的预防应重点在深度烧伤的治疗上。预防及控制感染、保证营养支持、维持内环境稳定、及时采用切（削）痂植皮覆盖创面、促进伤口愈合，缩短创面的愈合时间，可避免形成瘢痕性色素脱失。对于放射治疗或从事放射线相关工作的人员，应严格掌握操作规程，避免发生放射线损伤。尽管瘢痕性皮肤色素改变的治疗方法较多，但瘢痕性色素改变的成因复杂，机制尚未完全明确，因此较难获得令人满意的疗效，尤其是瘢痕性色素脱失。如何有效地治疗此类疾病，尚需同仁们继续努力探索。但是，要取得满意的疗效尚有难度，因此对于任何疾病而言，预防胜于治疗。

（王连召　丁金萍）

参考文献

［1］李子榕，刘志飞，曾昂，等.ReCell 试剂盒辅助自体表皮细胞移植治疗继发性色素性病变的临床效果［J］.中华医学美学美容杂志，2016，22（2）：87－89.
［2］曾昂，刘志飞，贾毅弘，等.ReCell 技术治疗稳定性白癜风的临床疗效［J］.中华医学美学美容杂志，2014，20（6）：444－446.

［3］ Ding JP，Fang L，Wang LZ. The use of micro-plasma radiofrequency technology in secondary skin graft contraction：2 case reports ［J］. J Cosmet Laser Ther，2015，17(6)：301－303.

［4］ Ho WS，Chan HH，Ying SY，et al. Prospective study on the treatment of postburn hyperpigmentation by intense pulsed ligh ［J］. Lasers Surg Med，2003，32(1)：422－455.

［5］ Roberts WE. The Roberts skin type classification system ［J］.J Drugs Dermatol，2008，7(5)：452－456.

［6］ Taylor S，Westerhof W，Im S，et al. Noninvasive techniques for the evaluation of skin color ［J］.J Am Acad Dermatol，2006，54(5 Suppl 2)：S282－S290.

［7］ Wang LZ，Ding JP，Yang MY，et al. Treatment of facial post-burn hyperpigmentation using micro-plasma radiofrequency technology ［J］. Lasers Med Sci，2015，30(1)：241－245.

［8］ Wood FM，Giles N，Stevenson A，et al.Characterisation of the cell suspension harvested from the dermal epidermal junction using a ReCell kit ［J］.Burns，2012，38(1)：44－51.

［9］ Yack ZF，Pegg S，Zirviani J. Postburn dyspigmentation：its assessment，management and relationship to scarring：a review of the literature ［J］.J Burn Care Rehab，1997，18(2)：435.

［10］ Yun IS，Lee WJ，Rah DK，et al. Skin color analysis using a spectrophotometer in Asians ［J］. Skin Res Technol，2010，16(3)：311－315.

第五章
瘢痕的放射治疗

一、 放射治疗简介

自 1895 年伦琴发现了 X 线，1896 年居里夫妇发现了镭以来，经过数百年的发展，放射线已经成为治疗恶性肿瘤的主要治疗手段，同时也是一些良性疾病的重要治疗方法之一。

放射治疗是利用放射线治疗一些良性或恶性疾病的一种局部治疗方法。放射线包括放射性同位素产生的 α、β、γ 射线和各类 X 线治疗机或加速器产生的 X 线、电子线、质子束及其他粒子束等。

在 CT 影像技术和计算机技术发展的帮助下，现代放射治疗技术由二维放射治疗发展到三维放射治疗、四维放射治疗技术，放射治疗剂量分配也由点剂量发展到体积剂量分配，以及体积剂量分配中的剂量调强。现在，放射治疗技术的主流主要是适形（或调强）放射治疗，其特点是受照部位三维精度高、周围正常组织或器官剂量明显降低。

二、 瘢痕的放射治疗发展史

早在 1896 年，Freund 就用 X 线治疗毛痣，使毛痣消失。1906 年，De Beurman 首次采用 X 线治疗瘢痕，1933 年 Hoawrd 在外科学中提到 X 线可使包括瘢痕在内的某些疾病获得缓解。随后，放射治疗开始被应用于如汗腺炎、甲沟炎、退行性骨关节炎、瘢痕瘤、Graves 病（甲状腺突眼）及异位骨化等一些良性疾病的治疗，使许多难以治愈的良性疾病得到了有效治疗，充分发挥了放射治疗在良性疾病治疗方面的作用。1940 年 Homans 开始推荐采用手术切除及放射治疗联合的方法治疗瘢痕。1942 年 Levitt 认为在切除瘢痕前、后对病灶区域进行照射，效果较单纯术前照射好。1960 年 Brank 等在总结临床经验的基础上，建议采用单次大剂量放射治疗来抑制瘢痕复发，但同时认为这可能引起皮肤的色素沉着等损害。1970 年 King 报道，对增生性瘢痕采用手术后联合高能电子线照射的治疗效果明显好于单纯手术组。1994 年 Klumpar 建议把第一次放射治疗的时间提前至术后 24～48 小时。国内从 20 世纪 50 年代起，已有部分医院采用 X 线、β 射线治疗瘢痕的报道，但受技术条件的影响，效果并不理想，且出现了一些并发症，20 世纪 70 年代以后就很少被采用。随着科技的发展，从 20 世纪 90 年代以来，应用手术加放射治疗瘢痕的综合方法在一些医院又被逐渐兴起，并取得一定的突破和进展。

病理性瘢痕包括瘢痕疙瘩和增生性瘢痕，其原因是成纤维细胞活性异常增高、胶原大量增生所致的机体损伤后修复的结果。瘢痕的放射治疗是通过电离辐射的直接作用和间接作用，抑制伤口及周围组织的成纤维细胞，导致其迁移、增殖和合成分泌功能出现障碍，进一步影响伤口愈合和胶原合成与沉积；其次，在病理性瘢痕形成中起关键作用的是血管，放射治疗可使皮肤血管扩张、血管内皮细胞肿胀，而使血管闭塞，最终导致血液循环障碍，应用放射线进行早期治疗可使新生毛细血管消失；另外，电离辐射引起的细胞凋亡也是放射治疗抑制瘢痕增生的重要机制之一，通过放射治疗可以减少胶原纤维和细胞间基质的合成，并可降低局部组织中转化生长因子 β_1 的含量，从而抑制病理性瘢痕的发生。

日本学者 Ogawa 教授认为，通过手术后联合放射治疗和（或）外用类固醇药物可以完全治愈病理性瘢痕。国内孙玉亮等报道，对 578 例瘢痕疙瘩患者进行了放射治疗疗效观察的研究，随访时间为 8～185 个月（中位数 36 个月），结果是 846 处瘢痕疙瘩经治疗后有效缓解 736 处，总有效率为 87%。近 5 年来，上海交通大学医学院附属第九人民医院整复外科与上海市杨浦区市东医院放疗科共同开展病理性瘢痕手术后联合 6 MeV 电子线放射治疗的研究，共治疗 2 100 例患者，总有效率达 90% 左右，表明病理性瘢痕术后联合 6 MeV 电子线放射治疗是一种非常有效的治疗方式。

三、 病理性瘢痕放射治疗源及参数的选择

目前，瘢痕放射治疗常用的设备有医用电子直线加速器、浅层或深部 X 线治疗机及同位素敷贴。

针对增生性瘢痕的放射治疗有外照射和近距离照射两种。外照射包括电子线（2～15 MeV）、浅层 X 线（60～160 kV）及深部 X 线（180～400 kV）放射治疗；近距离照射包括同位素锶-90（^{90}Sr）、磷-32（^{32}P）敷贴治疗。医用电子直线加速器所产生的电子线比较恒定，具有照射剂量和深度易于控制等特点，在病理性瘢痕放射治疗方面，得到国内外专家的一致认可。现在，临床上常用 6 MeV 电子线照射，其有效深度达 1.5～2 cm。为提高皮肤表面剂量，在放射治疗区域敷贴 5 mm 聚苯乙烯人造皮，使得所需治疗区域获得有效、合理的剂量，从而达到治疗目的。

浅层或深部 X 线治疗机所产生的 X 线具有较强的穿透力，穿透力的大小与射线能量和不同组织对 X 线的吸收量有关。深部 X 线能量高，穿透皮肤达深部组织，对于仅仅侵犯皮肤的病理性瘢痕，术后用于预防瘢痕增生时，由于难以控制深度，容易产生深部放射性损伤，所以目前都不采用该射线治疗瘢痕；浅层 X 线的穿透深度比 6 MeV 电子线更为浅表，不会穿透皮肤进入体内组织，剂量把控精准，其有效深度达 3～5 mm，故不需在治疗区域敷贴人造皮。浅层放射治疗的机制是：瘢痕内胶原纤维的主要来源是成纤维细胞，放射线可减少成纤维细胞的增生，抑制胶原的合成与沉积；同时在瘢痕疙瘩的形成中起关键作用的是血管，放射治疗可使皮肤血管扩张、血管内皮细胞肿胀，而使血管闭塞，最终导致血液循环障碍，应用浅层放射线进行早期治疗可使新生毛细血管消失。经研究发现：术后早期照射一定剂量的放射线，可使成纤维细胞的数量较大幅度地减少，从而抑制胶原纤维的合成；已成熟的成纤维细胞经放射线作用后，可使其各部位的功能受损，导致细胞膜变性、前胶原的合成及排泌均受阻；可促使已合成的胶原纤维成熟并加快分解，使瘢痕越来越平整。在放射线治疗时，单次剂量及总剂量是重要因素，这个因素因个体差异而变化，又因不同部位而改变。在临床上，选择一个最佳的剂量非常困难，目前认为单次剂量一般在 2～4 Gy 为好，总剂量一般控制在 12～24 Gy 较适宜。

同位素敷贴治疗是利用 ^{90}Sr、^{32}P 等放射性核素发射的 β 射线产生的辐射生物效应治疗局部病灶。^{90}Sr 以 28a 的半衰期衰变成钇-90（^{90}Y），后者再以 64 a 的半衰期衰变成锆-90（^{90}Zr），其发射的 β 射线最高能量为 0.54 MeV，在组织中具有一定的射程。距皮肤表面 0.5 mm，百分深度剂量最高（100%）；距皮肤表面 2.5 mm 左右，百分深度剂量为最高剂量的 50%；距皮肤表面大于 2.5 mm，百分深度剂量迅速下降。与 6 MeV 电子线相比较，其能量在皮肤

表面达到最大剂量后衰减明显，治疗剂量分布均匀性不及电子线，一般仅达表皮和真皮浅层，且易受时间、面积等因素影响，易发生并发症。因此，目前临床很少采用同位素敷贴治疗瘢痕。

四、病理性瘢痕放射治疗的操作规范及注意事项

■（一）放射治疗技术

1. 技术要求·应当选择最佳能量的射线，尽量"宁浅勿深"；选择放射剂量则应"宁少勿多"；选择适形照射。分次剂量应当考虑瘢痕的病理性质、瘢痕的部位及周围正常组织的耐受程度。治疗中、治疗结束后应密切随访，观察病理性瘢痕治疗疗效及急性期和晚期的副作用，给予及时处理。为使瘢痕术后照射剂量分布合理，应通过三维治疗计划设计，使用人造皮等填充物等，以校正与优化剂量分布。

2. 照射野·瘢痕术后放射治疗范围一般在术后切口外围 0.5～1 cm 为佳，注意放射治疗时照射野需平整并保持在同一水平面，确保剂量在照射野内均匀分布。对于瘢痕切口不在同一水平面或过长不能包括在一个照射野内的，可分野照射。注意两照射野的衔接，每日变换衔接位置，确保剂量分布的均匀性，不至于出现冷、热点，影响治疗疗效。对于瘢痕在口唇或会阴附近的，在保证疗效的同时，注意保护口唇和会阴部黏膜。

3. 治疗体位·应根据瘢痕部位来选择体位，可使用体膜垫或其他可固定物体帮助患者固定体位，保证照射区域处在同一个水平面，避免剂量不均。

4. 时间选择·瘢痕修复术后 24 小时内，其切口处的肉芽组织中以纤维母细胞和不稳定胶原细胞为主，对放射线敏感，其纤维母细胞多在 24 小时内开始转化为成纤维细胞，故认为术后 24 小时内放射治疗是治疗瘢痕较好的时间选择。已有多篇文献报道，瘢痕术后分别于 24 小时、1～3 天、4～7 天开始放射治疗，3 组病例的疗效差异明显，有统计学意义（$P<0.05$）。建议在术后 24 小时内尽快安排患者首次放射治疗。

5. 放射治疗总剂量、单次量和时间剂量分割选择·从放射生物学角度来看，病理性瘢痕组织的 α/β 值低，属于晚反应组织，故主张给予少分次、大分割剂量的放射治疗。由于不同的剂量-时间因素组合及不同剂量率的应用，根据线性-平方模式（L-Q 模式），必须应用生物等效剂量（biological effective doses，BED）进行比较。Ogawa 教授建议，为有效治愈病理性瘢痕，手术后放射治疗最大的生物等效剂量为 30 Gy。根据放射治疗生物等效剂量计算公式，30 Gy 可以通过以下几种方式实施：单次放射治疗剂量 13 Gy，治疗 1 次；单次放射治疗剂量 8 Gy，治疗 2 次；单次放射治疗剂量 6 Gy，治疗 3 次；单次放射治疗剂量 5 Gy，治疗 4 次。国内武晓莉、姚晖等学者联合治疗 2 100 例病理性瘢痕的经验是，推荐术后每次放射治疗分割剂量为 3～5 Gy，治疗次数 3～5 次，总生物等效剂量为 20～30 Gy，可取得 90% 的总有效率。一般来说，面颈部病理性瘢痕的术后放射治疗总剂量为 12～17.5 Gy，治疗 4～5 次；由于局部皮肤张力大是病理性瘢痕治疗后复发的主要因素之一，对位于躯干及四肢的病理性瘢痕，术后放射治疗总剂量为 17.5～20 Gy，治疗 4～5 次；对于个别增生明显的病理性瘢痕，放射治疗总剂量可达 25 Gy，治疗 5 次。

■（二）高能电子线应用技术

医用电子直线加速器产生的高能电子线于 20 世纪 50 年代开始被应用于临床治疗，其特点是：具有有限的射程，可以有效避免对靶区后深部组织的照射；电子线易散射，治疗时皮肤剂量相对较高，且随电子线能量的增加而增加；随着电子线限光筒到患者皮肤距离的增加，照射野剂量的均匀性迅速变劣、半影增宽；百分深度剂量随照射野大小变化，特别在照射野较小时变化明显；不均匀组织对百分深度剂量影响显著。

根据电子线百分深度剂量随深度变化的规律，电子线的有效治疗深度（cm）等于 1/3～1/4 电子线的能量（MeV）。临床上选择电子线能量时，一般应根据深度、靶区剂量的最小值及危及器官可接受的耐受剂量等综合考虑，现在一般选用 6 MeV 电子线

治疗增生性瘢痕。

1. 电子线等剂量分布特点·随着深度的增加，低值等剂量线向外侧扩张，高值等剂量线向内侧收缩。故在临床应用时，电子线治疗的选择按照照射野大小的原则，应确保特定的等剂量曲线完全包围靶区。因此，表面位置的照射野，应按靶区的最大横径而适当扩大。根据 L90/L50≥0.85 的规定，所选择电子线应至少大于等于靶区横径的 1.18 倍，并且在此基础上，根据靶区最深部分的宽度，照射野再放大 0.5～1.0 cm。

2. 电子线的补偿技术·补偿人体不规则的外轮廓；减弱电子线的穿透能力；提高皮肤剂量。临床常用的补偿材料有石蜡、聚苯乙烯和有机玻璃，其密度分别为 0.987 g/cm³、1.026 g/cm³、1.11 g/cm³。临床较多使用聚苯乙烯作为皮肤补偿材料。

3. 电子线照射野衔接的基本原则·对于在治疗中采用多个相邻野衔接构成大照射野进行适形照射的，必须恰当处理，避免靶区内超、欠剂量的发生。临床上，需根据射线束宽度随深度变化的特点，在皮肤表面相邻野之间，或留有一定的间隙，或使两个照射野共线，最终使其 50% 等剂量曲线在所需的深度相交，形成较好的剂量分布。为避免固定位置衔接造成过高或过低剂量的情况，建议在整个治疗过程中，经常变化其衔接位置。

4. 电子线照射野适形档铅技术·在临床中该技术主要是改变限光筒的标准野为不规则适形野，以适合手术切口的形状，并尽可能地保护正常组织。最低的档铅厚度（mm）应是电子线能量（MeV）数值的 1/2，同时从安全考虑，可将档铅厚度再增加 1 mm。在临床应用时，应注意考虑不同厂家机器电子线限束系统和限光筒设计上的差异，需对其规律和变化进行实际测量。

五、放射治疗的不良反应及防范措施

（一）放射治疗的适应证及禁忌证

放射治疗的适应证为病理性瘢痕术后患者。对于婴幼儿及儿童患者，应非常谨慎地评估治疗的利弊，要慎之又慎，此为相对禁忌证。对于重要敏感组织器官（如甲状腺、生殖器、骨髓、乳腺等）旁的病理性瘢痕，应注意评估放射治疗对该脏器的影响及预后。

（二）放射治疗的不良反应

各类放射线所引起的不良反应大同小异。其急性并发症主要发生在放射治疗后 7～10 天，表现为红斑、色素沉着、脱毛和脱屑等。亚急性并发症常发生在治疗后几周，表现为皮肤溃疡、萎缩和毛细血管扩张等，其他罕见并发症有伤口开裂和致癌作用。较常见的不良反应仍以色素沉着为主要表现。放射治疗所致色素沉着等不良反应与每次分割剂量及放射总量相关，故建议在有效剂量的前提下，每次剂量不宜过大。电子线和浅层 X 线治疗的不良反应类似。⁹⁰Sr、³²P 等同位素敷贴的不良反应一般有皮肤色素改变、放射性皮炎和皮肤慢性溃疡。其中，局部色素变化明显，常表现为放疗区域皮肤花斑样改变。至于对放疗区域深部器官的影响，由于电子线、浅层 X 线及同位素敷贴照射自身剂量分布的特性，一般不会对深部组织器官产生损害。

（三）防范措施

放射治疗病理性瘢痕是否会诱发第二原发肿瘤仍存在争论。Ogawa 教授指出，对增生性瘢痕术后采用 15 Gy 放射治疗剂量，总有效率达 90%，且致癌风险极低。有学者研究认为，由于照射面积均相对较小，瘢痕术后放射治疗引起肿瘤的危险性与一次性胸部 CT 检查相当；也有学者推算瘢痕术后放射治疗发生第二肿瘤的风险可能为 1/3 000，故认为其术后放射治疗诱发恶性肿瘤的危险可以忽略不计。病理性瘢痕术后放射治疗时要掌握好放射治疗总量及分次剂量的选择，在有效控制瘢痕复发的同时，总剂量及分次剂量宜小不宜大，并注意在放射治疗过程中尽量保护正常组织器官（如甲状腺、生殖器、骨髓、乳腺等）。对于颈部病理性瘢痕术后患者，应注意放射治疗对甲状腺功能的影响，可通过 CT 模拟三维适形计划系统，评估颈部瘢痕不同部位手术切口放射治疗时甲状腺的受照剂量,对于距离胸锁关节 2 cm 以上的瘢痕切口应慎重选择放射治疗。章一新、姚晖等学者针对部分大范围病理性瘢痕施行游离组织皮瓣手术植皮区及供瓣区放射治疗,总剂量为 17.5 Gy,治疗 5 次,随访 3～18 个月,平均12.3 个月,术后移植区皮瓣全部成活良好,局部无瘢痕明显增生,后期无局部再次破溃感染发生;供瓣区无切口裂开,后期无明显瘢痕增生。对于婴幼儿及儿童,应谨慎评估治疗的利弊,除非必要,不应进行放射治疗。

对于病理性瘢痕术后的放射治疗,总的方针是充分掌握电子线的物理和生物特性,选择适宜放射治疗总剂量及分割次数,同时注意保护放射治疗周围的正常组织器官,必要时可以通过 CT 模拟三维适形计划系统来评估,分析放射治疗的安全性和对邻近组织的影响。总之,通过规范化放射治疗措施,放射治疗的不良反应是完全可控的。

在临床上,对于病理性瘢痕术后的放射治疗,必须严格掌握适应证,熟练掌握放射治疗技巧,选择适宜能量,剂量宜小不宜大,准确决定照射范围,最大限度地保护术后区域周围的正常组织,以确保治疗的质量控制。美国放射卫生局良性病治疗委员会建议对良性病放射治疗应掌握以下原则:①治疗前应对放射治疗的质量、总剂量、全疗程时间,发生危险的基本因素及保护因素进行充分考虑。②对婴幼儿及儿童,应谨慎评估治疗的利弊,除非必要,不应进行放射治疗。③皮肤照射时,应考虑其正面受到照射的器官是否会发生晚期反应,如甲状腺、生殖器、骨髓、乳腺等,应尽可能地不照射这些器官。④对所有病例都应尽可能地使用放射防护技术,实现适形放疗,如限光筒、铅挡块或其他屏蔽器材。⑤在放射线的选择上,由于医用电子直线加速器产生的电子线具有比较恒定、照射剂量和深度易于控制等特点,故现在临床一般选择 6 MeV 高能电子线。

经典案例

病例一 · 男性患者,双下颌毛囊炎后形成瘢痕疙瘩。查体:双下颌多发性肿物,隆起,质硬,无明显破溃。

治疗方案为手术切除后联合放射治疗。术中切除病变,进行超减张缝合。术后予以 6 MeV 电子线放射治疗,单次放射治疗剂量 9 Gy,每周 1 次,治疗 2 次。术后随访 18 个月,恢复良好,无复发,切口未变宽(图5-0-1)。

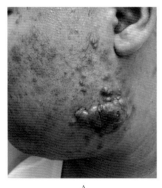 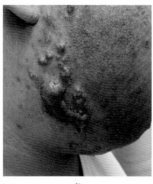 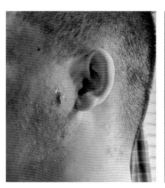 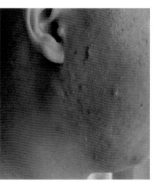

| A | B | C | D |

图 5-0-1 双下颌瘢痕疙瘩的手术+电子线放射治疗。A、B.双侧治疗前;C、D.双侧治疗后 18 个月

　　病例二 · 女性患者,腹部手术后形成瘢痕疙瘩。查体:下腹部可见瘢痕,隆起,质硬,瘢痕末端隆起明显,可见破溃、流脓。

　　治疗方案为手术切除后联合放射治疗。术中切除病变,进行超减张缝合。术后予以 6 MeV 电子线放射治疗,单次放射治疗剂量 9 Gy,每周 1 次,治疗 2 次。术后随访 4 年 3 个月,恢复良好,无复发,切口未变宽(图 5 - 0 - 2)。

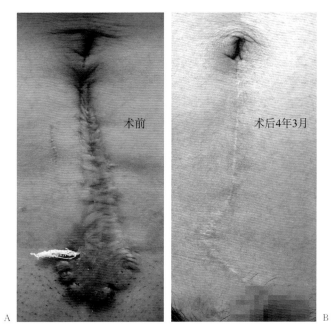

图 5 - 0 - 2　腹部瘢痕疙瘩的手术＋电子线放射治疗。A.治疗前;B.治疗后 4 年 3 个月

　　病例三 · 女性患者,胸部无明显诱因下出现瘢痕疙瘩。查体:胸部可见瘢痕疙瘩,高低不平,形状不规则,质硬,周围可见蟹足样浸润,未见明显破溃。

　　治疗方案为手术切除后联合放疗。术中切除病变,进行超减张缝合。术后予以 6 MeV 电子线放射治疗,单次放射治疗剂量 9 Gy,每周 1 次,治疗 2 次。术后随访 20 个月,恢复良好,无复发,切口未变宽(图 5 - 0 - 3)。

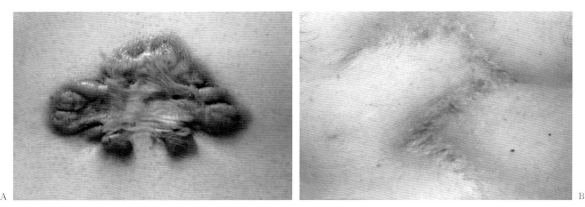

图 5 - 0 - 3　胸部瘢痕疙瘩的手术＋电子线放射治疗。A.治疗前;B.治疗后 20 个月

　　病例四 · 女性患者,胸部毛囊炎后出现瘢痕疙瘩。查体:胸部可见瘢痕疙瘩,隆起明显,质硬,周围有浸润,可见破溃、流脓。

治疗方案为手术切除后联合放疗。术中切除病变,进行超减张缝合。术后予以 6 MeV 电子线放射治疗,单次放射治疗剂量 9 Gy,每周 1 次,治疗 2 次。术后随访 18 个月,恢复良好,无复发,切口未变宽(图 5-0-4)。

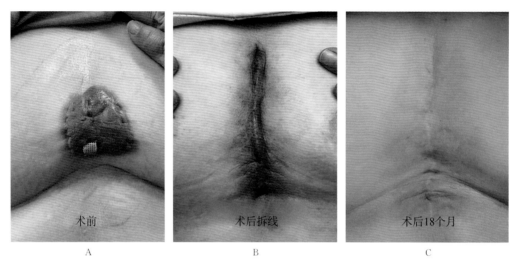

图 5-0-4 胸部瘢痕疙瘩的手术+电子线放射治疗。A.治疗前;B.手术拆线后;C.治疗后 18 个月

病例五 · 女性患者,因打耳洞致右侧耳廓形成瘢痕疙瘩 2 年。查体:右耳廓中部耳轮后侧见一肾形凸起肿物,蒂部活动度较好,表面血管密布,有轻度压痛。

治疗方案为手术切除加瘢痕预防治疗。术中在切口的皮下行曲安奈德 5 mg、5-氟尿嘧啶 0.05 mg、利多卡因 5 mg 混悬液注射。术后给予浅层 X 线放射治疗选择能量系数 50 kV,术后即刻照射 1 次,剂量 4.5 Gy,每 7 天照射 1 次,共 4 次,总剂量 18 Gy。第 4 次照射后切口给予超脉冲 CO_2 点阵激光治疗,能量 60 mJ,密度 5%,重复 1 遍。治疗后 18 个月随访,显示切口恢复良好(图 5-0-5)。

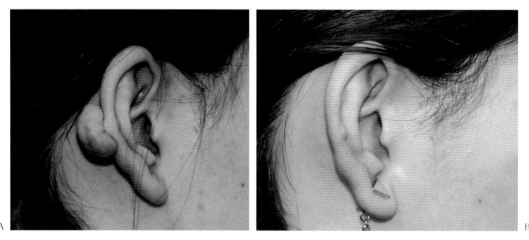

图 5-0-5 右侧耳廓瘢痕疙瘩的手术+药物注射治疗+浅层 X 线放射治疗+超脉冲 CO_2 点阵激光联合治疗。A.治疗前;B.治疗后 18 个月

病例六 · 中年女性患者,前胸部瘢痕疙瘩 20 余年。查体:前胸部一横行不规则凸起肿物,充血明显,无感染渗出,质较韧,皮下无粘连,压痛明显。

治疗方案为手术切除加瘢痕预防治疗。术中在切口的皮下行曲安奈德 15 mg、5-氟尿嘧啶 0.1 mg、利多卡因 20 mg 混悬液注射。术后给予浅层 X 线放射治疗,选择能量系数 50 kV;术后即刻照射 1 次,剂量

5 Gy，每 10 天照射 1 次，共 4 次，总剂量 20 Gy。第 3 次照射后同前配比浓度的药物进行皮下注射 1 次。第 4 次照射后切口给予超脉冲 CO_2 点阵激光治疗，能量 100 mJ，密度 5%，重复 1 遍。随访 7 个月，切口恢复良好（图 5-0-6）。

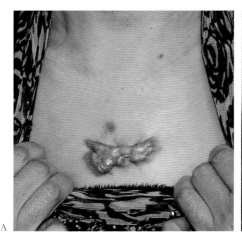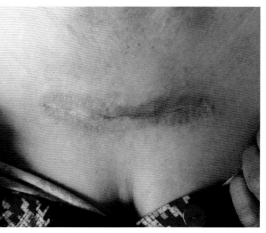

图 5-0-6　**前胸部瘢痕疙瘩的综合治疗。**A. 治疗前；B. 治疗后 7 个月

病例七·男性患者，13 岁，右侧腋前区因手术导致瘢痕疙瘩。查体：右胸腋前线上方见一凸起肿物，充血严重并向周围浸润，质韧，触、压痛明显。

治疗方案为手术切除加瘢痕预防治疗。先手术切除，然后给予浅层 X 线放射治疗，选择能量系数 50 kV，于术后即刻照射 1 次，剂量 4.5 Gy，连续每天照射 1 次，共 4 次，总剂量 18 Gy；未做其他辅助治疗。术后随访至第 6 个月时，见切口充血并向周围浸润扩散，确定为局部复发。再次制定治疗方案：先进行曲安奈德 8 mg、5-氟尿嘧啶 0.1 mg、利多卡因 10 mg 混悬液瘢痕内注射，15 天 1 次，共 2 次；然后进行脉冲染料激光治疗，双波长，模式选择为组合模式 1，能量选择根据血管即刻反应而定，治疗终点为轻度紫癜，15 天 1 次，共 3 次。治疗后瘢痕平整，颜色减退，观察 11 个月，恢复良好（图 5-0-7）。

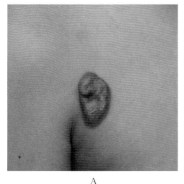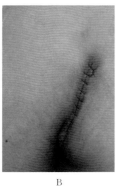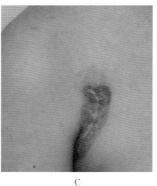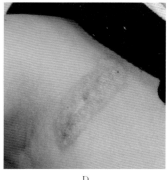

图 5-0-7　**右侧腋前瘢痕疙瘩的综合治疗。**A. 治疗前；B. 手术切除后即刻；C. 放射治疗后 6 个月局部复发；D. 药物注射＋激光治疗后 11 个月

病例八·青年女性患者，左肩瘢痕疙瘩 8 年。查体：左肩散在分布的瘢痕疙瘩，充血均较严重，其中两个呈蘑菇状凸起，质硬，基底部活动度差，压痛明显。

治疗方案为对如图标记部位的瘢痕疙瘩行手术切除加瘢痕预防治疗，对其他部位的瘢痕疙瘩行非手术综合治疗。对于手术切除的瘢痕疙瘩于术中在切口的皮下行曲安奈德 5 mg、5-氟尿嘧啶 0.05 mg、利多卡因 10 mg 混悬液注射;术后给予浅层 X 线放射治疗,能量系数 50 kV,术后即刻照射 1 次,总剂量 6 Gy,以后连续每天照射 1 次,共 4 次,总剂量 18 Gy。第 4 次照射后用同前配比浓度的药物进行皮下注射 1 次。术后15 个月随访,恢复良好(图 5-0-8)。

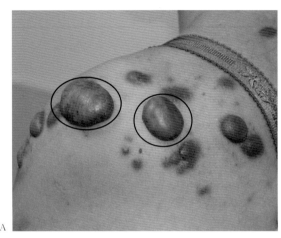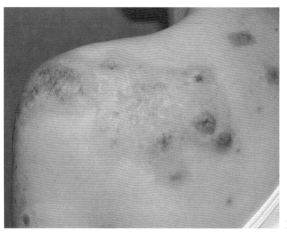

图 5-0-8　左肩瘢痕疙瘩的综合治疗(标记部位经手术治疗,其他部位未经非手术治疗)。A.治疗前;B.治疗后 15 个月

Q&A

Q: 瘢痕疙瘩术后何时进行放射治疗为宜?

A: 瘢痕术后 24 小时内,其切口处的肉芽组织中以纤维母细胞和不稳定胶原细胞为主,对放射线敏感,其纤维母细胞多在 24 小时内开始转化为成纤维细胞,故认为术后 24 小时之内进行放射治疗是治疗瘢痕较好的时间选择。

Q: 打耳洞引起的瘢痕疙瘩,需要几次放射治疗? 患者会感到痛吗?

A: 每天 1 次,照射剂量为 3.5 Gy,治疗 5 次。放射治疗时患者不会感到疼痛,没有感觉。

Q: 放射治疗是否会致癌?

A: 瘢痕术后放射治疗时采用适形铅模技术,受照面积相对较小,放射治疗引起肿瘤的危险性与一次性胸部 CT 检查相当,因此放射治疗诱发恶性肿瘤的危险可以忽略不计。

Q: 会阴部位病理性瘢痕术后的放射治疗会影响卵巢功能吗?

A: 现在临床上常用 6 MeV 电子线来治疗病理性瘢痕,其有效深度达 1.5~2 cm。另外,在放射治疗区域敷贴 5 mm 聚苯乙烯人造皮,治疗的同时会使用电子线照射野档铅适形技术,因此放射治疗一般不会对深部组织器官如卵巢造成损害。

Q: 为什么目前对病理性瘢痕术后患者大多数选择电子线放射治疗?

A: 这是由于医用电子直线加速器产生的电子线比较恒定,照射剂量和深度易于控制,所以现在临床一般选择 6 MeV 高能电子线进行放射治疗。

6　Q：为什么病理性瘢痕术后联合放射治疗后仍有10％～15％的复发率？

　　A：病理性瘢痕术后联合放射治疗后仍有10％～15％的复发率，这与患者本身的遗传基因、感染、瘢痕部位、大小和性质，以及手术和放射治疗技术等多方面因素有关，需要我们进一步对瘢痕的发病机制进行探索。

（姚　晖　汪杰华　孙便友）

参考文献

［1］程光惠,姜德福,韩东梅,等.手术联合术后放射治疗瘢痕疙瘩的疗效观察[J].中华放射医学与防护杂志,2006(03)：274.

［2］高立伟,杨顶权,王继英,等.瘢痕疙瘩术后即时放疗83例临床分析[J].中日友好医院学报,2014,28(01)：15－17＋32.

［3］胡逸民,张红志,戴建荣.肿瘤放射物理学[M].北京：原子能出版社,2003：104－107.

［4］柯朝阳,曾凡倩,张静,等.手术加放疗治疗耳部瘢痕疙瘩的疗效分析[J].中华耳科学杂志,2012,10(03)：368－370.

［5］李明,杨森,张学军.瘢痕疙瘩的研究进展[J].国外医学.皮肤性病学分册,2002(06)：353－355.

［6］李蜀光,魏海刚,邱雅,等.瘢痕疙瘩术后电子线治疗66例临床观察[J].中国美容医学,2007(07)：944－947.

［7］李威扬,简彩,楚菲菲,等.手术切除联合即时放疗法治疗瘢痕疙瘩疗效分析[J].中国美容整形外科杂志,2013,24(3)：157－159.

［8］荣玲,武晓莉,侯艳丽,等.53例瘢痕疙瘩患者手术后电子线照射治疗远期随访观察[J].中华整形外科杂志,2014,30(04)：270－274.

［9］孙玉亮,连欣,刘楠,等.578例瘢痕疙瘩放疗疗效观察[J].中华放射肿瘤学杂志,2013,22(06)：443－445.

［10］汪杰华,姚晖.瘢痕疙瘩术后辅助放射治疗研究进展[J].医学综述,2015,21(16)：2968－2970.

［11］王庆国,李晓梅,张敏,等.107例瘢痕疙瘩术后两种分割剂量放疗疗效分析[J].北京大学学报(医学版),2014,46(01)：169－172.

［12］王兆海,杨志祥,冯彦霞,等.不同放疗方案对大鼠伤口瘢痕愈合影响的病理研究[J].军事医学科学院院刊,2003(06)：437－440.

［13］徐岚,周迎会,史宁,等.电子直线加速器照射对NIH3T3细胞的细胞周期及凋亡的影响[J].苏州大学学报(医学版),2002(02)：130－132.

［14］殷蔚伯,谷铣之.肿瘤放射治疗学[M].北京：中国协和医科大学出版社,2008：45－57.

［15］周诚忠,夏海波,宋永浩,等.70例瘢痕疙瘩术后即时辅助电子线放疗的疗效观察[J].肿瘤基础与临床,2014,27(01)：35－37.

［16］Flickinger JC. A radiobiological analysis of multicenter data for postoperative keloid radiotherapy［J］. Int J Radiat Oncol Biol Phys，2011,79(4)：1164－1170.

［17］Kal HB，Veen RE，Jurgenliemk-Schulz IM. Dose-effect relationships for recurrence of keloid and pterygium after surgery and radiotherapy［J］. Int J Radiat Oncol Biol Phys，2009,74(1)：245－251.

［18］Ogawa R，Akaishi S，Kuribayashi S，et al. Keloids and hypertrophic scars can now be cured completely：recent progress in our understanding of the pathogenesis of keloids and hypertrophic scars and the most promising current therapeutic strategy［J］. J Nippon Med Sch，2016,83(2)：46－53.

［19］Ogawa R，Yoshitatsu S，Yoshida K，et al. Is radiation therapy for keloids acceptable? The risk of radiation-induced carcinogenesis［J］. Plast Reconstr Surg，2009,124(4)：1196－1201.

［20］Wagner W，Alfrink M，Micke O，et al. Results of prophylactic irradiation in patients with resected keloids：a retrospective analysis［J］. Acta Oncol，2000,39(2)：217－220.

第六章
病理性瘢痕的药物治疗

第一节 · 瘢痕内药物注射治疗

一、病理性瘢痕的概述

瘢痕疙瘩（keloid，K）和增生性瘢痕（hypertrophic scar，HS）统称为病理性瘢痕，是美容、整形外科最棘手的问题之一，两者都是由于皮肤的损伤导致瘢痕难以控制的生长。由于目前对增生性瘢痕和瘢痕疙瘩的发病机制尚未完全了解清楚，因此缺乏满意的临床治疗方案，疗效亦受到一定的限制。

瘢痕疙瘩和增生性瘢痕均表现为凸出于皮肤表面的充血、质硬的包块。增生性瘢痕常由明显的皮肤损伤引起，如深Ⅱ度以上的烧烫伤、皮肤切割伤、严重的皮肤感染等，而瘢痕疙瘩既可以由皮肤明显的损伤引起，也可以由皮肤微小的损伤引起，如痤疮、毛囊炎、注射疫苗、蚊虫叮咬等，甚至某些患者的瘢痕疙瘩难以找到原始的发病原因。正常情况下，皮肤创伤经过炎症期、增生期后会进入成熟期，成为稳定的成熟瘢痕组织。在某些特定的情况下，皮肤创伤后瘢痕生长过程持续进行，从而出现增生性瘢痕或瘢痕疙瘩的病变。增生性瘢痕及瘢痕疙瘩的区别见表 6-1-1，其中两者最大的差别为瘢痕疙瘩往

往侵犯周围的正常皮肤，使之发生瘢痕疙瘩病变（图 6-1-1A），而增生性瘢痕则局限于创伤部位（图 6-1-1B）。

瘢痕疙瘩和增生性瘢痕是人类皮肤损伤所特有的一种反应性疾病。有学者推测瘢痕疙瘩是由于机体对抗侵入到真皮的自体抗原发生免疫反应的结果，这些抗原包括皮肤抗原、血液产物（血卟啉）和黑

表 6-1-1 增生性瘢痕及瘢痕疙瘩的区别

项　目	增生性瘢痕	瘢痕疙瘩
发病原因	较深的皮肤创伤	较深创伤或微小创伤
家族史	无明显家族史，多和皮肤的创伤深度有关	常见家族史，被认为是常染色体显性遗传病
发病个数	单发，在创伤处局部发生	常为多发
生长趋势	向高处生长，基底部局限于原始损伤界限内，有自然消退趋势	持续生长，并向正常组织浸润，一般无自然消退趋势
症状	痛痒明显	痛痒较轻
治疗效果	压迫、激素注射、放射治疗等效果良好，复发率低	各种治疗均有较高复发率
合并症	除瘢痕本身外不合并其他部位病变	可能合并身体其他器官的纤维增生性疾病

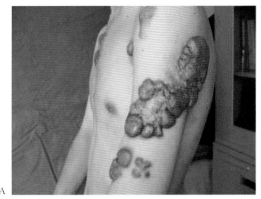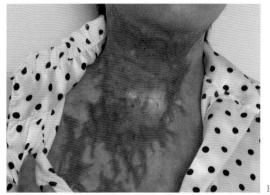

图 6-1-1　**病理性瘢痕**。A.瘢痕疙瘩侵犯正常皮肤;B.增生性瘢痕局限于创伤部位

色素等。有学者证实此免疫反应是一种对皮肤抗原的迟发型过敏反应,另一些学者则认为此免疫反应是抗核抗体直接对抗瘢痕疙瘩内的成纤维细胞而产生的。目前,尚未证实动物的皮肤损伤后能够形成瘢痕疙瘩和增生性瘢痕,因此缺乏实验模型也是研究瘢痕疙瘩和增生性瘢痕的一个主要障碍。

瘢痕疙瘩和增生性瘢痕的临床治疗有多种方法,包括药物注射治疗、手术治疗、冷冻治疗、放射治疗、激光治疗及外用药物治疗等,但均有一定的复发率。其中,皮质类固醇仍是目前病理性瘢痕注射治疗的一线药物,它治疗瘢痕疙瘩的疗效是确切的。据临床报道,皮质类固醇药物注射治疗的有效率为50%～100%,复发率为 9%～50%,不同类型的皮质类固醇及不同的注射剂量和方案存在差异。由于长期注射皮质类固醇具有副作用大、停药后易于复发等特性,临床上常常采用皮质类固醇联合其他药物注射治疗,如5-氟尿嘧啶(5-FU)、平阳霉素等,这些药物也可以单独注射治疗病理性瘢痕。

由于瘢痕疙瘩和增生性瘢痕的临床治疗方案比较相似,故本章将两者的药物注射治疗方案合并描述。

二、常用注射药物对瘢痕的作用及特点

▪ (一)皮质类固醇

瘢痕内皮质类固醇注射的治疗方法最早见于1966 年,此后有多位学者分别报道了局部注射皮质

类固醇能够使增生性瘢痕和瘢痕疙瘩退化萎缩。

皮质类固醇能够减轻病损部位的炎症反应,抑制瘢痕组织内的成纤维细胞增殖,减少胶原合成,增加胶原酶活性,加快胶原降解,使瘢痕组织逐渐萎缩。研究表明,局部注射皮质类固醇可以通过抑制 *PDGF* 基因表达而抑制瘢痕成纤维细胞的体内增殖;可以通过抑制转录而抑制前胶原基因表达,从而抑制瘢痕成纤维细胞的Ⅰ、Ⅲ型胶原合成;可引起瘢痕组织中 *c-myc* 和 *p53* 基因表达增高,从而诱导体内瘢痕中的细胞凋亡。常用制剂为曲安奈德(去炎舒松)、倍他米松、醋酸氢化可的松和地塞米松等。

皮质类固醇的分类如下。

(1) 短效(的松类):可的松、氢化可的松(前者在肝内转化为后者才生效)。

(2) 中效(尼松类):泼尼松、泼尼松龙(前者在肝内转化为后者才生效)、甲泼尼龙、曲安奈德。

(3) 长效(米松类):地塞米松、倍他米松。

这里需要说明的是:皮质类固醇激素的长、中、短效分类是依据其抗炎作用的时间长短来分类的,并不代表注射长效激素维持的治疗效果就长,注射短效的激素维持的治疗效果就短。这里提出 3 个原因,以供探讨:一是因为这些药物降解瘢痕的机制和其抗炎的机制不同(参见上文的皮质类固醇激素作用机制);二是瘢痕降解和注射的药物在局部存留的时间长短有一定关系,如颗粒较大的制品存留时间可能更长;三是所注射的药物浓度不一定相同。因此,临床上有许多医生采用复方倍他米松(得宝

松)1个月注射1次和曲安奈德1周注射1次的方案,依据是复方倍他米松是长效激素,曲安奈德是短效激素,这是值得研究和商榷的问题。实际上笔者在几千例瘢痕激素注射治疗的临床实践中发现曲安奈德1个月注射1次的效果优于复方倍他米松1个月注射1次。

复方倍他米松注射液和曲安奈德注射液是目前国内外最常用的瘢痕治疗的皮质类固醇。复方倍他米松及曲安奈德注射液均为微细颗粒的混悬液,静置后微细颗粒会下沉,振摇后成为均匀的乳白色混悬液。长期皮质类固醇治疗较大面积的瘢痕时需要考虑到药物不良反应对患者的影响。

现将常用药物分述如下。

1. 倍他米松·是一种长效皮质类固醇。张敬德等将复方倍他米松注射液与2%利多卡因注射液按1:1均匀混合。用2ml注射器抽取混合液,采用多点注射法注入瘢痕疙瘩,直至瘢痕的局部颜色变白。每次复方倍他米松的用量≤2ml,注射间隔时间3~4周。每个病例注射3次。复发病例可重复上述方法治疗。经过6个月到5年的随访,治愈率达到32.8%,复发率为22.4%。不良反应表现为皮肤萎缩、色素沉着或减退、毛细血管扩张等,560例中有101例出现上述症状,发生率为18.0%,但上述不良反应在停药后部分可恢复正常。王佳华选用复方倍他米松1ml加2%利多卡因2ml,患处消毒后,从瘢痕边缘以几乎与周围皮肤表面平行的方向进针,将药物均匀、缓慢注射于皮损内,直至肿胀发白,剂量为0.2ml/cm²。每个月1次为1个疗程。对照组选用醋酸强的松龙1ml加2%利多卡因2ml,方法、剂量同治疗组,每周1次,4次为1个疗程。均治疗2个疗程后判定疗效,并随访半年。痊愈率(瘢痕变平软,自觉症状消失,随访半年无复发)为62.5%。

2. 曲安奈德·是一种中效皮质类固醇。金培生等运用曲安奈德注射治疗瘢痕,成人每次用量为:1~2cm²用20~40mg,2~6cm²用40~80mg,6~10cm²用80~100mg。成人最大剂量120mg。儿童每次用量较成人酌减,儿童最大剂量为:1~5

岁不超过40mg,6~10岁不超过80mg。每周注射1次,连续注射5~6次为1个疗程。按照瘢痕疙瘩的疗效标准,396块瘢痕中治疗效果优良者达358块,占90.4%。王爱勤运用曲安奈德治疗40例瘢痕疙瘩患者。治疗组选用曲安奈德40mg加2%利多卡因2ml,患处皮肤消毒后,从瘢痕边缘以几乎与周围皮肤表面平行的方向进针,将药物均匀、缓慢注射于皮肤内,直至肿胀发白,剂量为0.2ml/cm²,每个月一次为1个疗程。对照组选用冷冻治疗每周1次,3个疗程后判断疗效。结果表明曲安奈德注射瘢痕疙瘩的痊愈率达到62.5%。

3. 地塞米松·是一种长效皮质类固醇。赖小珍等运用地塞米松治疗17例瘢痕疙瘩。根据皮损面积,取地塞米松注射液1~2mg和2%利多卡因2ml,以1:1至1:2配成混合液,用普通5ml注射器取药液。局部皮肤按常规消毒后,采用分散多点注射的方法,将针头从瘢痕疙瘩基底部与真皮之间平行进针,并推动注射器,使药物缓慢、均匀地注入瘢痕疙瘩,充盈至苍白色,并逐渐深入,每次用地塞米松的量不得超过2mg,每10天1次。对于皮损面积较大者,可分次治疗,疗程视皮损恢复情况而定。痊愈率为80%,随诊未见复发。治疗过程中,部分瘢痕疙瘩中可见毛细血管扩张,停药后症状逐渐消失。

4. 氢化可的松·李德民针对耳部瘢痕疙瘩,采取手术切除辅以氢化可的松注射的方法。切除、缝合伤口后即于创缘周围真皮内注射氢化可的松1ml,术后1周、2周、1个月、3个月分别注射1~1.5ml药液。随访后发现复发率明显低于单纯手术组(22.2%)。

■ (二)化学药物

化学药物的作用主要是抑制增殖活跃的细胞,促进处于增殖期的成纤维细胞凋亡。常用的药物有5-氟尿嘧啶及平阳霉素等。

1. 5-氟尿嘧啶·是一种抗代谢药物,通过抑制成纤维细胞增殖而有效改善瘢痕。5-氟尿嘧啶在体内转变为5-氟-2-脱氧尿嘧啶核苷酸,后者抑制胸腺嘧啶核苷酸合成酶,阻断脱氧尿嘧啶核苷酸转变为脱氧胸腺嘧啶核苷酸,从而抑制 DNA 的生物合成。此外,5-氟尿嘧啶通过阻止尿嘧啶和乳清酸渗入 RNA,达到抑制 RNA 合成的作用。本品为细胞周期特异性药物,主要抑制 S 期细胞。

5-氟尿嘧啶已被成功用于预防青光眼手术后瘢痕增生。一项包括 1 000 多名患者的回顾性研究曾报道,单独使用 5-氟尿嘧啶局部注射瘢痕,其最初反应几乎一致,但治疗后均有复发,需要连续注射。5-氟尿嘧啶(50 mg/ml)的用法一般是每厘米长度瘢痕注射 0.05 ml,或每 3 周注射 1 次直至瘢痕变白,累计注射次数不超过 10 次。一项小型以安慰剂作对照的前瞻性研究曾报道,手术切除瘢痕后局部注射 5-氟尿嘧啶的患者随访 6 个月后可见明显的临床改善,免疫组化标志物的表达也趋于正常。临床上也可采用浸有 5-氟尿嘧啶的纱布浸润伤口 5 分钟再封闭伤口。该药物治疗的不良反应罕见,可有注射部位皮肤疼痛,但检测无血液学改变。

2. 平阳霉素 · 是由平阳链霉素产生的博莱霉素类抗肿瘤抗生素,能抑制肿瘤细胞 DNA 合成和切断 DNA 链,常用于治疗各类恶性肿瘤。平阳霉素为细胞周期非特异性药物,对机体的免疫功能和造血功能无明显影响。近年来,国内外已有研究证明平阳霉素具有破坏胶原纤维细胞、促进胶原溶解、杀伤血管内皮细胞,使瘢痕血供减少,具有使瘢痕软化、消退的作用。

禁忌:对博莱霉素类抗生素有过敏史者禁用、肺、肝、肾功能障碍者慎用。

(三) 干扰素

局部注射干扰素属实验性治疗,系统性不良反应显著,其治疗瘢痕疙瘩的有效性尚未得到证实。干扰素(IFN)是一种主要由产生抗纤维化表型的辅助 T 淋巴细胞分泌的细胞因子。IFN-γ 和 IFN-α 2b 已被用于试验性治疗瘢痕疙瘩。3 例局部注射 IFN-γ 病例的结果证明瘢痕疙瘩有软化或面积缩小现象。IFN-α 2b 综合作用于调节胶原水平的酶,已被证明连续几次局部注射能降低瘢痕疙瘩表面积。然而,随后的 3 例单独使用 IFN-α 2b 进行局部注射的

临床试验未能证明其治疗的有效性。一项小型临床试验表明,采用 CO_2 激光+切除瘢痕后,辅以局部注射 IFN-α 2b 治疗,经 3 年随访可获 66% 治愈率,然而,一项对比局部注射 IFN-α 2b 和曲安奈德疗效的试验,由于前者 46% 的复发率和后者 15% 的复发率而提前中止($P<0.05$)。

与瘢痕疙瘩的其他治疗方式不同,局部注射干扰素可造成不良的系统反应。治疗后可能出现剂量依赖的流感样症状,包括发热、头痛和肌痛。患者可于治疗前预防性服用对乙酰氨基酚,以缓解上述症状。

(四) 钙通道阻滞剂

Lee 等第一次报道在临床上使用钙通道阻滞剂维拉帕米治疗烧伤瘢痕,并且没有发生副作用,认为其是治疗增生性瘢痕的有效治疗方式。钙通道阻滞剂的作用主要是抑制细胞外基质的合成及分泌,包括胶原、黏多糖、纤粘蛋白;同时,能增加胶原酶的合成,以及提高转录生长因子活性。临床上在 Peyronie 病和 Dupuytren 挛缩症患者中局部使用维拉帕米已经获得很好的结果。D'Andrea 等报道采用手术联合局部硅胶膜外贴加局部注射维拉帕米治疗病理性瘢痕,随访 18 个月后发现,注射维拉帕米的瘢痕患者治愈率达到 54%,明显高于不注射组的 18%,且没有明显的副作用。而 Copcu 等通过两年多的随访发现,即使不用硅胶膜,单纯使用手术加局部注射维拉帕米治疗的治愈率也高于 D'Andrea 报道的结果。

(五) 抗组胺药

瘢痕疙瘩形成过程中肥大细胞脱颗粒、释放组胺引起瘙痒,并可能对胶原合成及其他过程产生影响。组胺抑制剂特别是针对 H_1 亚型受体的药物,不但能缓解瘢痕疙瘩的瘙痒和灼热感,而且还能减少瘢痕疙瘩的胶原合成。

三、瘢痕注射治疗技术

(一) 适应证及禁忌证

1. 适应证 · 瘢痕内药物注射适用于新生及较

小的增生性瘢痕、瘢痕疙瘩患者,特别适用于充血反应明显、瘢痕向四周浸润性生长的瘢痕疙瘩(图6-1-2A和图6-1-2B)。不适用于大面积和(或)合并感染的病理性瘢痕及瘢痕已开始成熟萎缩者(图6-1-2C和图6-1-2D)。

2. 禁忌证·对甾体激素类药物过敏者、恶性肿瘤患者应禁用。以下患者一般也不宜使用,包括严重的精神病(过去或现在)、癫痫、活动性消化性溃疡、新近胃肠吻合手术、骨折、创伤修复期、青光眼、角膜溃疡、肾上腺皮质功能亢进症、高血压、糖尿病、

抗菌药物不能控制的感染(如水痘、麻疹、霉菌感染)、较重的骨质疏松症等,以及妊娠期和哺乳期女性。

关于激素注射还需要注意以下几点:①婴幼儿慎用,若需使用,须控制用药量及使用时间,通常建议使用作用较为温和的复方倍他米松。②对于恶性肿瘤术后发生瘢痕增生或瘢痕疙瘩的患者,也应慎重使用。③对于一些由于痤疮导致全身多发性瘢痕疙瘩的患者(图6-1-3),应尽量少用激素,因为激素会进一步加重痤疮,进而形成瘢痕疙瘩,导致恶性循环,越治越多。对于这种患者,应积极控制痤疮,同时采用

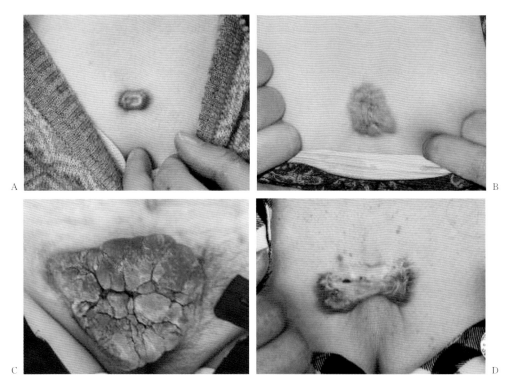

图6-1-2 瘢痕疙瘩注射治疗病例选择。A、B.适合注射治疗;C、D.不适合注射治疗

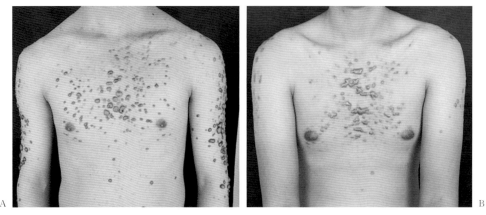

图6-1-3 两例由痤疮引起的多发性瘢痕疙瘩病例。A.前胸和手臂外侧多发性瘢痕疙瘩;B.前胸多发性瘢痕疙瘩

多种治疗方案,如手术、同位素敷贴、激光治疗等。

(二) 具体操作

以低浓度化学药物联合皮质类固醇治疗方法为例。

5-氟尿嘧啶在较高浓度(40～50 mg/ml)时被用于短时治疗瘢痕疙瘩,其原理是高浓度 5-氟尿嘧啶可抑制瘢痕细胞增殖,更高的浓度则引起瘢痕组织坏死,而低浓度 5-氟尿嘧啶(25 mg/ml)能够抑制组织充血,却不会引起组织坏死。皮质类固醇注射会导致局部毛细血管生长,后者又是瘢痕疙瘩的促发因素,因此可利用低浓度 5-氟尿嘧啶抑制增殖旺盛的毛细血管内皮细胞,从而抑制增生性瘢痕及瘢痕疙瘩的血运。我们将两种药物联合使用,既能消融瘢痕组织,又能抑制血管形成,这样就使治疗的机制由破坏转为重塑及预防复发。10 年来,我们采用低浓度化学药物 5-氟尿嘧啶联合皮质类固醇治疗的方法,治疗了数千名增生性瘢痕及瘢痕疙瘩患者,获得了良好的疗效。现介绍如下。

1. 初始浓度(药物配制方法)

A:5-氟尿嘧啶 0.6 ml+曲安奈德 5 ml+2%利多卡因 1 ml。

B:5-氟尿嘧啶 0.1 ml+复方倍他米松 1 ml+2%利多卡因 0.3 ml。

对质硬、隆起、充血明显的瘢痕,首先使用初始浓度进行注射治疗,每 2～4 周 1 次。瘢痕平复后进入维持治疗期,具体操作方案见"疗程及撤药方法"。

2. 注射方法·由于瘢痕组织通常较为致密,注射压较大,所以注射器的选择也较重要,有医生使用专门的注射枪或仪器进行注射,但往往操作繁琐,不易控制。根据压力、面积、压强关系可知,针筒和针头的面积越接近,注射需要的推力就越小,如果使用针筒较粗而针头非常纤细的注射器,很难将药物推入致密的瘢痕组织。我们采用的是细长的"带注射针的一次性使用无菌注射器"。该注射器为 1 ml 注射器,针头为 25G,针短而锐利,能够轻易刺穿坚硬的瘢痕组织且不易折弯,在注射压力大时仍能够顺利地将药物推入瘢痕组织。

将药物按照上述比例配制,混匀后进行瘢痕内注射(图 6-1-4),注意应多点注射,以使瘢痕组织

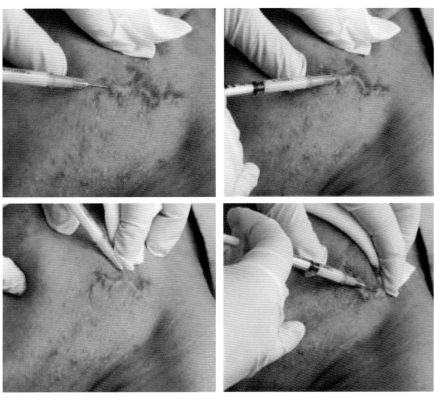

图 6-1-4　用 1 ml 注射器在瘢痕疙瘩实质内依次均匀、分点注射

可以较均匀地接受药物的作用。当遇到较大阻力无法推入时,可从另外的方向进针再注射。注射量约 $0.2\,ml/cm^2$,一般至瘢痕发白即可,对于大部分平软但局部尚未稳定的瘢痕,应均匀、少量地注射于皮内。

(三) 疗程及撤药方法

待瘢痕注射治疗至平软时,需要逐渐减少药物的使用浓度并延长药物的治疗周期,才能够使瘢痕彻底摆脱对药物的依赖。经数次原始浓度治疗后,瘢痕逐渐软化萎缩,此时可逐渐降低 5-氟尿嘧啶及皮质类固醇的浓度,同时增加利多卡因的浓度,以通过低浓度药物来抑制瘢痕疙瘩的复发。如果采用 2% 利多卡因注射液作为原始浓度治疗时,可将上述混合液对半稀释(此为 1/2 液)或再对半稀释(此为 1/4 液),根据患者的具体情况采用不同的稀释倍数进行预防性治疗,并逐渐延长药物注射间隔期,从每 2～4 周 1 次,逐步过渡到每 6 周、每 2 个月、每 4 个月和每 6 个月注射 1 次等。然而在治疗期内,有时瘢痕完全平复而充血明显,此时可维持上述混合液中 5-氟尿嘧啶的浓度而降低皮质类固醇的浓度;也可能出现瘢痕充血减退但未完全平复的情况,此时可维持皮质类固醇的浓度而适当降低 5-氟尿嘧啶的浓度。

(四) 个性化方案

瘢痕药物注射治疗过程中要注意对不同的患者及瘢痕采用个性化治疗方案,这包括以下三个方面的内容。

1. 针对不同患者的个性化方案·根据患者对药物的敏感程度,适当增加或减少药物的用量。例如:对于青少年、育龄期妇女,可减少或避免使用化学药物,以免影响生长发育或致畸;对于注射后某类药物不良反应明显者,可适当减少该类药物的配比。

2. 针对同一个患者不同部位的个性化方案·不同部位的瘢痕疙瘩对药物的反应不同时,应针对局部瘢痕疙瘩的状况设计药物浓度配比。

3. 针对同一个瘢痕疙瘩的个性化方案·即使是同一个瘢痕疙瘩,治疗后期也会出现不同的状况。比如,当大部分瘢痕平软而局部生长时,仅仅需要针对继续生长部位进行注射治疗(图 6-1-5)。

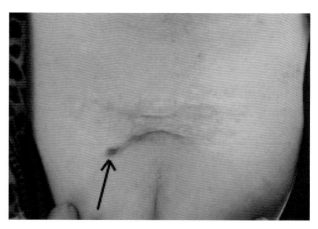

图 6-1-5 胸前瘢痕疙瘩患者,停止注射治疗 6 年后,瘢痕的右下角处出现点状复发(箭头所示),此时仅需针对复发处予以药物注射

四、瘢痕注射的注意事项及不良反应处理

(一) 注射注意事项

(1) 注射应缓慢,并严格控制在瘢痕内,避免药物渗入正常皮肤而造成周围组织萎缩。

(2) 注射部位不宜过浅,以免引起表皮坏死;不宜过深,以免引起皮下组织萎缩。

(3) 对于面积较大的瘢痕,应控制药物用量。一次曲安奈德的用量不超过 50 mg(1 支);一次复方倍他米松的用量不超过 14 mg(2 支),且每个月使用不超过 14 mg。

(4) 对于边缘持续生长的瘢痕,应特别注意边缘部位的注射。

(5) 对于局部有感染的瘢痕,应避免对感染部位进行注射。

(6) 由于瘢痕疙瘩的张力较大,注射时要注意将注射器与针头连接紧密,防止药液喷出。医护人员可以佩戴护目镜或面罩加以防护。

(7) 在注射过程中需经常摇动注射器,以防药液沉淀。

(8) 注射后应嘱咐患者充分压迫止血(20～30 分钟)。

(9) 嘱咐患者注射后 1 天内瘢痕处避免沾水,以防感染。

(二) 不良反应及防治

1. 急性全身性不良反应·极少数患者会出现急性药物过敏,表现为面色潮红、憋气、心率减慢和手足冰凉。对于此类患者,可取半卧位,给予吸氧,症状往往在数分钟内消失。对于反应严重者,可给予葡萄糖酸钙注射液静脉推注及肾上腺素1ml肌内注射。

2. 慢性全身性不良反应·化学药物引起的不良反应常见的是白细胞数量减少,极少见毛发脱落增多,对于此类患者停用化学药物即可。全身副作用较为常见的为月经紊乱、痤疮增多。对于轻微者,药物减量后症状即可消失;对于严重者,需完全停药。此类并发症一般是可逆的,停药后症状逐渐减轻或消失。

皮质类固醇激素的全身性副作用如下。

(1) 医源性库欣综合征面容和体态、体重增加、下肢水肿、紫纹、易出血倾向、创口愈合不良、痤疮、月经紊乱、肱或股骨头缺血性坏死、骨质疏松及骨折(包括脊椎压缩性骨折、长骨病理性骨折)、肌无力、肌萎缩、低血钾综合征、胃肠道刺激(恶心、呕吐)、胰腺炎、消化性溃疡或穿孔、儿童生长抑制、青光眼、白内障、良性颅内压升高综合征、糖耐量减退和糖尿病加重。

(2) 患者可出现精神症状,包括欣快感、激动、谵妄、不安、定向力障碍,也可表现为抑制。精神症状尤易发生于慢性消耗性疾病患者及以往精神不正常者。

(3) 并发感染为皮质类固醇激素的主要不良反应。以真菌、结核杆菌、葡萄球菌、变形杆菌、酮绿假单胞菌和各种疱疹病毒为主。

(4) 糖皮质激素停药综合征。有时患者在停药后会出现头晕、昏厥倾向、腹痛或背痛、低热、食欲减退、恶心、呕吐、肌肉或关节疼痛、头疼、乏力和软弱症状。

3. 局部不良反应

(1) 局部皮肤色素沉着或减退。

(2) 皮下曲安奈德颗粒沉积形成钙化灶。

(3) 病灶周围毛细血管扩张。

(4) 局部组织感染破溃及坏死。

(5) 色素形成或色素减退。

(6) 瘢痕周围组织萎缩。笔者曾遇到一例在外院反复接受腹正中手术瘢痕皮质类固醇注射的女性患者,多次高浓度药物注射致其腹白线处皮肤菲薄,形成直径5cm左右腹疝,后期经外科手术方得以治愈。

(三) 注射的疼痛管理

瘢痕注射时疼痛也是需要关注的问题。尽管我们注射的药物中有利多卡因,但其只能减轻注射后疼痛,因此临床上很多患者因惧怕疼痛而放弃治疗。减少注射时疼痛的方法有涂抹表面麻醉药膏,如复方利多卡因乳膏,但由于瘢痕的透皮吸收能力差、渗透深度浅,往往无明显效果。也有医生先在瘢痕周边注射利多卡因麻醉,但周边注射麻醉药后患者也会有明显的疼痛。笔者在临床上先采用冷冻探头进行冷敷,冷敷15秒后注射药物就能很大程度地减轻患者的疼痛(图6-1-6),有些患者甚至无痛感,此

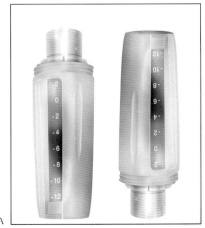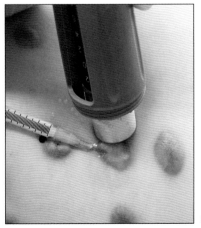

图6-1-6 **冷冻探头冷敷**。A.冷冻探头内有冷冻液,不使用时将其保存在-10℃冰箱内;B.使用时在瘢痕表面放置约15秒,注意不要冻伤周围正常皮肤

方法很乐于被患者接受。这种方法简单快速，比较适合于临床繁忙的治疗工作。

■ (四) 签知情同意书

瘢痕疙瘩、增生性瘢痕药物注射治疗前须请患者详细阅读知情同意书，并明确以下几点。

(1) 瘢痕疙瘩具有遗传性，患者往往具有瘢痕体质。该病是国际医学界的难题，目前尚无快捷、高效的治疗方法，各种治疗的复发率较高。虽然瘢痕体质尚无法改变，但身体局部的瘢痕经过持续规范的治疗还是能够治愈的。

(2) 上海交通大学医学院附属第九人民医院瘢痕门诊目前采用综合治疗的手段，包括单纯药物(皮质类固醇及抗肿瘤药物)注射治疗、手术切除辅助药物注射治疗、放射治疗、激光治疗及外用药物治疗等。但是，由于瘢痕疙瘩极易复发，故不主张单纯手术切除。在我科手术切除的患者术后一定要遵医嘱坚持定期复查，必要时进行药物注射治疗以防复发。

(3) 治疗时间较长，以单纯药物注射治疗为例，一般初始时每3～4周治疗1次，待瘢痕萎缩后逐渐延长为每6～8周注射1次，并降低药物的剂量直至逐渐停药。治疗期需要1～3年。瘢痕未痊愈时不能擅自停药，否则极易复发。

(4) 由于怀孕期间用药可能会影响胎儿发育，故建议治疗期间不生育、不哺乳。推荐停药半年后再怀孕。需要短期内生育的患者建议生育之后再进行系统治疗(包括男性患者)。

(5) 用药剂量较大时可能会出现一些副作用，如女性患者可能出现月经失调，其他患者可能出现痤疮、骨质疏松、抵抗力降低、血压升高、向心性肥胖(较少见)等。各种副作用多在减药或停药后消失。

(6) 对幼儿，老年体弱者，高血压、骨质疏松症、糖尿病、急慢性感染、消化性溃疡、肝肾功能不全、青光眼患者长期大剂量治疗需谨慎。皮质类固醇过敏者禁用药物治疗。

(7) 生活中需要注意：戒烟戒酒，饮食宜清淡，避免辛辣刺激食物，避免桑拿等过热洗浴，避免搔抓瘢痕局部。

■ (五) 操作小贴士

瘢痕部位的皮脂腺时常会阻塞，甚至形成皮脂腺囊肿。这可能由两方面的原因造成：一是皮肤内原有的皮脂被阻塞后，油脂长期刺激局部皮肤，出现瘢痕生长，同时瘢痕将皮脂腺开口包裹，使皮脂无法排出，造成皮脂腺不断增大；二是注射过程中可能将表皮细胞及皮脂腺开口带入瘢痕内部，使得皮脂难以正常排出，逐渐聚集形成囊肿。当看到较大的阻塞性皮脂时，可将其清理，以防皮脂对皮肤的持续刺激，减少感染发生率。

典型案例

病例一 · 女性患者，24 岁。2004 年 8 月初诊。胸前无明显原因出现肿块 4 年，生长较快，有痛痒感。曾有皮质类固醇治疗史，停药后复发。查体：胸骨前正中一 4 cm×1.5 cm×0.3 cm 大小肿块，边缘充血明显，质地较硬，中央部位较为平软(图 6-1-7A)，诊断为瘢痕疙瘩。

采用 5-氟尿嘧啶 0.6 ml＋曲安奈德 5 ml＋利多卡因 1 ml 注射，2 周 1 次，共 4 次。瘢痕变平软，痛痒消失。此后进入维持期，采用 5-氟尿嘧啶 0.3 ml＋曲安奈德 2.5 ml＋利多卡因 2.5 ml 注射，3 周 1 次，共 2 次。瘢痕充血减退，更为平软(图 6-1-7B)。进一步降低药物浓度，改为 5-氟尿嘧啶 0.1 ml＋曲安奈德 1 ml＋利多卡因 4 ml 注射，4～6 周 1 次，共 3 次，同时配合硅胶膜片外贴治疗(图 6-1-7C)。瘢痕维持平软状态，但皮质类固醇注射后出现毛细血管扩张现象。将药物改为平阳霉素 0.4 mg＋曲安奈德 1 ml＋利多卡因 4 ml 注射，6 周 1 次，共 2 次。瘢痕稳定，无明显复发，充血有所减退。停药后嘱患者坚持使用硅胶膜片外

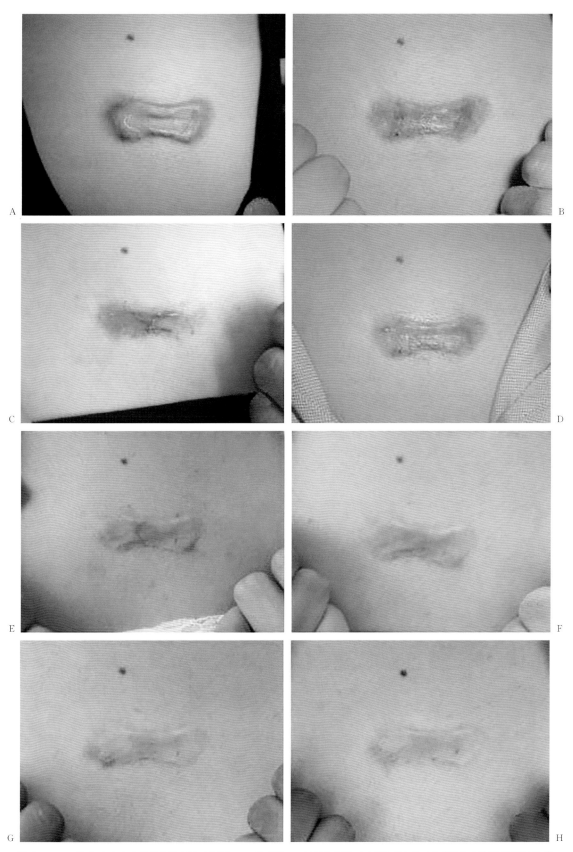

图 6-1-7　**胸前瘢痕疙瘩的药物注射治疗过程**。A. 治疗前；B. 6 次治疗后；C. 再治疗 3 次，同时配合硅胶膜片外贴治疗后；D. 再治疗 2 次，同时坚持硅胶膜片外贴后；E. 治疗 1.5 年后；F. 治疗 2 年后；G. 治疗 2.5 年后；H. 治疗 5.5 年后

贴,同时密切观察瘢痕生长动向,如果有反弹迹象,及时复诊(图6-1-7D)。1.5年后复诊,瘢痕无明显反弹,但充血仍未完全消失。此时,采用低浓度的化学药物抑制血管,极低浓度的皮质类固醇抑制复发,方法是:平阳霉素0.4 mg+曲安奈德0.5 ml+利多卡因4.5 ml注射1次。随诊(图6-1-7E)。过7个月后复诊,瘢痕大部分已无明显充血,平软,未做注射治疗(图6-1-7F)。2.5年后复诊,瘢痕大部分已成熟,呈灰白色,较平,质地软。右下角处局部充血,轻度隆起。此时进行极少量药物注射1次,浓度配比为:5-氟尿嘧啶0.1 ml+曲安奈德1 ml+利多卡因4 ml,随诊(图6-1-7G)。6个月后复诊,瘢痕无复发,嘱随诊。之后又随访2.5年,瘢痕未再复发(图6-1-7H)。

病例二·女性患者,33岁。2007年6月初诊。胸前无明显原因出现肿块16年,有痛痒感。否认治疗史。查体:胸骨前正中一横向5.5 cm×1 cm×0.2 cm大小肿块,边缘充血明显,质地较硬(图6-1-8A),诊断为瘢痕疙瘩。

采用5-氟尿嘧啶0.1 ml+复方倍他米松1 ml+利多卡因0.3 ml注射,4周1次,共4次。瘢痕变平软,痛痒消失,即改为5-氟尿嘧啶0.1 ml+复方倍他米松1 ml+利多卡因1 ml注射,8周1次,共3次。瘢痕平软,仍有轻度充血(图6-1-8B)。改为5-氟尿嘧啶0.1 ml+复方倍他米松0.5 ml+利多卡因0.1 ml注射,8周1次,共2次。瘢痕稳定,无复发迹象,嘱3个月复诊1次。1.5年后复诊,胸前瘢痕充血减退,平软,无复发迹象(图6-1-8C)。又过2年后复诊,瘢痕完全成熟,无充血,平软(图6-1-8D)。

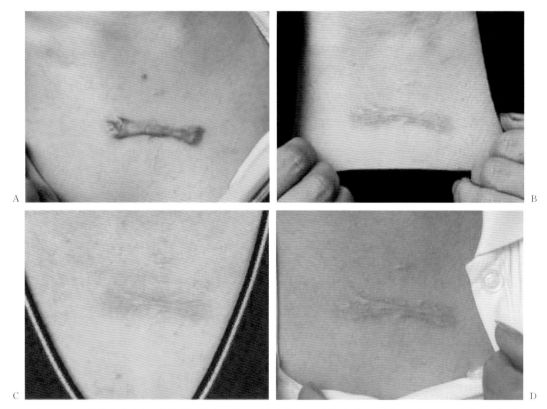

图6-1-8　胸前瘢痕疙瘩的药物注射治疗过程。A.治疗前;B.7次治疗后;C.治疗1.5年后;D.治疗3.5年后

病例三·女性患者,25岁,因先天性心脏病开胸手术胸部留下长30 cm的增生性瘢痕(图6-1-9A)。使用激素瘢痕内局部注射治疗,第一次注射后2个月(图6-1-9B)即见瘢痕有所萎缩。第二次注射后2个月(图6-1-9C)瘢痕进一步缩小。第三次注射后6个月(图6-1-9D)可见大部分增生性瘢痕色泽淡化、平

整。第四次注射后患者主诉瘢痕基本消退,直到 3 年后复诊,仅有上胸部两条横行的瘢痕还比较明显(图 6-1-9E)。继续给予局部激素注射,1 个月后复查,见横行的瘢痕有缩小趋势(图 6-1-9F)。给予再次注射,1 个月后复查,见横行瘢痕已经基本消失(图 6-1-9G),在残余的瘢痕处继续给予少量药物注射。1 年后(初诊后 5 年)复诊,已基本痊愈,隆起的瘢痕基本消退,仅留下原来的痕迹,色泽与周围皮肤基本一致(图 6-1-9H),患者满意。

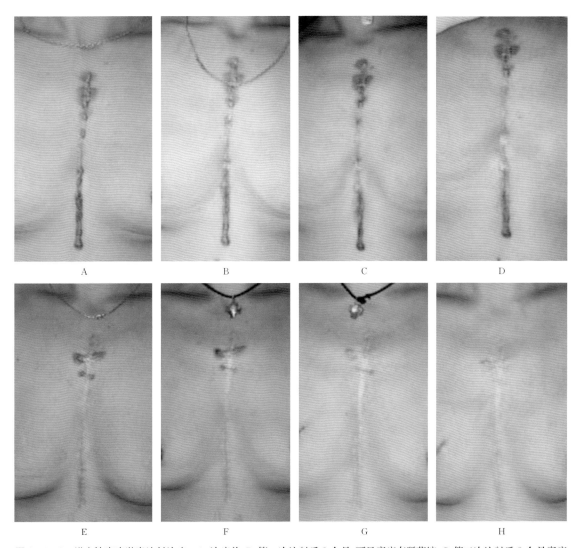

图 6-1-9 **增生性瘢痕激素注射治疗。**A.治疗前;B.第一次注射后 2 个月,可见瘢痕有所萎缩;C.第二次注射后 2 个月瘢痕进一步缩小;D.第三次注射后 6 个月,可见大部分增生性瘢痕色泽淡化、平整;E.3 年后复诊,仅剩两条横行的瘢痕;F.继续注射,过了 1 个月见瘢痕有缩小趋势;G.再过 2 个月,横行瘢痕基本消失;H.5 年后复诊,已基本痊愈

第二节 · 瘢痕的口服药物治疗

1. 积雪苷 · 目前临床可用的药物较少,常用积雪苷片,其主要成分是积雪苷(asiaticoside)。积雪苷是从中草药伞形科植物积雪草(centellaasiatica urban)中提取的有效成分。该药具有促进正常肉芽

组织形成、激活上皮组织、增强网状内皮系统功能、加速伤口及溃疡组织愈合、抑制成纤维细胞增殖及减少瘢痕形成的作用,适用于各种原因引起的瘢痕、瘢痕疙瘩及硬皮病的治疗。实验证明该药能抑制成纤维细胞增殖,减少胶原形成量,抑制结缔组织的基质和纤维成分过度增生。临床使用表明,该药相对比较安全,无明显毒性副作用。

2. 曲尼司特 · 瘢痕疙瘩形成过程中肥大细胞脱颗粒、释放组胺,引起瘙痒,并可能对胶原合成及其他过程产生影响。抗组胺药(antihistamine),特别是针对 H_1 亚型受体的组胺抑制剂,能缓解瘢痕疙瘩的瘙痒和灼热感,还可以减少瘢痕疙瘩的胶原合成,抑制瘢痕疙瘩的生长。

曲尼司特(tranilast)和苯海拉明可抑制肥大细胞释放组胺和前列腺素,对局部瘙痒和疼痛症状明显的瘢痕患者可以选用。此外曲尼司特还有抑制瘢痕成纤维细胞过度增殖、抑制胶原合成、促进胶原降解的作用。

3. 氯雷他定 · 氯雷他定(开瑞坦)属于长效三环类抗组胺药,为 H_1 受体阻断剂,对外周 H_1 受体有高度的选择性,对中枢 H_1 受体的亲和力较弱,可抑制肥大细胞释放白三烯和组胺,故可抑制组胺所引起的过敏症状。适用于瘙痒难忍、影响生活质量的增生性瘢痕或瘢痕疙瘩患者。

4. 止痛类药物 · 适用于因长期疼痛而严重影响生活质量的病理性瘢痕患者。应注意此类药物仅用于疼痛症状较重时缓解症状,不推荐作为常规用药,服用前需注意防范不良反应及药物配伍禁忌。

第三节 · 瘢痕的外用药物治疗

外用药物常被用于新生瘢痕的治疗,目的是抑制瘢痕增生、促进瘢痕成熟。

1. 硅凝胶类

(1)硅凝胶的作用原理

1)水合作用:抑制角质层水分蒸发,从而抑制胶原组织沉积,但不影响氧气交换。

2)硅酮本身具有软化瘢痕的作用:据文献报道,硅酮凝胶治疗病理性瘢痕的有效率在 80% 以上。临床证实该治疗的疗效确切,安全有效。常用剂型包括硅酮凝胶及硅酮贴片两种。

(2)硅凝胶使用方案

1)使用时机:拆线后 $2\sim3$ 天,伤口完全闭合后。

2)使用方法:轻薄涂抹,无须按摩。每日 $2\sim3$ 次,保持瘢痕表面有少量药物覆盖即可。需要持续使用12周(3个月)以上。

3)使用优点:硅凝胶类药物不被皮肤吸收,无化学成分。硅凝胶的理化特性稳定,安全性好,婴幼儿、孕产妇(哺乳期)均可以使用。

2. 皮质激素类 · 包括糠酸莫米松乳膏(艾洛松软膏)、曲安奈德贴等。外用后局部可缓慢吸收,起到抑制增生和软化的作用。

3. 中药类 · 积雪苷霜、瘢痕止痒软化膏等。

4. 黏多糖类 · 多磺酸黏多糖乳膏(喜辽妥)、喜辽复修复凝胶(主要成分包括葡糖氨基葡聚糖、洋葱鳞茎提取物、芦荟、尿囊素、维生素 B_3、维生素 E)。

5. 维甲酸类 · 维生素 A 酸乳膏(迪维霜),对淡化瘢痕色素有一定疗效。

6. 复合类药物 · 如复方肝素钠尿囊素凝胶(康瑞保),主要成分包括肝素钠、洋葱鳞茎提取物、尿囊素等。

(高　振　武晓莉)

参考文献

［ 1 ］武晓莉,刘伟,曹谊林.低浓度5-氟尿嘧啶抑制血管增生在瘢痕疙瘩综合治疗中的作用初探[J].中华整形外科杂志,2006(22):44-46.

［ 2 ］武晓莉,刘伟,高振,等.低浓度5-FU与皮质类固醇联合治疗胸骨前瘢痕疙瘩的疗效分析[J].中国美容整形外科杂志,2007(18):437-440.

［ 3 ］Al-Attar A，Mess S，Thomassen JM，et al. Keloid pathogenesis and treatment [J]. Plast Reconstr Surg，2006(117):286-300.

［ 4 ］Apikian M，Goodman G. Intralesional 5-fluorouracil in the treatment of keloid scars [J]. Australas J Dermatol，2004(45):140-144.

［ 5 ］Espana A，Solano T，Quintanilla E. Bleomycin in the treatment of keloids and hypertrophic scars by multiple needle punctures [J]. Dermatol Surg，2001(27):23-27.

［ 6 ］Fitzpatrick RE. Treatment of inflamed hypertrophic scars using intralesional 5-FU [J]. Dermatol Surg，1999(25):224-232.

［ 7 ］Gupta S，Kalra A. Efficacy and safety of intralesional 5-fluorouracil in the treatment of keloids [J]. Dermatology，2002(204):130-132.

［ 8 ］Ketchum LD，Smith J，Robinson DW，et al. The treatment of hypertrophic scar，keloid and scar contracture by triamcinolone acetonide [J]. Plast Reconstr Surg，1966(38):209-218.

［ 9 ］Kontochristopoulos G，Stefanaki C，Panagiotopoulos A，et al. Intralesional 5-fluorouracil in the treatment of keloids：an open clinical and histopathologic study [J]. J Am Acad Dermatol，2005(52):474-479.

［10］Mustoe TA，Cooter RD，Gold MH，et al. International clinical recommendations on scar management [J]. Plast Reconstr Surg，2002(110):560-571.

［11］Nanda S，Reddy BS. Intralesional 5-fluorouracil as a treatment modality of keloids [J]. Dermatol Surg，2004(30):54-56.

［12］Uppal RS，Khan U，Kakar S，et al. The effects of a single dose of 5-fluorouracil on keloid scars：a clinical trial of timed wound irrigation after extralesional excision [J]. Plast Reconstr Surg，2001(108):1218-1224.

第七章
瘢痕的物理疗法

第一节 · 运动疗法在病理性瘢痕治疗中的应用

增生性瘢痕和挛缩不但影响美观，同时也会引起严重的功能障碍。运动疗法是物理治疗的核心，它是一种通过徒手或借助器械，利用力学原理来预防和治疗疾病，防治患者运动功能障碍的方法。尽早开始运动治疗可使瘢痕塑形，促进瘢痕软化，有效防止后期瘢痕挛缩及畸形的发生。对于已经出现严重挛缩畸形的部位，需先进行手术矫正，再进行运动疗法，以维持手术效果并进一步提高功能水平。

一、关节活动范围训练

正常各关节各个方向的活动均有一定的角度范围，此范围称为关节活动度。关节活动度的正常值有个体差异，患侧可参照健侧，双侧损伤可参照关节活动度正常值表（表7-1-1）。瘢痕组织增生、挛缩及与周围组织的粘连往往会缩小关节运动范围，影响关节的主、被动运动。关节活动范围训练就是利用各种方法以维持和恢复因瘢痕等因素导致的关节活动范围受限。

（一）体位保持

良好体位的保持对于预防瘢痕挛缩至关重要，应注意避免患者长期屈曲和内收的舒适体位。体位保持可采用毛巾垫、枕头、矫形器或牵引装置辅助。正确的体位成"大"字，具体如下：头呈仰卧位并使头居中位；颈呈去枕后伸位，必要时用热塑夹板固定；肩关节用枕头或夹板保持在外展90°和外旋位；一般情况下或肘屈侧烧伤时肘关节均应保持在伸直位；手部可用夹板保持虎口展开、掌指关节屈曲、指间关节伸直位，如果仅有掌侧瘢痕，则必须处于对抗位；双下肢外展，双踝保持在背屈位，必要时用夹板固定，保持踝关节在0°位，以防止足下垂。

（二）被动运动

被动运动可由治疗师进行，或者利用器械进行持续性被动活动（continuous passive motion，CPM）（图7-1-1）。若无禁忌证，应尽早进行各关节的被动运动，被动运动的角度视耐受程度逐渐增加，直至达到全范围的活动。被动运动时，将患者体位置于舒适体位，固定关节近端，被动活动远端，动作宜缓慢、均匀，切忌暴力。在关节被动活动的最大幅度保持数秒，每个方向重复5～10次为1组，每天3～5组。

表7-1-1　关节活动度正常值表

关 节	方　向	关节活动度	关 节	方　向	关节活动度
颈	屈曲	0°～45°	拇指	掌指关节屈曲	0°～50°
	伸展	0°～45°		指间关节屈曲	0°～80°/90°
	侧屈	0°～45°		外展	0°～50°
	旋转	0°～60°			
胸、腰	屈曲	0°～80°	手指	掌指关节屈曲	0°～90°
	伸展	0°～30°		掌指关节过伸	0°～15°/45°
	侧屈	0°～40°		近端指间关节屈曲	0°～110°
	旋转	0°～45°		远端指间关节屈曲	0°～70°
				外展	0°～25°
肩	屈曲	0°～180°	髋	屈曲	0°～125°
	后伸	0°～50°		后伸	0°～30°
	外展	0°～180°		内收、外展	各0°～45°
	内、外旋	各0°～90°		内旋、外旋	各0°～45°
肘	屈伸	0°～150°	膝	屈曲	0°～135°
	旋前、旋后	各0°～90°			
腕	掌屈	0°～90°	踝	背屈	0°～20°
	背伸	0°～70°		跖屈	0°～45°
	桡偏	0°～25°		内翻	0°～35°
	尺偏	0°～55°		外翻	0°～20°

1. 颈部的被动运动

（1）后伸：患者仰卧，肩部垫枕，保持头部充分后伸。治疗师一手置于患者胸骨，另一手托住患者下颌，相反用力，尽量使患者的头后伸（图7-1-2）。

（2）旋转：患者仰卧，肩部垫枕，保持头部充分后伸。治疗师一手固定患者肩部，另一手托住患者一侧下颌及脸颊，将其转向对侧（图7-1-3）。

（3）侧屈：患者仰卧，肩部垫枕，保持头部充分后伸。治疗师一手固定患者肩部，另一手托住患者一侧头部，将其向对侧侧屈（图7-1-4）。

2. 肩关节的被动运动

（1）屈曲：患者仰卧，肩关节稍外展。治疗师一手握住患者前臂远端，另一手握住患者上臂远端，将其沿矢状面上举到最大幅度，完成屈曲（图7-1-5）。

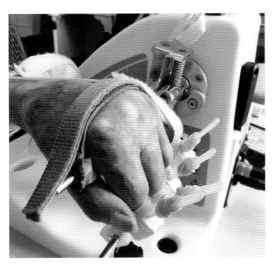

图7-1-1　手指持续被动活动

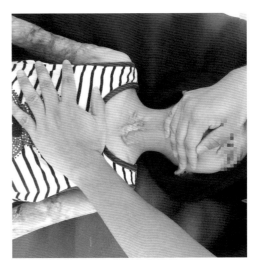

图7-1-2　颈后伸

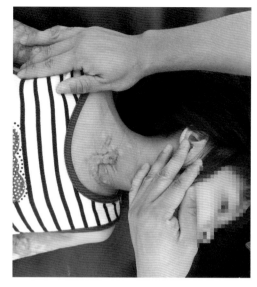

图 7-1-3　颈旋转

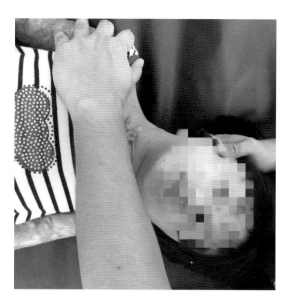

图 7-1-4　颈侧屈

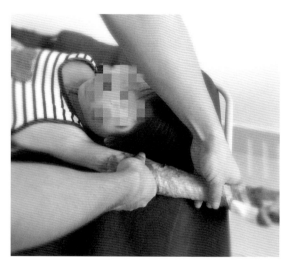

图 7-1-5　肩关节屈曲

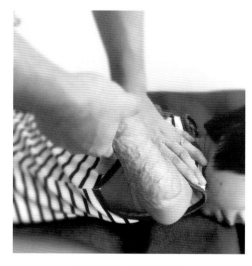

图 7-1-6　肩关节后伸

（2）后伸：患者俯卧。治疗师一手固定患者肩胛骨，另一手握住患者上臂远端，将其沿矢状面后伸至最大幅度（图 7-1-6）。

（3）外展：患者仰卧，肩关节稍外展。治疗师一手握住患者前臂远端，另一手握住患者上臂远端，将其沿冠状面外展至最大幅度（图 7-1-7）。

3. 肘关节及前臂的被动运动

（1）屈伸：患者仰卧。治疗师一手固定患者上臂远端，另一手握住患者前臂远端，将其沿矢状面做屈伸运动至最大幅度（图 7-1-8）。

（2）前臂旋前、旋后：患者仰卧。治疗师一手固定患者上臂远端，另一手握住患者手掌，进行前臂旋前、旋后运动至最大幅度（图 7-1-9 和图 7-1-10）。

4. 腕关节的被动运动

腕关节屈、伸及尺、桡偏：将患者前臂置于治疗床或治疗桌上。治疗师一手固定患者腕关节近端，另一手握住患者腕关节远端，进行腕关节屈、伸及尺、桡偏运动至最大幅度（图 7-1-11 和图 7-1-12）。

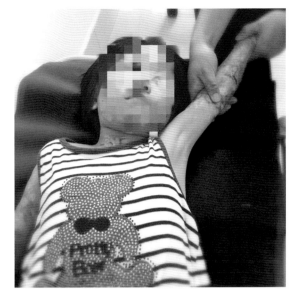

图7-1-7 肩关节外展

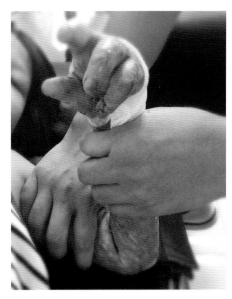

图7-1-8 肘关节屈曲

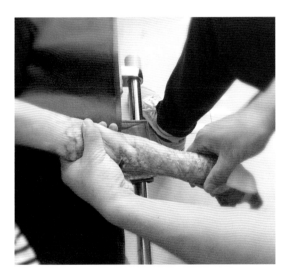

图7-1-9 前臂旋前

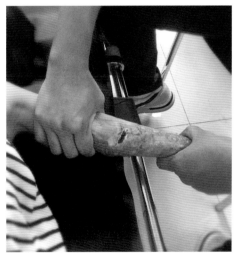

图7-1-10 前臂旋后

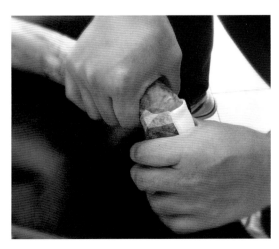

图7-1-11 腕关节屈曲

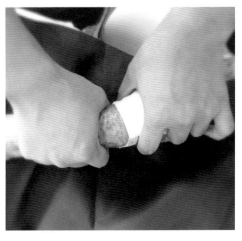

图7-1-12 腕关节尺偏

5. 手的被动运动

(1) 拇指内收、外展：将患者前臂置于治疗床或治疗桌上。治疗师一手固定患者除拇指外的其余4个掌骨，另一手活动患者拇指的掌腕关节、掌指关节及指间关节。往小指指根掌横纹方向运动，完成内收；握住患者拇指的近节指骨进行外展，完成外展运动（图7-1-13和图7-1-14）。

(2) 掌指关节、指间关节屈伸：将患者前臂置于治疗床或治疗桌上。治疗师一手固定患者的掌骨远端，另一手握住患者的近节指骨，进行掌指关节屈伸运动至最大幅度（图7-1-15）。指间关节被动活动与掌指关节相似，固定指间关节近端指骨，活动指间关节远端指骨。

6. 髋关节的被动运动

(1) 屈曲：患者仰卧。治疗师一手握住患者的胫骨远端，另一手固定患者的膝关节，双手同时用力将膝关节及股骨推向腹部（图7-1-16）。

(2) 后伸：患者俯卧。治疗师一手握住患者的

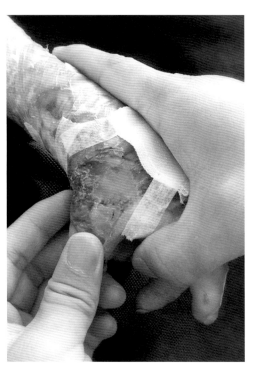

图7-1-13　拇指外展

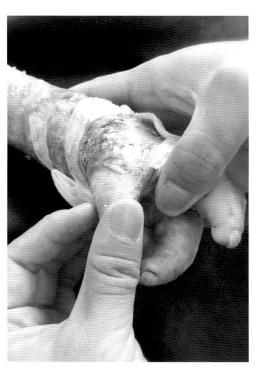

图7-1-14　拇指内收

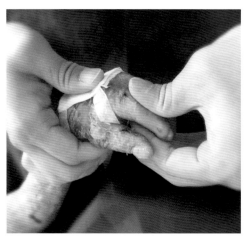

图7-1-15　掌指关节屈曲

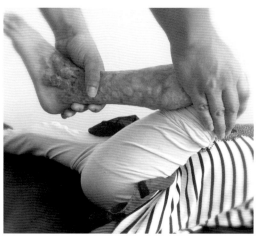

图7-1-16　髋关节屈曲

小腿,另一手握住患者的膝关节,双手同时用力向上抬起,使髋关节后伸。

(3)外展:患者仰卧。治疗师一手握住患者的胫骨远端,另一手握住患者的膝关节内侧,双手同时用力,使髋关节沿冠状面向外移动至最大范围。

7.膝关节的被动运动

屈伸:患者俯卧、仰卧或取坐位。治疗师一手固定患者股骨远端,另一手握住患者胫骨远端,进行最大范围的屈伸活动(图7-1-17和图7-1-18)。

8.踝关节及足趾的被动运动

(1)踝关节跖屈及内、外翻:患者仰卧。治疗师一手固定患者胫骨远端,另一手握住患者足背,向下、向内、向外完成最大范围的跖屈(图7-1-19)、内翻、外翻活动。

(2)踝关节背屈:患者仰卧。治疗师一手固定患者胫骨远端,另一手用掌心托于患者足跟,以前臂为支点牵拉踝关节,完成背屈活动(图7-1-20)。

(3)足趾屈伸:同手指关节。

■ (三)牵伸训练

牵伸训练是通过治疗师的手法、器械或利用患者体重等方法对关节周围挛缩的软组织进行牵拉,使之松弛,从而维持和扩大关节活动范围的方法。牵伸持续时间视患者的耐受情况而酌情增减。

1.颈前瘢痕牵伸

后伸:患者仰卧,去枕,头部悬于床沿外,利用头部重力牵伸颈部(图7-1-21)。

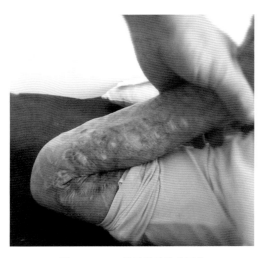

图7-1-17 俯卧位膝关节屈曲

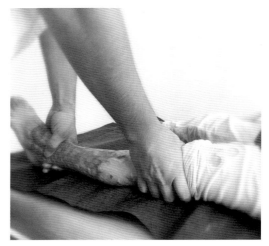

图7-1-18 仰卧位膝关节伸直

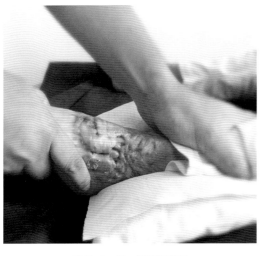

图7-1-19 踝关节跖屈

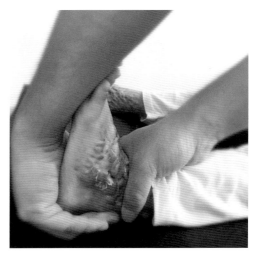

图7-1-20 踝关节背屈

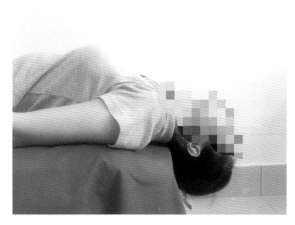

图 7-1-21 颈部牵伸-后伸

2. 躯干牵伸

（1）后背及下肢后侧瘢痕的牵伸：患者取立位，躯干前屈至最大幅度并保持（图 7-1-22）。

（2）胸腹部及下肢前侧瘢痕：患者取立位，躯干后伸至最大幅度并保持（图 7-1-23）。

3. 下肢牵伸

（1）臀部及下肢前侧瘢痕牵伸：患者屈髋、屈膝、足跖屈至最大幅度并保持（图 7-1-24）。

（2）下肢内侧及前侧瘢痕牵伸：患者迈弓箭步，下蹲至最大幅度并保持（图 7-1-25）。

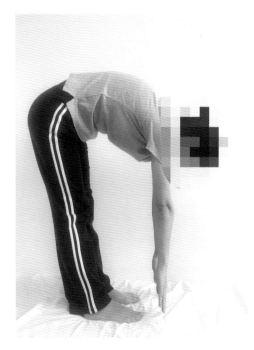

图 7-1-22 躯干牵伸-前屈

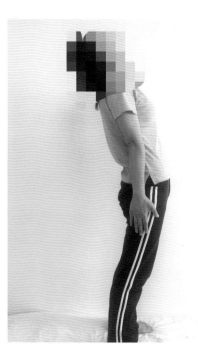

图 7-1-23 躯干牵伸-后伸

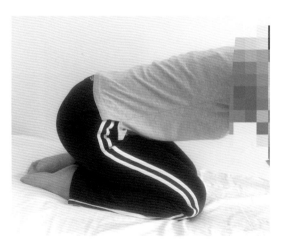

图 7-1-24 下肢牵伸-屈曲

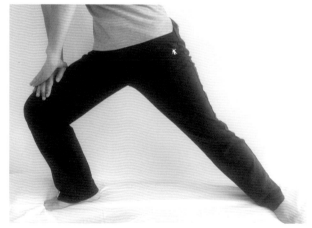

图 7-1-25 下肢牵伸-弓箭步

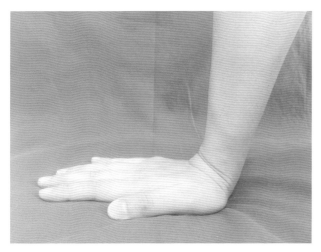

图 7-1-26　腕关节牵伸-背伸

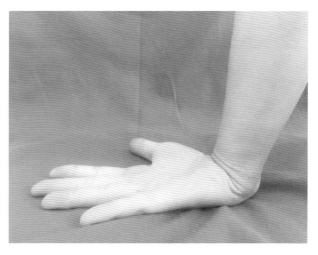

图 7-1-27　腕关节牵伸-屈曲

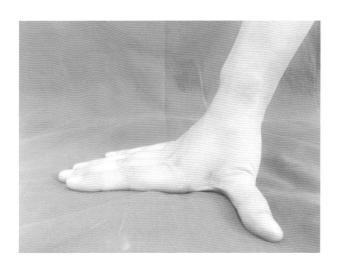

图 7-1-28　手部牵伸-外展

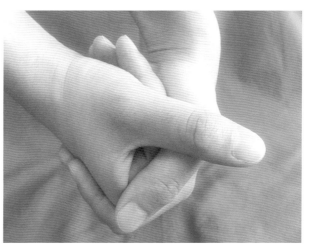

图 7-1-29　手部牵伸-屈曲

4. 腕关节牵伸

(1) 腕掌侧瘢痕牵伸：患者手掌平放于治疗床或治疗桌上，通过控制前臂来增加腕关节背屈的角度至最大幅度并保持（图 7-1-26）。

(2) 腕背侧瘢痕牵伸：患者前臂旋后，使手背平放于治疗床或治疗桌上，通过控制前臂来增加腕关节屈曲的角度至最大幅度并保持（图 7-1-27）。

5. 手牵伸

(1) 虎口及手掌瘢痕牵伸：患者腕关节背伸，同时各手指外展至最大幅度并保持（图 7-1-28）。

(2) 手背瘢痕牵伸：患者的健手合抱患手，使各手指关节屈曲至最大幅度并保持（图 7-1-29）。

二、关节松动术

通过徒手的被动运动，利用较大的振幅、低速度的手法，使活动受限的关节附属运动恢复到正常生理状态，从而改善关节运动障碍的治疗方法称为关节松动术。关节松动术是现代康复治疗技术中的基本技能之一，临床上用来治疗关节因力学因素导致的功能障碍，如疼痛、活动受限或僵硬等，具有针对性强、见效快、患者痛苦小、容易接受等特点。瘢痕导致的关节活动受限往往伴随着关节周围软组织的挛缩，关节松动术可以松动关节周围挛缩的组织，从而改善和恢复受限的关节活动度。

(一) 分级标准及手法等级选择

手法分级是以关节活动的可动范围为标准,根据手法操作时活动关节所产生的范围大小,将关节松动技术分为以下4级(图7-1-30)。

Ⅰ级:治疗师在关节活动允许范围内的起始端,小范围、节律性地来回推动关节。

Ⅱ级:治疗师在关节活动允许范围内,大范围、节律性地来回推动关节,但不接触关节活动的起始端和终末端。

Ⅲ级:治疗师在关节活动允许范围内,大范围、节律性地来回推动关节,每次均接触到关节活动的终末端,并能感觉到关节周围软组织的紧张。

Ⅳ级:治疗师在关节活动的终末端,小范围、节律性地来回推动关节,每次均接触到关节活动的终末端,并能感觉到关节周围软组织紧张。

治疗时,患者应处于一种舒适、放松、无疼痛的体位,通常为卧位或坐位,尽量暴露所治疗的关节并使其放松,以达到关节最大范围的松动。操作前,应先评估需治疗的关节,分清具体关节,找出存在的问题(疼痛、僵硬)及其程度。根据问题的主次,选择有针对性的手法。当疼痛和僵硬同时存在时,一般先用小级别手法缓解疼痛后,再用大级别手法改善活动。每次治疗的一种手法可以重复3~4次,治疗的总时间在15~20分钟。根据患者对治疗的反应,每

天或隔天治疗1次。

(二) 瘢痕康复中常用的关节松动技术

1. 盂肱关节松动术

(1)关节牵引(治疗开始、控制疼痛、一般活动):患者仰卧,肩关节稍外展,前臂呈中立位。治疗师一手握住患者上臂远端,另一手置于患者腋下,将肱骨向外侧移动(图7-1-31)。

(2)尾端滑动(改善肩关节外展角度):患者仰卧,肩关节外展,前臂呈中立位。治疗师一手握住患者上臂远端,另一手置于患者肱骨近端,将其向下滑动(图7-1-32)。

(3)向后滑动(改善肩关节屈曲和内旋):患者仰卧,肩关节稍外展,前臂呈中立位。治疗师一手握住患者上臂远端,另一手置于患者肱骨头,将肱骨由前向后滑动(图7-1-33)。

2. 肱尺关节松动术

(1)关节牵引(改善屈、伸活动度):患者仰卧,前臂旋后,屈肘至最大幅度。治疗师一手握住患者前臂远端,另一手固定于患者尺骨近端掌面或双手交叉环抱于患者尺骨近端掌面,向下推动尺骨。由于肱尺关节的特殊结构,其作用力方向始终与尺骨成45°角(图7-1-34)。

(2)远端滑动(改善屈曲活动度):患者体位同关节牵引。治疗师先以双手环抱,做关节分离牵引,然后沿尺骨进行长轴牵引。

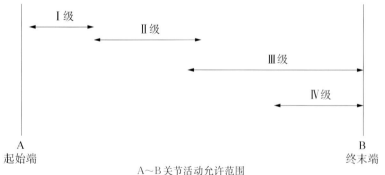

A~B关节活动允许范围

Ⅰ、Ⅱ级　治疗因疼痛引起的关节活动受限。

Ⅲ级　治疗关节疼痛及伴有的僵硬。

Ⅳ级　治疗关节因周围组织粘连、挛缩引起的关节活动受限。

手法分级范围随关节可动范围的大小而变化。

图7-1-30　以关节活动可动范围为标准制定的手法分级

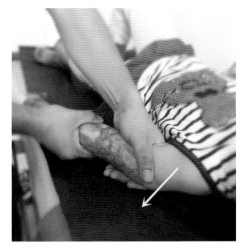

图7-1-31 盂肱关节分离牵引

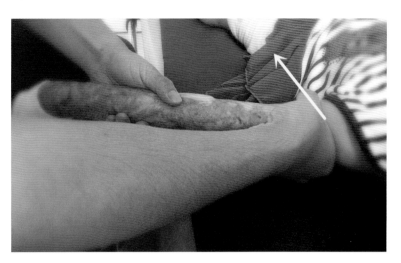

图7-1-32 盂肱关节尾端滑动

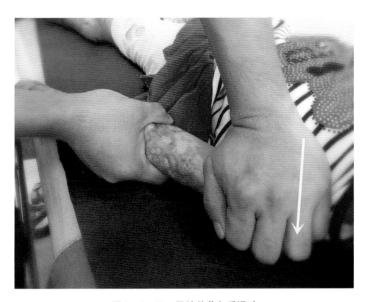

图7-1-33 盂肱关节向后滑动

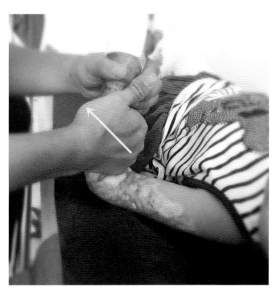

图7-1-34 肱尺关节分离牵引

3. 桡腕关节松动术

(1) 关节牵引(治疗开始、控制疼痛、一般活动):将患者上肢置于治疗床或治疗桌上,在其前臂远端下方垫枕。治疗师一手握住患者尺骨茎突,另一手握住患者远排腕骨,将其向远端牵拉(图7-1-35)。

(2) 向背侧、掌侧、尺侧及桡侧滑动(改善屈、伸、桡偏及尺偏活动度):患者体位同关节牵引。治疗师一手握住患者尺骨茎突,另一手握住患者远排腕骨,向各个方向滑动(图7-1-36)。

4. 手指掌指关节及指间关节松动术

(1) 关节牵引(治疗开始、控制疼痛、一般活动):将患者前臂及手置于治疗床或治疗桌上。治疗师一手固定患者关节近端骨,另一手握住患者靠近关节的远端骨,进行长轴牵引,分离关节面(图7-1-37)。

(2) 向掌侧、背侧、尺侧及桡侧滑动(改善屈、伸、内收及外展活动度):患者体位同关节牵引。治疗师一手固定患者关节近端骨,另一手握住患者靠近关节的远端骨,向各个方向滑动(图7-1-38)。

(3) 掌指关节旋转(改善动作的最终角度):患者体位同关节牵引。固定掌骨,旋转近节指骨,然后进行牵引。

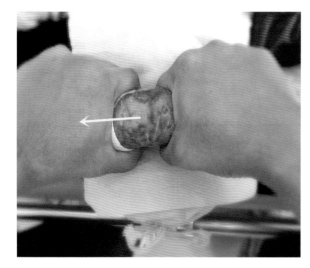

图 7 - 1 - 35　桡腕关节分离牵引

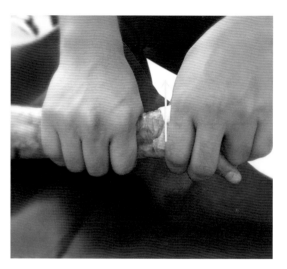

图 7 - 1 - 36　向背侧滑动桡腕关节

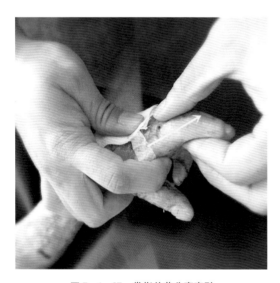

图 7 - 1 - 37　掌指关节分离牵引

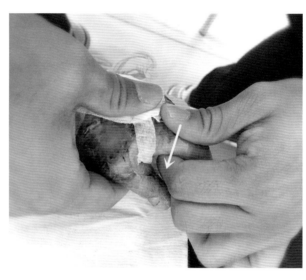

图 7 - 1 - 38　向掌侧滑动掌指关节

5. 髋关节松动术

(1) 关节长轴牵引(治疗开始、控制疼痛):患者取仰卧位。治疗师双手握住患者下肢,沿长轴进行牵引。

(2) 向后滑动(改善屈曲和内旋):患者取仰卧位。治疗师一手握住患者股骨远端,另一手固定于患者股骨近端,向后推动股骨(图 7 - 1 - 39)。

(3) 向前滑动(改善伸直及外旋):患者取俯卧位。治疗师一手握住患者股骨远端,另一手固定于患者股骨近端,向前推动股骨(图 7 - 1 - 40)。

6. 胫股关节松动术

(1) 关节长轴牵引(治疗开始、控制疼痛、一般活动):患者分别取坐位、仰卧或俯卧位。治疗师握住患者小腿远端,沿胫骨长轴牵拉,分离关节面(图 7 - 1 - 41)。

(2) 向后滑动(改善屈曲):患者取坐位或仰卧位。助手或用固定带固定患者大腿,治疗师双手握住患者胫骨近端,使拇指朝前,余四指朝后,上肢伸直,以拇指向后推动胫骨(图 7 - 1 - 42)。

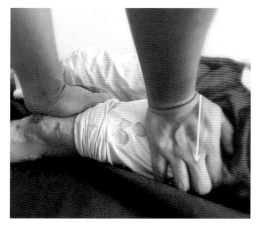

图 7 - 1 - 39　向后滑动髋关节

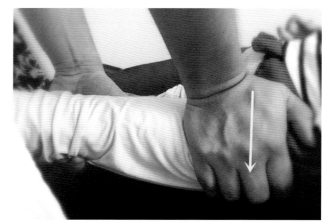

图 7 - 1 - 40　向前滑动髋关节

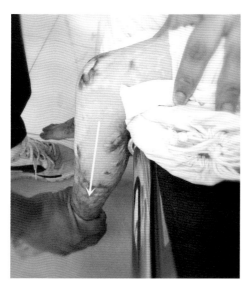

图 7 - 1 - 41　膝关节长轴牵引

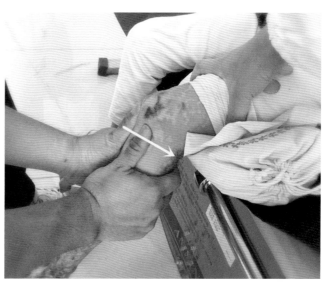

图 7 - 1 - 42　向后滑动胫股关节

（3）向前滑动（改善伸直）：患者取坐位或俯卧位。助手或用固定带固定患者大腿，治疗师双手握住患者胫骨近端，向前推动胫骨。

7. 髌股关节松动术

（1）向远端滑动（改善屈曲）：患者取仰卧位。治疗师一手固定患者髌骨下缘，另一手固定患者髌骨上缘，向足端滑动，作用力平行于股骨（图7 - 1 - 43）。

（2）内、外侧滑动（改善髌骨活动度）：患者取仰卧位。治疗师的双手分别置于患者髌骨内、外侧缘，将髌骨向内、外侧滑动。

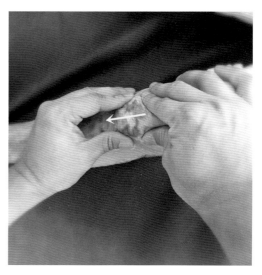

图 7 - 1 - 43　髌骨向足端滑动

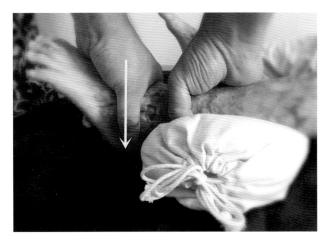

图 7 - 1 - 44　距骨向后滑动

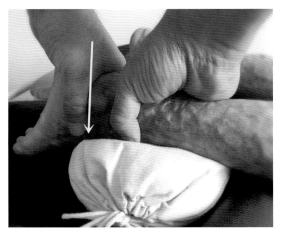

图 7 - 1 - 45　距骨向前滑动

8. 踝关节松动术

（1）关节牵引（治疗开始、控制疼痛、一般活动）：患者取仰卧位。治疗师双手环握患者足部，将拇指置于患者足底，余四指置于患者足背，将足沿胫骨长轴向下牵拉。

（2）向后滑动（改善背屈）：患者取仰卧位。治疗师一手固定患者胫骨远端，将另一手的虎口置于患者距骨，将距骨向后方滑动（图 7 - 1 - 44）。

（3）向前滑动（改善跖屈）：患者取俯卧位。治疗师一手固定患者胫骨远端，将另一手的虎口置于患者距骨或跟骨后方踝关节的远端，推动跟骨或使距骨向前滑动（图 7 - 1 - 45）。

第二节 · 矫形器治疗

如果瘢痕增生累及关节部位，由于瘢痕的牵拉往往会导致患者关节活动受限，甚至可能引起肢体挛缩，使患者部分生活和工作能力丧失，从而导致其出现严重的心理障碍等问题。矫形器是指装配在人体四肢和躯干等部位，用于改变神经肌肉和骨骼系统功能特性或结构的体外装置。该装置常用于预防和矫正外观畸形、代偿功能障碍。

一、 矫形器制作的流程

（1）了解患者各方面的需求，并与相关临床医生充分沟通交流。

（2）根据患者瘢痕的具体部位、实际测量和试样，制订符合患者病情的矫形器处方。

（3）向患者和家属解释矫形器的配戴原因、预期效果和可能出现的不适和不良症状。

（4）根据患者的具体情况选取合适的体位制作矫形器。

（5）试验配戴后检查局部是否过度受压、是否影响血液循环、矫形器是否贴附等。

（6）向患者说明矫形器的戴取时间、家中活动计划和日常护理要领。

（7）示范或以书面形式对患者进行指导。

二、 矫形器的设计原则

设计矫形器首先要注意患者身体的基本功能、关节功能活动受限的情况和在康复过程中的需要。

此外，还应遵循以下几个原则。

1. 个体化设计原则·充分考虑个体因素、瘢痕增生的部位，以及相邻关节功能受影响的程度。

2. 符合生物力学原则·从生物力学角度考虑所设计的矫形器的功能和预期达到的治疗和预防效果。

3. 简易原则·矫形器的设计要尽量简单，便于调整，容易佩戴和去除，以及使用安全稳定。

4. 舒适原则·使患者能够得到最佳的功能作用及舒适感。

5. 美观原则·矫形器的外观要能被患者所接受，且使用矫形器后不影响日常活动。

三、矫形器使用的注意事项

1. 掌握正确的穿脱方法·患者及家属应在治疗师的指导下掌握正确的穿脱方法，操作时要严格按照穿脱程序进行。

2. 正确使用矫形器训练·佩戴矫形器后，患者应在治疗师的指导下，严格按照训练方案进行训练。

3. 佩戴时间合理·佩戴时间取决于患者的病情、一般状态和其他方面的情况。如果瘢痕增生明显、关节受限严重，需在手法牵伸后及时佩戴，并持续半小时以上，夜晚需整夜佩戴。切记不可24小时持续佩戴矫形器，因为长时间制动可能导致更严重的关节僵硬、肌肉萎缩等问题。佩戴矫形器之余必须同时进行关节主、被动训练、感觉训练和协调性训练等。

4. 注意观察与处理佩戴后反应·矫形器佩戴得太紧会影响肢体的血液循环，因此应随时观察肢体的末梢循环，注意肢体有无肿胀、皮肤颜色有无异常等。若穿戴处皮肤有感染或伤口等异常情况，应暂停佩戴矫形器。矫形器佩戴在肢体上要稳定，避免松脱而影响治疗效果。

5. 正确维护与保养·①正确佩戴矫形器，避免因穿脱不当而引起损坏。②应保持矫形器干燥、清洁，防止潮湿及生锈。③经常用润滑油涂抹金属关节部位，以保持关节润滑。④矫形器闲置时应放在安全的地方，避免重物挤压而损坏。⑤避免锐器损坏矫形器。⑥避免接触高温环境，尤其是低温热塑板材的矫形器。⑦不能使用高浓度洗涤剂清洗，避免接触化学物品。⑧若发现松动、破损等问题，应及时送交制作部门处理。

四、常见的低温热塑板矫形器

(1) 拇指桡侧瘢痕矫形器(图7-2-1)。

(2) 手掌侧瘢痕矫形器(图7-2-2)。

(3) 手背瘢痕矫形器(图7-2-3)。

(4) 手指掌侧瘢痕动力矫形器(图7-2-4)。

(5) 小指尺侧瘢痕矫形器(图7-2-5)。

(6) 腘窝瘢痕矫形器(图7-2-6)。

(7) 足背瘢痕矫形器(图7-2-7)。

(8) 颈部瘢痕矫形器(图7-2-8)。

(9) 耳后瘢痕矫形器(图7-2-9)。

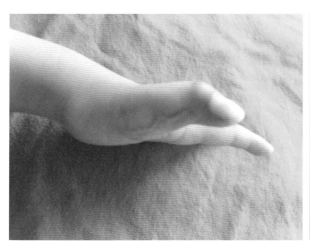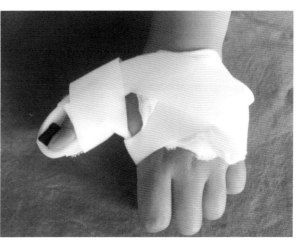

图7-2-1　拇指桡侧瘢痕矫形器

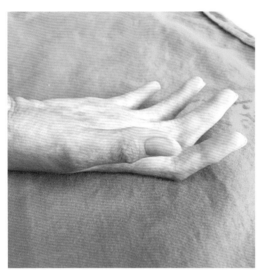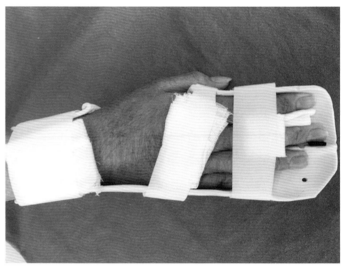

图 7 - 2 - 2　手掌侧瘢痕矫形器

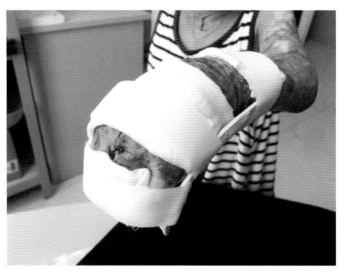

图 7 - 2 - 3　手背瘢痕矫形器

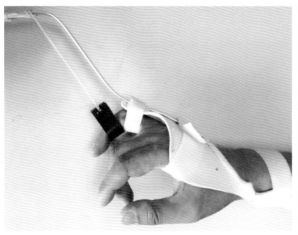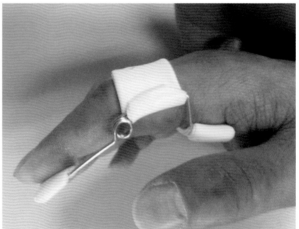

图 7 - 2 - 4　手指掌侧瘢痕动力矫形器

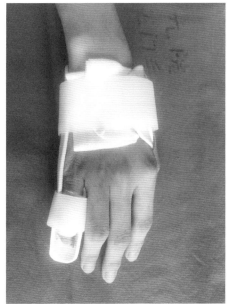
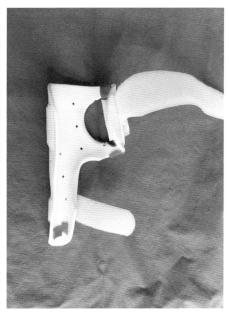

图7-2-5 小指尺侧瘢痕矫形器

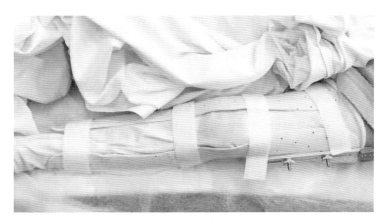

图7-2-6 腘窝瘢痕矫形器

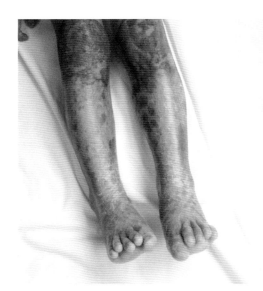
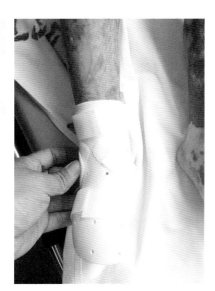

图7-2-7 足背瘢痕矫形器

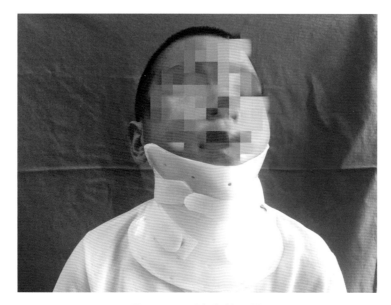

图 7-2-8　颈部瘢痕矫形器

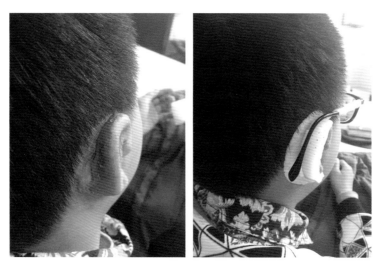

图 7-2-9　耳后瘢痕矫形器

（韩　冬　许　佳　樊佳俊）

参考文献

［1］曹卫红,蒋玉洁,张丹丹,等.三种音乐疗法在 97 例烧伤患儿康复治疗中的应用［J］.中华烧伤杂志,2011(27)：390.

［2］胡大海,易南,朱雄翔.实用烧伤康复治疗学［M］.北京：人民卫生出版社,2015.

［3］纪树荣.运动疗法技术学［M］.北京：华夏出版社,2004：53.

［4］南登昆.康复医学［M］.北京：人民卫生出版社,2004.

第八章
烧、烫伤后瘢痕增生的预防

第一节·概　述

据不完全统计，烧伤在中国的年发生率大约为 2%，即每年约有 2 600 万人发生不同程度的烧伤。烧伤的主要发病人群是儿童和青壮年。儿童烧伤多数与家人的看护疏忽有关，具有可预防性。

在四川的一项针对 2 180 例烧伤患者的统计学分析显示：农村的烧伤患者有 1 068 例，占 49%，城镇有 1 112 例，占 51%；烧伤部位大多集中于头面部、四肢、躯干部，小儿则以后背部、臀部、双手居多；所有烧伤患者的住院治愈率为 81%，死亡者占 0.5%，严重功能障碍者占 1.42%。

严重烧、烫伤者面临着身心双重伤害，创面愈合后还要面临瘢痕增生带来的身心痛苦，短时间内难以重返社会，而这样的意外伤害和因此带来的灾难性后果都是可以预防的。

浅Ⅱ度以下的烧伤经过治疗，创面愈合后，多数患者不遗留瘢痕，对机体外观、功能无明显影响；深Ⅱ度以上的烧伤治愈后常遗留程度不同的增生性瘢痕，这些瘢痕不仅伴有痛痒难忍的临床症状，而且还会造成功能障碍和心理的严重创伤。做好预防措施，可以有效抑制烧伤后的瘢痕增生，减轻患者精神、身体痛苦，降低烧伤后瘢痕增生的致残率，使患者尽早回归社会。

第二节·烧伤与瘢痕增生的关系

烧伤程度不同，瘢痕增生情况也不同，两者之间的关系如下。

Ⅰ度烧伤：伤及角质层、透明层、颗粒层，有时可伤及棘状层，但生发层健在，再生活跃。3～5 天脱屑痊愈，不留瘢痕。表现为创面局部充血，无水疱，无疼痛（图 8-2-1）。

浅Ⅱ度烧伤：伤及整个表皮，直到生发层。由于生发层部分损伤，上皮的再生有赖于残存生发层

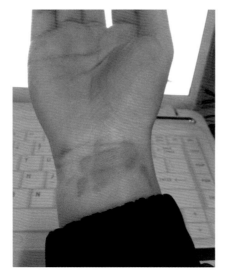

图8-2-1 Ⅰ度烧伤

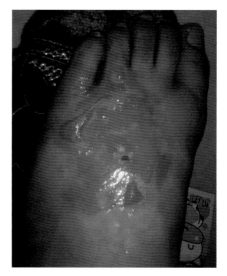

图8-2-2 浅Ⅱ度烧伤

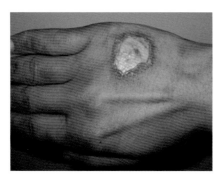

图8-2-3 深Ⅱ度烧伤

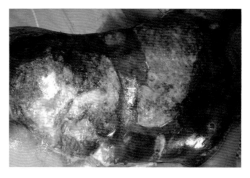

图8-2-4 Ⅲ度烧伤

及皮肤附属器的量,1~2周愈合,无瘢痕,可有色素沉着。表现为创面有较大的水疱,基底部红润,剧痛(图8-2-2)。

深Ⅱ度烧伤:为包括乳头层以下的真皮损伤,但仍残留部分真皮,可再生上皮,创面形成一定的肉芽组织,3~4周自行愈合,愈后留瘢痕,易形成瘢痕增生。表现为创面较小的水疱,基底部苍白或红白相间,痛觉稍迟钝(图8-2-3)。

Ⅲ度烧伤:为全层皮肤以下的损伤,3~5周焦痂自行分离,出现肉芽组织,范围大者需要植皮,愈合后留瘢痕或因瘢痕增生挛缩而致畸。表现为创面蜡白、焦黄,呈皮革样,无痛(图8-2-4)。

第三节 · 增生性瘢痕的形成机制和病理改变

瘢痕是皮肤组织创伤修复的必然产物,其形成机制尚不完全清楚,一般认为修复细胞中成纤维细胞的大量增殖与凋亡受抑制、细胞外基质中胶原合成与降解失衡、部分生长因子大量产生这三者的密切关系构成了病理性瘢痕形成的生物学基础。

烧伤后增生性瘢痕的重要病理改变为血管扩

张,胶原纤维过度增生,胶原合成、降解不平衡,异常黏多糖出现,肌纤维母细胞增殖和收缩,胶原合成增加、降解减少,胶原纤维排列呈螺旋状或结节状紊乱。

第四节 · 增生性瘢痕对个体的影响

疼痛、瘙痒等症状是患者最常表述的症状,轻则烦心,重则干扰睡眠、影响心情、降低生活质量。跨关节部位的瘢痕增生可造成运动功能障碍,包括关节活动度减小、关节挛缩变形、肌力下降、日常生活能力下降等;裸露部位的瘢痕可导致机体外观改变、容貌损毁,甚至产生严重的心理负担,进而导致职业能力障碍、人格障碍、社会交往障碍等不良影响。

第五节 · 瘢痕的预防时机

深Ⅱ度以上烧伤后创面的愈合过程均会伴有瘢痕形成,但这些瘢痕的形成与转归因个体差异而有巨大差别:一部分患者属于正常的生理愈合过程,瘢痕增生不严重,且经过半年到一年逐渐平复;而另一部分患者则发生了病理性瘢痕,很难自愈。

传统观念认为,瘢痕增生3~6个月后逐渐进入成熟期,严重的瘢痕需待成熟后再采取手术方法解决。根据近年来的临床病例统计,有相当一部分患者的增生没有期限。随着医疗技术的发展,在瘢痕形成前期或早期介入正确的瘢痕预防措施,可以有效避免瘢痕增生。尽早采取瘢痕预防措施,对减少瘢痕增生带来的危害至关重要。

瘢痕各个增生阶段均有不同的预防关键点。瘢痕形成前期是预防瘢痕增生的最佳时机,被称为瘢痕预防的"白金时间"。瘢痕预防主要是针对创面愈合以后、瘢痕成熟之前的瘢痕增生过程采取科学的有效措施,避免或减少瘢痕的增生并度过增生期、相对稳定期而快速进入消退成熟期,从而尽早使增生期瘢痕转变为成熟瘢痕或接近于正常皮肤组织。

对于涉及跨关节的深度烧伤创面,在创面愈合前就需要介入瘢痕的预防,最大限度地避免或减少瘢痕挛缩所造成的关节功能障碍。

在临床,这种瘢痕持续增生的患者不在少数,增生期长者可达十几年甚至几十年。瘢痕增生的预防时机是越早越好。对于深Ⅱ度以上的烧伤,要具备防止瘢痕增生风险的强烈意识,及早采取措施;对于已经出现瘢痕增生的患者,一味地等待成熟期的到来会存在很多不确定因素。

经典案例

下面两个病例是患儿家长在孩子烫伤后从创面愈合到瘢痕持续增生过程的记录,从瘢痕增生情况和时间跨度两方面展现了瘢痕增生的特点,提示了瘢痕早期预防的重要性。

病例一 · 女性患儿,5岁。左下肢深Ⅱ度热力烧伤,伤后住院治疗,创面愈合时间超过6周。创面愈合后未采取瘢痕预防措施。图8-5-1～图8-5-4展示了患儿瘢痕自由生长的过程。

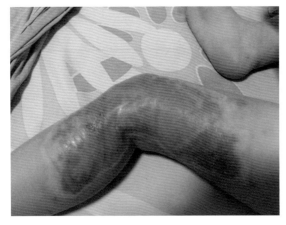

图8-5-1 创面愈合,充血比较明显,尚未出现明显的瘢痕增生。这个阶段是瘢痕预防措施的最佳时机

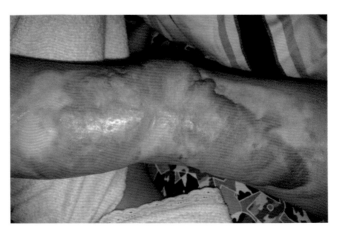

图8-5-2 伤后7个月,瘢痕增生明显加重,充血显著,瘢痕没有停止增生的迹象

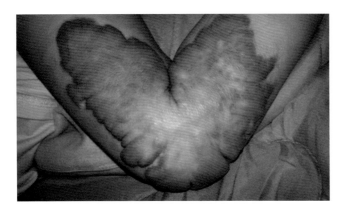

图8-5-3 伤后16个月,瘢痕充血无明显消退,厚度持续增加

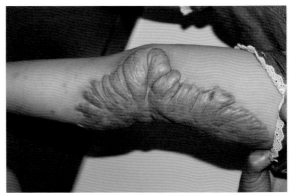

图8-5-4 伤后2年余,充血无消退,膝关节功能受到影响,瘢痕增生趋势更加明显

病例二 · 男性患儿,8岁。左下肢深Ⅱ度热力烧伤,住院治疗,创面愈合时间超过5周。创面愈合后未采取有效的瘢痕预防措施。图8-5-5～图8-5-8展示了患儿瘢痕自由生长的过程。

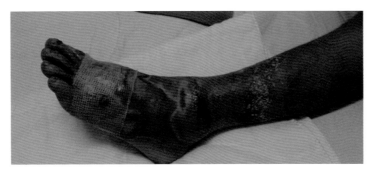

图8-5-5 伤后5周,瘢痕愈合,充血明显

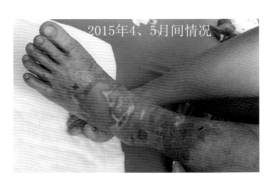

图8-5-6 创面愈后1月,瘢痕增生,充血并凸起

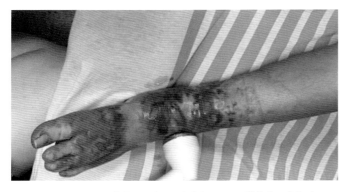

图 8-5-7 创面愈合后2个月,瘢痕充血明显,增生进一步加重

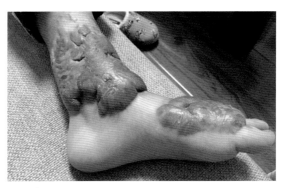

图 8-5-8 瘢痕增生持续了8个月,厚度约2cm,瘢痕充血明显,没有停止增长的迹象

第六节 · 瘢痕增生预防的主要方法

一、加压疗法

1. 定义·以弹性织物对伤口愈合部位持续压迫而达到预防和治疗瘢痕增生的方法,称为加压疗法。主要方法有戴压力面罩、穿压力衣和戴压力手套等(图8-6-1～图8-6-3)。

2. 作用机制·目前还不是十分清楚,医学界已公认的基本原理有以下几点。

(1)减少瘢痕组织的血液灌注量,使瘢痕组织的毛细血管受压萎缩、数量减少、内皮细胞破碎,从而造成瘢痕组织缺血、缺氧。

(2)由于瘢痕组织缺血、缺氧,线粒体肿胀、空泡化,使纤维细胞增生受阻、细胞外基质合成障碍、

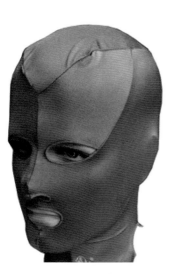

图 8-6-1 压力面罩

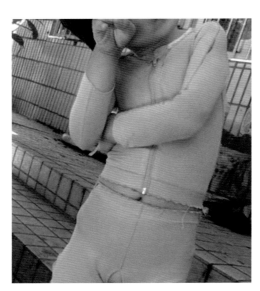

图 8-6-2 压力衣

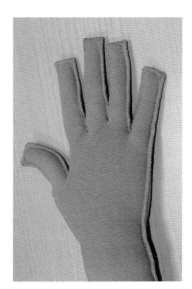

图 8-6-3 压力手套

生成胶原纤维的能力下降,从而抑制瘢痕增生。

(3) 缺血后导致 α-巨球蛋白减少,有利于胶原酶的出现,从而破坏胶原纤维,使螺旋状排列的胶原变为平行排列,厚度降低。

(4) 缺血还使合成黏多糖的酶减少,水肿减轻,减少黏多糖的沉积和合成,进而使胶原合成减少,瘢痕减轻。

(5) 可减轻局部水肿,减弱葡萄糖氨基淀粉酶的水合作用,减少了黏多糖的沉积与合成,从而抑制瘢痕的增生。

3. 加压后瘢痕的变化

(1) 瘢痕过度增生所致的痛、痒等临床症状明显减轻,瘢痕软化,功能显著改善。

(2) 组织学观察可见胶原纤维变细,排列规则。

(3) 透射电镜检查见成纤维细胞减少、线粒体空泡化、内皮细胞核破碎、胶原纤维成细束状。

(4) 扫描电镜检查不见胶原纤维结节状结构。

(5) 伴随组织学的改变,临床症状、体征和功能亦得到相应改善。

4. 治疗原则

(1) 早:及早介入。在早期的肉芽创面期和深度烧伤创面愈合后尚未形成瘢痕之前开始治疗是最佳介入时机。对于跨关节的创面,在创面愈合期利用预估挛缩侧反方向力的肢体摆位,可有效对抗瘢痕挛缩,从而降低致残率或降低后期手术概率。

(2) 紧:指在不影响肢体远端血运及患者耐受度的情况下,越紧越好。压力一般在 10～40 mmHg 为宜,压力低效果不明显,压力过高可能造成静脉回流受阻,肢体水肿,甚至发生缺血性肌肉、神经受损。目前研究显示,能让患者长期耐受和坚持且治疗效果最好的压力是 15 mmHg。

(3) 持久:指持续、长期的压迫治疗。加压时间一天不少于 23 小时。更换衬垫物及清洗皮肤等造成的间断时间以每次不超过 30 分钟为宜。压迫治疗时间不少于 3 个月,一般应达半年以上或更久。

5. 适应证

(1) 深Ⅱ度或Ⅲ度烧伤后增生性瘢痕及瘢痕挛缩畸形的预防。

(2) 手术植皮后增生性瘢痕及瘢痕挛缩的预防。

(3) 大面积皮肤擦伤 2 周以上愈合的创面,增生性瘢痕及瘢痕挛缩畸形的预防。

(4) 各种创伤及手术缝合后伤口增生性瘢痕及瘢痕挛缩畸形的预防。

(5) 增生性瘢痕增生期的治疗。

6. 禁忌证

(1) 治疗部位有感染的创面:此时加压可能导致创面感染扩散,不利于创面的愈合。

(2) 脉管炎急性发作期:此时加压可能加重局部缺血,甚至造成肢体坏死。

(3) 下肢深静脉血栓形成:加压可能使血栓脱落,造成严重后果。

7. 实施方法

加压疗法主要靠支具、压力衣、弹力绷带等物品来实现。临床应用中常配合压力垫、弹力胶带和支架等辅助措施,以加强治疗效果。

(1) 颈托:用于对抗下颌、颏部、颈部瘢痕增生造成的挛缩(图 8-6-4)。

(2) 普通压力衣:用于躯干、四肢的增生性瘢痕(图 8-6-5)。

(3) 弹力绷带:塑形灵活,压力可调,特别适合四肢、手足等便于操作的部位使用(图 8-6-6)。在骨突旁需使用衬垫方能起到加压作用。

8. 加压种类

(1) 绷带加压法:通过各种绷带对伤处进行加压而预防瘢痕增生的方法。因绷带的材质不同,常用的有弹力绷带加压法、自黏绷带加压法和筒装绷带加压法等。

1) 弹力绷带加压法(图 8-6-7):织物内含有橡皮筋,适用于早期创面未完全愈合、不适合穿戴压力衣者。该方法压力均匀,可控制水肿,促进组织液回流,对新愈合创面及皮肤移植区域提供有效保护。优点为廉价、易清洗、使用方便;缺点为压力大小不易精准控制,使用不当时可能会导致肢体水肿、影响

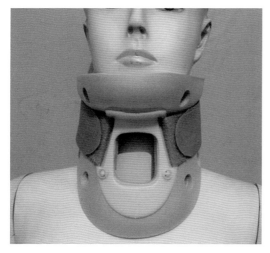

图 8-6-4　颈托

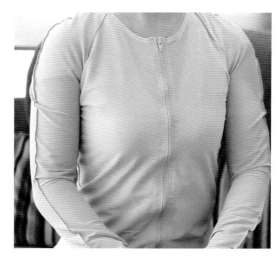

图 8-6-5　普通压力衣

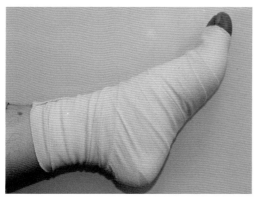

图 8-6-6　弹力绷带

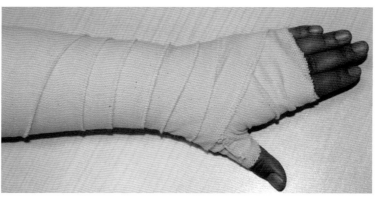

图 8-6-7　弹力绷带加压法

创面愈合、引起神经受压和疼痛等。

使用方法：从肢体远端开始螺旋或 8 字形包扎缠绕，远端压力不能低于近端，每圈绷带间需要重叠绷带宽度的 1/3～1/2，近端避免环状加压。

注意事项：作用部位不同，压力大小有较大差异；单层绷带在相同的拉伸度下，四肢等长骨部位产生的压力较大，躯干等部位产生的压力较小，因此部位不同缠绕的层数应有所差异；开始使用时压力不宜过大，应根据适应程度逐渐加压至可耐受极限；对于初愈创面，应使用医用纱布覆盖后再用绷带包扎，以避免或减轻皮肤损伤。

2）自黏弹性绷带加压法（图 8-6-8）：为纯棉或弹性材料上均匀喷涂天然橡胶的织物，因其具备自黏性，故其包扎塑形更为牢固。特别适合手指、足趾处的加压。适应证和使用方法与弹力绷带加压法

类似。从远端向近端缠绕的过程中不可留裸区，以免引起水肿；指（趾）端应予以暴露，以便观察血运。

3）筒状绷带加压法（图 8-6-9）：为长筒状弹性织物，有不同的型号，压力大小各异。适合于长骨及四肢关节部位有较小创面增生者，应根据肢体的粗细及需要的压力大小选择不同型号的压力套。

（2）压力衣加压法

1）成品压力衣（图 8-6-10）：购买后即可使用，快捷方便，但是大部分不符合穿戴者尺寸，疗效不确切。适用于不具备制作压力衣条件的医院的患者使用，或者订制的压力衣还没有完工时临时使用。若配合衬垫使用有一定的效果。

2）量身订制的压力衣（图 8-6-11、图 8-6-12）：利用专用的压力衣布料，根据患者需要加压的部位和形态，通过精准的测量、计算、量身定做，制成

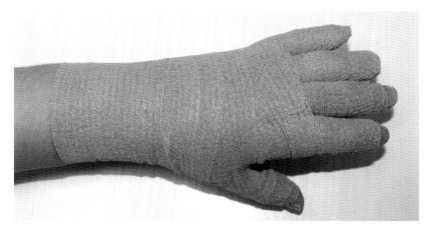

图 8-6-8　自黏弹性绷带加压法

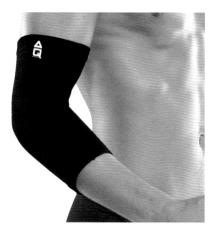

图 8-6-9　筒状绷带加压法

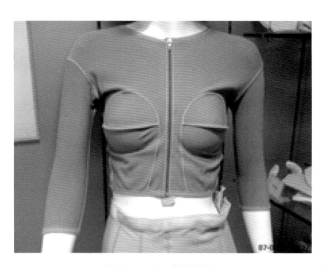

图 8-6-10　成品压力衣

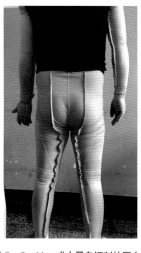

图 8-6-11　成人量身订制的压力衣　图 8-6-12　儿童量身订制的压力衣

压力头套、压力上衣、压力手套、压力肢套、压力裤、压力短裤和压力袜等。这种压力衣较成品压力衣具有穿着舒适、压力合适等优点。配合硅胶或棉垫使用效果更佳。

3）智能压力衣（smart pressure monitored suit，SPMS）：制作智能压力衣的面料在拉力、柔软度、透气度、舒适度及耐用度等方面均表现出色。患者的任何受伤部位都可通过立体扫描仪和电脑化的绘制系统（YUKA）制成平面纸样，再缝制成紧贴身体的智能压力衣。它的压力范围亦可因不同的病情而调整，能有效治疗烧伤瘢痕，而且它的美观、舒适及耐用程度均备受赞赏，是目前疗效更为确切的压力衣。

智能压力衣佩戴所需的特殊压力装置及使用方法简介如图 8-6-13 所示。

9. 辅助用品 · 在进行加压治疗时，为达到更好的治疗效果和减少治疗的不良反应，往往需要配合使用一些辅助用品。常用的有压力垫、弹力胶带和支架等。

（1）压力垫：为了使平面或凹陷部位能够均匀受力，使局部压力增大，更有利于瘢痕的抑制，需要在平面区或生理凹陷区配置压力垫。压力垫常用的材料有海绵、泡沫、硅胶、合成树脂、合成橡胶或棉制品等。

（2）弹力胶带：常用于指蹼间的加压，避免指蹼因瘢痕增生而粘连。

（3）支架：常用低温热塑材料制成各种硬质支架，配合压力衣使用，可以有效保护鼻部、前额、面颊、耳廓、鼻孔和掌弓等部位。

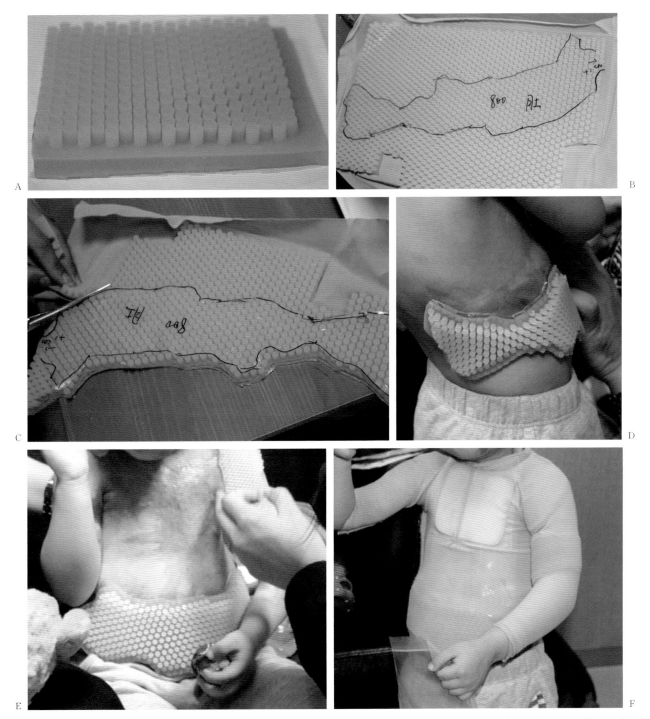

图8-6-13　智能压力衣。A.特殊设计的柱状压力垫,使瘢痕部位受力均匀服帖;B.根据患者的瘢痕大小、形状标画裁剪区域;C.按所需形状裁剪;D.试贴敷;E.修剪至合适;F.压力垫贴敷后将特殊材料制作的压力衣穿好。该压力衣穿着舒适,止痒效果较好,患者易于接受

10. 注意事项

（1）一旦深度烧伤创面愈合,即可采用加压疗法,但是初愈的创面皮肤未完全上皮化,较嫩,易起水疱,内层应敷两层纱布再佩戴压力套。

（2）原则上应24小时连续加压,睡觉时切勿解开,否则会把白天加压的效果抵消。

（3）治疗过程中应维持足够的压力,当压力变小感到松弛时应及时更换新的压力套,否则疗效将会受到影响。对于凹陷部位,需填压毡垫或纱布块作为衬垫,使凹陷部位受力均匀方可压出实效。

多年来人们一直在寻求预防瘢痕之良策,曾用内服药,外敷软膏、粉剂、水剂、喷雾剂、贴膜、按摩、物理治疗和放射治疗等多种方法,虽有不同的疗效,但往往使用受限。相比之下,加压疗法还是值得推荐的简便易行的方法,即可用于治疗,又可用于预防,对抑制瘢痕增长有显著疗效。

二、 硅胶疗法

硅胶光滑柔软,无刺激性,在早期被用作压力治疗的衬垫,之后经过大量的临床实践证明,采用硅胶膜贴敷治疗增生性瘢痕有一定的疗效,可减轻瘢痕局部的瘙痒与疼痛,促使瘢痕软化,甚至缩小瘢痕(图8-6-14)。

1. 作用机制

(1)减少瘢痕表面的水分蒸发量,使瘢痕内发生水化作用,抑制了毛细血管的活性。

(2)良好的黏附性可产生一定的压力,使瘢痕组织出现缺血缺氧性改变。

(3)能释放低分子硅油,可渗透角质层,使增生性瘢痕内部发生细微的化学改变,可使瘢痕组织内的转化生长因子 TGF-β_1 及其受体含量降低,从而达到软化瘢痕、减轻瘢痕的目的。

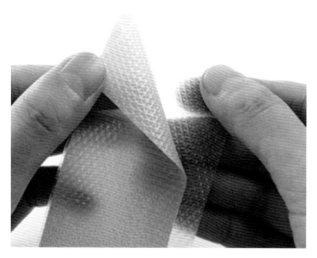

图8-6-14 **硅胶贴**

2. 适应证

(1)任何年龄及各个时期瘢痕增生的预防。

(2)瘢痕疙瘩的治疗及术后复发的预防。

(3)皮片移植后皮片挛缩的防治。

(4)关节部位瘢痕挛缩及组织缺损后软组织挛缩的防治。

3. 禁忌证

(1)创面尚未愈合者。

(2)对硅胶过敏者。

三、 药物疗法

目前常用的药物包括糖皮质激素类药物、钙通道阻滞剂、维生素类药物、抗组胺类药物和中药等。

1. 糖皮质激素类药物·降低局部瘢痕组织的高免疫应答状态、抑制成纤维细胞增殖及其合成胶原和其他细胞外基质的能力、加速胶原的分解。

2. 钙通道阻滞剂·调节细胞内钙离子浓度,影响细胞周期中 mRNA 合成,使皮肤成纤维细胞停滞在分裂期。

3. 维生素类药物·常用的药物有维生素甲酸和维生素 E,但疗效不确切。

4. 抗组胺类药物·常用的药物有苯海拉明和曲尼司特,可抑制肥大细胞释放组胺和前列腺素。瘢痕局部瘙痒和疼痛症状明显的患者可选用。

5. 中药·中医认为瘢痕是由于气血壅滞造成的,属疳症,是因为经络痹疽,邪毒与体内浊气、淤血等引发的病症,结合内治法、外治法,对瘢痕有一定的疗效。

四、 放射治疗

1. 作用机制

(1)促进成纤维细胞凋亡:抑制细胞增殖,抑制成纤维细胞周期进程,使成纤维细胞功能受损。

(2)对胶原纤维的影响:改变Ⅰ型和Ⅲ型胶原的比例,使Ⅰ型胶原快速转变为Ⅲ型胶原,加速瘢痕成熟期的到来。

（3）对瘢痕内微小血管的影响：闭塞扩张和增生的毛细血管，导致瘢痕组织的血流灌注不足，使瘢痕呈缺氧状态，从而抑制瘢痕生长。

2. 放射治疗种类

（1）医用直线电子加速器：疗效较为确切，但成本高昂，放射层次的精准把控有难度，需要丰富的临床经验。

（2）放射性同位素：优点是价格低廉、容易获取；缺点是治愈率的不确定性、出现放射性白斑和皮炎（永久性），以及治疗不当可造成"报复性生长"（复发）。

（3）浅层 X 线：瘢痕组织的产生主要是成纤维细胞和微血管的过度增生。利用放射线照射可破坏、抑制或转化成纤维细胞的活性，并可导致血管内膜炎，使血管闭塞，从而控制过量的瘢痕组织增生；减少皮脂腺的分泌，防止诱发和加重瘢痕；同时可镇痛、止痒、缓解症状。

五、光电技术治疗

1. 脉冲染料激光 · 脉冲染料激光的波长为 585 nm、595 nm，根据选择性光热作用原理，选择性地作用于真皮层畸形血管网内的血红蛋白，使血管内的血红蛋白凝固、变性、坏死，封闭血管，加重组织缺氧，导致胶原酶释放，胶原降解，进而抑制瘢痕生长，促进其萎缩。

2. 超脉冲 CO_2 点阵激光 · 利用排列成矩阵的超脉冲点阵激光，在瘢痕组织内形成微孔，瞬间使瘢痕组织汽化，同时启动机体修复系统，产生大量胶原酶并参与胶原的分解代谢，达到使瘢痕加快吸收的目的，这一方法被称为"微孔消融"。治疗时，激光直接穿透的部位形成矩阵状的微孔，这些微孔周围的皮肤立即启动横向修复机制，在 8 小时内表皮就会完全愈合，3～6 天微孔处的痂皮脱落。

3. 光纤或人工点阵激光技术 · 利用光纤或人工点阵激光技术，进行瘢痕内消融治疗，利用热损伤

原理，使瘢痕内成纤维细胞快速凋亡，同时起到对瘢痕内血管热封闭的作用，并通过大量的胶原酶，加快沉积的胶原降解来减轻瘢痕的厚度。

光纤热塑消融是一种可在局部麻醉下完成的微创介入治疗方法。利用一根直径在 0.4～0.6 mm 的细管，内含激光光纤，插入增生的瘢痕组织中，并向瘢痕组织内的胶原纤维释放一定的激光能量，使瘢痕组织溶解、气化。被消融成液体的组织通过外力经针孔排出，或经一定的时间逐渐被自行吸收。激光在消融瘢痕组织的同时，还能凝固瘢痕内的微血管，阻断局部微循环，减少或阻止瘢痕组织内及基底层的血供，形成局部小环境缺氧，导致瘢痕组织及成纤维细胞凋亡和胶原纤维的降解，从而达到治疗目的。

4. 微离子体瘢痕治疗仪 · 是目前非手术治疗瘢痕的一项技术，其治疗滚轮发出的微等离子体在皮肤表面产生微剥脱，对陈旧性瘢痕形成较轻微损伤，打破瘢痕处混乱的胶原排列，可有效抑制瘢痕增生。配合混频超声透皮给药系统，可增进瘢痕药物的渗透，提高疗效。

5. 其他常用设备 · 包括双波长 PDL（595 nm/1 064 nm 双波长血管工作站）、OPT、IPL 等。特定波长的激光选择性损伤瘢痕血管，抑制瘢痕的血管增生，促进血管内皮细胞热凝坏死，加重组织缺氧，导致胶原酶释放、胶原降解，从而抑制瘢痕的生长并且促进其萎缩。

六、康复疗法

烧伤尤其是大面积烧伤的治疗过程中，患者会因长期卧床而出现丧失运动功能的现象，在患者创面大部分愈合后即可早期进行主动训练，可有效防止关节僵直、肌肉萎缩，改善局部和全身血液循环，增强免疫力，从而预防和减轻关节的功能障碍。

主动训练要从小范围开始，循序渐进，逐渐增加运动量及运动幅度。鼓励患者战胜疼痛，特别要

注意眼、口、颈、肩、肘、手、髋、膝、足等部位的功能活动。

主动训练时，早期的运动时间可从每次 5 分钟开始，逐步延长至 30～60 分钟；运动量也逐步加大，可从每日 3～4 次，每次每个部位 20～30 分钟开始，逐步增加次数和时间。一旦病情允许，应尽早离床活动。

对于跨关节部位的深Ⅱ度以上烧伤患者，在创面愈合前就需要介入康复治疗，注意肢体摆位，防止创面愈合时引起关节挛缩。在创面愈合后第一时间应用综合预防措施控制瘢痕增生。

心理治疗是康复疗法的重要组成部分。对残疾者及慢性病患者通过观察其各阶段的心理反应，进行心理学检查，提供心理咨询，采取必要的对策进行心理干预，给予心理支持，使患者建立康复的信心，提高功能锻炼的积极性，克服悲观、抑郁、消极情绪及各种思想负担。必要时可使用行为疗法及抗抑郁、抗焦虑药物治疗。

第七节 · 各个时期瘢痕防治要点及治疗方案

一、增生前期瘢痕防治

烧伤创面愈合时间超过 6 周，瘢痕增生在所难免。创面刚刚愈合，在瘢痕增生还没有出现时，即介入切实有效的瘢痕预防措施，可最大限度地避免或减少瘢痕增生的出现。这一时期是瘢痕预防的最佳时机，称为增生前期预防，是瘢痕预防的"白金时间"。

瘢痕预防要点：封闭血管、点阵激光消融、硅胶及压力衣加压。

二、增生早期瘢痕防治

创面愈合后瘢痕刚刚开始增生时同样是瘢痕预防的关键时期，如果在这个时期抓住了瘢痕预防的要点，可加快瘢痕吸收速度，之后瘢痕比较容易平整，后期美观度满意。这一时期的瘢痕预防被称为瘢痕预防的"黄金时间"。如果这个时期积极地干预治疗，1～2 年后瘢痕尚可被吸收达基本平整状态，避免了手术。

瘢痕预防要点：点阵激光（微孔消融、封闭血管）、浅层放射、硅胶及压力衣加压。

三、快速增生期瘢痕防治

创面愈合后 2～6 个月是通常意义上的瘢痕快速增生期。这个时期的瘢痕已经出现明显增生，瘢痕充血严重，瘙痒明显，跨关节部位的增生已开始影响肢体的活动。

瘢痕治疗要点：进行超脉冲 CO_2 点阵激光微孔消融、PDL、浅层放射、压力垫、压力衣治疗，阻止瘢痕增生，加快瘢痕吸收速度。

四、损毁期瘢痕防治

创面愈合后半年以上，瘢痕仍处于快速增生期，并没有进入成熟期的迹象，此时的瘢痕已经增生严重，常导致毁容或关节功能严重障碍。这个时期的瘢痕治疗，传统方法多采取皮肤移植、皮瓣转移、皮肤扩张器等手术，给烧伤治愈后患者的身心会带来新的伤害。

瘢痕治疗要点：仍然可以选择先控制瘢痕继续增生，待瘢痕吸收到一定程度，再进行下一阶段的消融治疗,瘢痕的原位吸收时间会相当漫长。如果担　　能,手术治疗仍是首选。
心瘢痕消退时间过长而影响患儿发育或影响关节功

经典案例

病例一·女性患者,24 岁。因烧伤致面颈部严重瘢痕增生,2014 年 3 月行颈部皮肤移植手术(图 8-7-1A 和图 8-7-1B 之 B 区为供皮区),术后未做任何瘢痕预防措施,形成严重瘢痕增生。2014 年 11 月再次行面颈部植皮手术,本次供皮区为图 8-7-1A 和图 8-7-1B 之 A 区,2014 年 12 月 29 日创面刚愈合。查体:A 区创面红润,个别区域结痂刚脱落,质地柔软,无触痛;B 区瘢痕充血明显,最厚处约 1.0 cm,质地坚韧,有轻度触压痛。

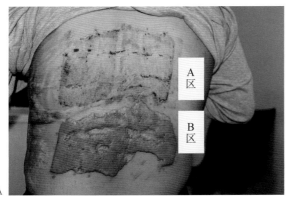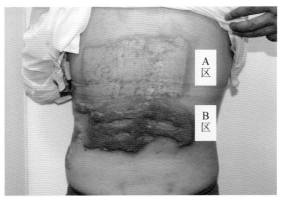

图 8-7-1　**增生早期瘢痕的防治病例一。** A.供皮区 B 区术后未采取任何瘢痕预防措施,形成了严重的瘢痕增生,供皮区 A 区创面愈合即刻便开始进行综合预防治疗;B.半年后,A 区恢复良好,未出现任何增生迹象,B 区增生部分也明显好转

治疗方案:A 区给予双波长 PDL 治疗,模式选择为组合模式 1 或 4,能量选择根据血管粗细及即刻反应而定,治疗终点为轻度紫癜或血管变暗,15 天 1 次,共 3 次;超脉冲 CO_2 点阵激光治疗,能量 50 mJ,密度 2%,重复 1 遍,30 天 1 次,共 2 次;激光创面结痂脱落后贴硅胶贴,穿定制压力衣,每天不低于 23 小时。同时,B 区也给予了超脉冲 CO_2 点阵激光配合药物导入治疗,能量 120 mJ,密度 5%,重复 2 遍,表层涂布渗入曲安奈德原液约 10 mg,30 天 1 次,共 2 次;B 区配合浅层放射治疗,给予 50 kV,总量 12 Gy,分 5 次完成,间隔 7～14 天 1 次;贴硅胶贴、穿定制压力衣加压,每天不少于 23 小时。

观察半年,在瘢痕预防的白金时间经过综合瘢痕预防治疗的供皮区 A 区恢复正常,未出现瘢痕增生;B 区瘢痕出现萎缩、部分吸收,瘢痕预防措施成效显著(图 8-7-1B)。随着时间的推移,瘢痕外观可逐渐好转,继续点阵激光治疗,可使美观度进一步提升。

病例二·男性患儿,3 岁。大面积深Ⅱ度热液烫伤,经住院治疗创面愈合。右侧胸部及右侧腹股沟区经植皮修复创面,愈合后早期,皮损区刚刚开始出现瘢痕增生,右侧胸部及右侧腹股沟植皮区增生较重(图 8-7-2A)。查体:创伤后瘢痕充血明显,大部分无明显凸起,右侧胸部及右侧腹股沟区瘢痕最厚处约 0.2 cm,质韧,有轻度触压痛。

治疗方案:采用超脉冲 CO_2 点阵激光配合药物导入治疗,激光能量 60～100 mJ,密度 2%～5%,重复 1

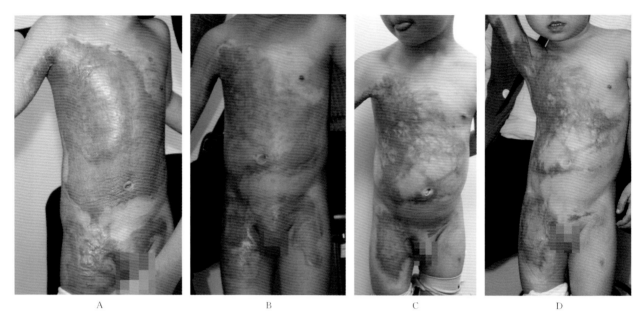

图 8 - 7 - 2 **增生早期瘢痕的防治病例二。**A. 男性患儿,3 岁。大面积深Ⅱ度热液烫伤后右侧胸部及右侧腹股沟植皮区增生较重;B. 增生早期瘢痕预防治疗 2 个月后;C. 增生早期瘢痕预防治疗 3 个月后;D. 增生早期瘢痕预防治疗 4 个月后

或 2 遍,利用混频超声透皮给药系统在微孔中导入药物约 5 ml(生理盐水和复方倍他米松按 10∶1 配制),20 天 1 次,共 4 次;对肉眼可见血管给予双波长 PDL 治疗,选择组合模式 1、2 或 8,能量大小根据血管粗细及治疗即刻反应而定,15 天 1 次,共 3 次;对增生高发区进行浅层放射治疗,能量 50 kV,总量 12 Gy,分 5 次完成,间隔 7～14 天 1 次;激光创面愈合后贴硅胶贴、穿定制压力衣加压,每天不少于 23 小时。

烫伤后 3～4 个月正是瘢痕的快速增生期,通过治疗后 3～4 个月的照片(图 8 - 7 - 2B～D)能明显看到患儿的瘢痕没有出现持续增生现象,瘢痕预防成效显著。瘢痕停止增生后,进入成熟期,持续进行超脉冲 CO_2 点阵激光微孔消融治疗,瘢痕会加快吸收,后期配合离子束治疗,可更好地改善美观度。

病例三 · 女性患者,48 岁。全身大面积深Ⅱ度以上热液烧伤,经住院治疗 35 天创面愈合。创面愈合后 3 个月出现明显瘢痕增生。查体:右面部瘢痕增生区血管扩张明显,颞部至下颌缘增生性瘢痕厚度 0.5～1 cm,触压痛明显(图 8 - 7 - 3A)。前胸(图 8 - 7 - 3C)、右足(图 8 - 7 - 3E、G)、左脚(图 8 - 7 - 3I)、左手(图 8 - 7 - 3K)、右前臂(图 8 - 7 - 3M)处创伤区均见明显瘢痕增生,充血明显,呈现极高的持续性增生趋势。

治疗方案:采用超脉冲 CO_2 点阵激光微孔消融配合药物导入治疗,激光能量 100～120 mJ,密度 2%～5%,重复 1 或 2 遍,利用混频超声透皮给药系统在微孔中导入曲安奈德原液约 20 mg,1 个月 1 次,共 5 次;然后采用双波长 PDL 治疗,组合 2 或 4 模式,根据即刻血管反应调整能量大小,15 天左右 1 次,共 4 次;对增生严重的部位予以浅层放射治疗,50～70 kV,总量 12～15 Gy,分 5 次,7～14 天 1 次;取曲安奈德 40 mg,用 2% 利多卡因 1 ml 稀释,进行面部较厚部位瘢痕内注射,1 个月 1 次;贴硅胶帖、穿压力衣每天不少于 23 小时,持续半年;治疗结束 2 个月后,在瘢痕恢复期,对面部使用离子束治疗,选择 6 排滚轮 TIP,功率选择 30～50 W,档位选择 2 档和 3 档,各 2 遍,皮肤出现焦黄即是治疗终点,2 个月 1 次,共 2 次。

经过一系列综合治疗,瘢痕增生得以控制,增厚的瘢痕组织被完全吸收(图 8 - 7 - 3B、D、F、H、J、L、N)。存在的色素沉着,会随着时间的推移而有所好转,若配合离子束进一步修复,可使美观程度进一步提升;对色素脱失部位进行色素细胞移植,可进一步解决美观问题。

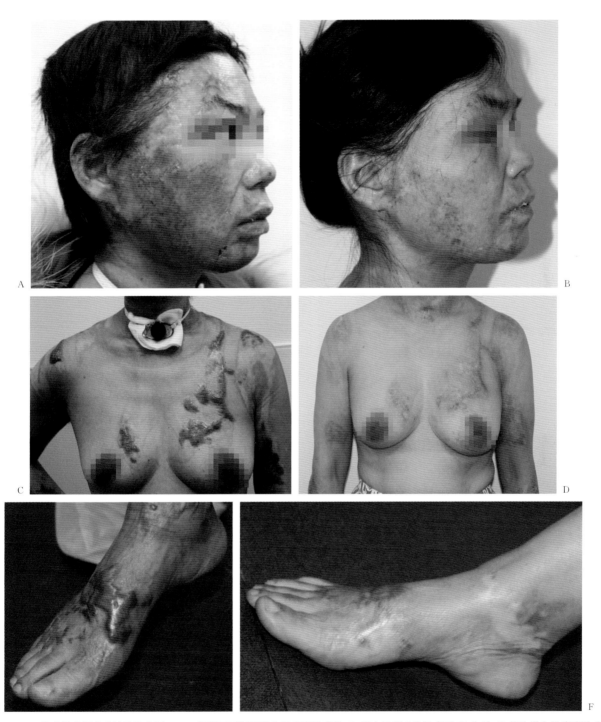

图 8-7-3 **快速增生期瘢痕的防治病例一。**A.颏部至下颌缘增生性瘢痕治疗前;B.综合治疗 8 次结束后 10 个月;C.前胸增生性瘢痕治疗前;D.综合治疗 5 次,12 个月后;E.右足增生性瘢痕(内侧)治疗前;F.综合治疗 4 次,13 个月后

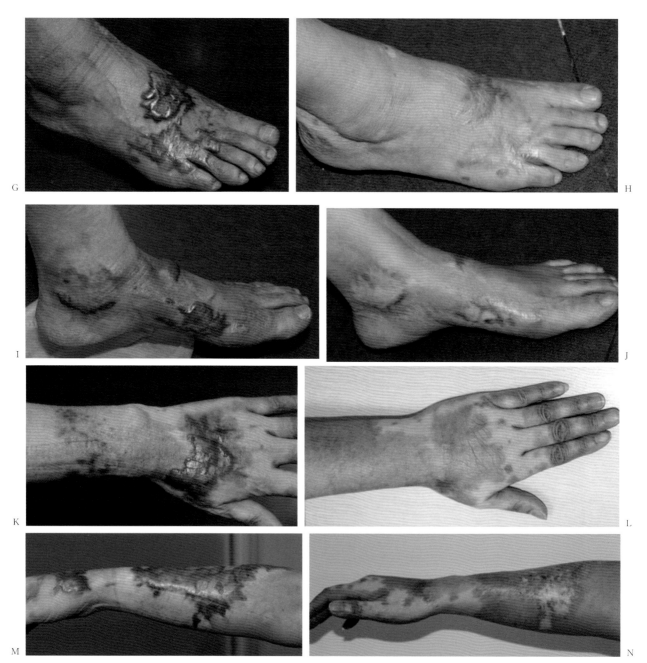

图 8-7-3(续)　G.右足增生性瘢痕(外侧)治疗前；H.综合治疗 4 次，13 个月后；I.左足增生性瘢痕(内侧)治疗前；J.综合治疗 4 次，13 个月后；K.左手增生性瘢痕治疗前；L.综合治疗 4 次，13 个月后；M.右前臂增生性瘢痕治疗前；N.综合治疗 4 次，13 个月后

病例四·男性患儿，2 岁。颔下开水烫伤，住院治疗 30 天后创面愈合，瘢痕增生 3 个月就诊。患儿阵发性哭闹，并强行用手搔抓瘢痕处。查体：瘢痕充血明显，最厚处约 0.5 cm，质地坚韧，有轻度触压痛(图 8-7-4A)。

治疗方案：采用 595 nm/1064 nm 双波长 PDL 治疗，组合 2 或 4 模式，治疗终点为血管变暗，15 天 1 次，共 3 次；超脉冲 CO_2 点阵激光治疗，120～150 mJ、密度 5%、重复 1 次，20～30 天 1 次，共 4 次；硅胶帖外用，每天不少于 23 小时，持续半年。

治疗后 11 个月后局部充血消失，瘢痕基本吸收平整(图 8-7-4B)。随着时间的推移，瘢痕会进一步好转，有效避免了手术治疗风险，保留了颏颈部正常自然的外观曲线。

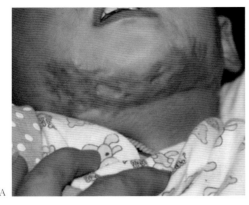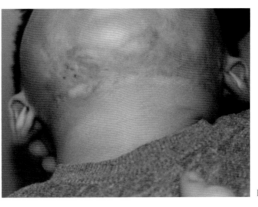

图8-7-4　快速增生期瘢痕的防治病例二。A.男性患儿,2岁。颌下开水烫伤后,瘢痕充血明显,质地坚韧;B.治疗11个月后,充血消失,瘢痕基本吸收平整

病例五·男性患儿,8岁。酒精烧伤,住院治疗45天后创面愈合,瘢痕增生2个月就诊。查体:全身大面积瘢痕充血严重,瘢痕内见有大量血管增生,尤以颏部(图8-7-5A)、前胸(图8-7-5C)为重,瘢痕最厚处约0.5cm,质较韧,触压痛明显。瘢痕生长势头旺盛。

治疗方案:采用双波长PDL治疗,组合1或2模式,根据血管即刻反应调整能量大小,每次治疗终点为轻度紫癜及血管变暗,15天左右1次,共4次;超脉冲CO_2点阵激光微孔消融治疗,能量100～150mJ,密度2%～5%,重复1～2遍,利用混频超声透皮给药系统在微孔中导入药物约5ml(生理盐水和复方倍他米松按10∶1配制),1个月1次,共4次;浅层放射治疗,50kV,总量12～15Gy,分5次,7～14天1次;瘢痕部位贴硅胶帖、穿压力衣每天不少于23小时,持续1年以上。

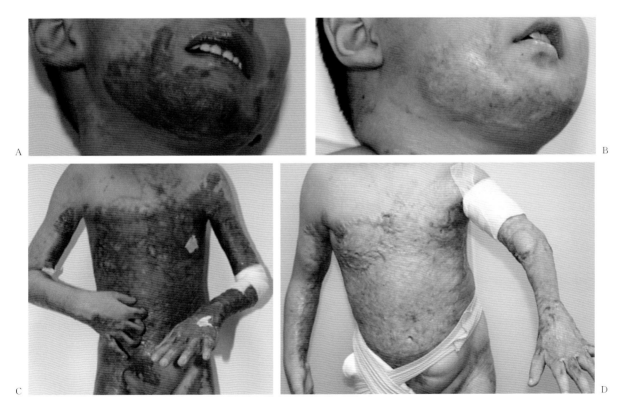

图8-7-5　快速增生期瘢痕的防治病例三。A.男性患儿,8岁。酒精烧伤后颏部瘢痕内大量血管增生;B.颏部综合治疗结束20个月后;C.前胸部增生期瘢痕治疗前;D.前胸部综合治疗结束20个月后

治疗前患儿颈部和前胸部瘢痕增生明显,瘢痕内充血严重,血管纵横交错,瘢痕增生趋势强劲。治疗20个月后局部充血明显减轻、消失,瘢痕逐步消退,大部分瘢痕吸收(图8-7-5B、D),有效避免了瘢痕增生带来的灾难性后果。随着时间的推移,瘢痕会进一步好转,若持续配合超脉冲CO_2点阵激光治疗,远期疗效会越来越好。

病例六·男性患者,18岁。因煤气罐泄露、煤气燃爆导致面部烧伤,住院治疗1个月后创面愈合,创面愈合后3个月就诊。查体:瘢痕充血明显,鼻尖部血管扩张显著,瘢痕最厚处约0.3 cm,质韧,触压痛不明显(图8-7-6A、C、E)。

治疗方案:采用双波长PDL治疗,组合1或2模式,根据即刻血管反应调整能量大小,每次治疗终点为轻度紫癜及血管变暗,15天左右1次,共4次;超脉冲CO_2点阵激光微孔消融治疗,能量80～120 mJ,密度2%～5%,重复1遍,1个月1次,共4次;外贴硅胶帖3～6个月。

综合治疗4次,治疗结束11个月后,瘢痕基本消退,充血消失,美观度满意(图8-7-6B、D、F)。瘢痕防治措施的早期正确介入,为患者挽回了容颜,免遭后期的治疗痛苦。

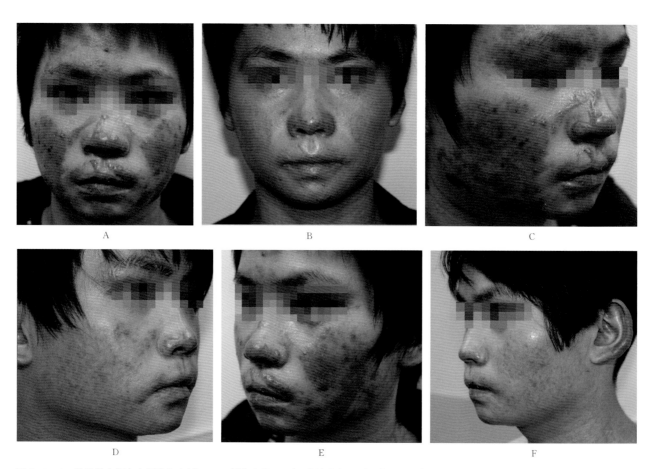

图8-7-6 **快速增生期瘢痕的防治病例四**。A.男性患者,18岁。煤气燃爆导致面部烧伤,瘢痕充血明显,鼻尖部血管扩张显著;B.面部治疗结束后11个月(前面观);C.右侧面部治疗前;D.右侧面部治疗结束后11个月;E.左侧面部治疗前;F.左侧面部治疗结束后11个月

病例七·女性患儿,6岁。右足深Ⅱ度烫伤,住院30天后创面愈合,就诊时右足瘢痕增生已2年,一直采用压力疗法治疗,效果不佳。查体:瘢痕凸起严重,最厚处约2 cm,瘢痕质地坚韧,有轻度触压痛(图8-7-7A)。

治疗方案：采用超脉冲 CO_2 点阵激光微孔消融治疗，能量 120～150 mJ，密度 2%～5%，重复 1 或 2 遍，1 个月 1 次，共 6 次；对增生较重部位给予浅层放射治疗，50～70 kV，总量 12～15 Gy，分 5 次，7～14 天 1 次。用硅胶帖配合压力套加压，每天不少于 23 小时，持续 1 年以上。

患儿严重的瘢痕增生经过了非手术原位治疗，持续了 2 年的恢复期，其瘢痕基本吸收（图 8 - 7 - 7B）。虽然恢复期比较漫长，但可以避免手术带来的身心痛苦。

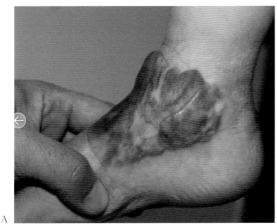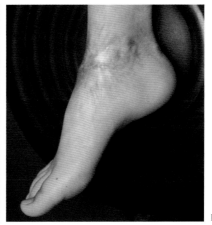

图 8 - 7 - 7　**损毁期瘢痕的防治。**A.女性患儿，6 岁。右足深Ⅱ度烫伤后瘢痕增生 2 年；B.治疗结束 2 年后

第八节 · 瘢痕预防的意义和重要性

儿童深Ⅱ度烫伤后会出现瘢痕增生，如果创面愈合后采取积极的瘢痕预防干预措施，可有效避免因严重瘢痕增生带来的身心痛苦。医护人员也要积极倡导瘢痕预防胜于瘢痕治疗的医学理念，这对于烧烫伤患者具有重大意义。

总结：烧烫伤创面愈合后瘢痕增生尚未出现前的这段时期，是瘢痕预防的"白金时间"；瘢痕增生刚开始时是瘢痕预防的"黄金时间"；在瘢痕形成的不同阶段选择正确的瘢痕防治措施，可有效避免因严重瘢痕增生或手术带来的身心痛苦。

瘢痕预防可以有效解决后期手术所不能达到的美观效果，减少或避免瘢痕增生带来的身心痛苦，避免或减少手术带来的多重身心创伤和后期昂贵的手术住院费用，切实减少患者的身心伤害和减轻家庭经济负担。

由此可见，瘢痕预防相比于后期治疗更具重大意义。瘢痕预防，胜于治疗。

经典案例

病例一和病例二是受伤深度和瘢痕增生情况极其类似的两例儿童烫伤病例，对病例一患儿采取了瘢痕早期预防干预治疗，使得瘢痕增生控制得较好，而病例二患儿没有接受预防瘢痕的干预治疗，结果瘢痕增生

严重。

病例一·患儿于 2016 年 5 月不慎跌入热汤锅,造成大面积烫伤。由于家长缺乏烫伤急救常识,烫伤后不但没有冲凉水降温,反而用食用碱撒在创面上,结果造成二次化学烧伤,使烧伤程度加重。伤后住院治疗,诊断为深Ⅱ度至Ⅲ度烧伤,创面愈合时间超过 6 周。

2016 年 8 月 5 日,患儿瘢痕增生持续 1 个月。查体:瘢痕充血显著,最厚处约 0.5 cm,质地坚韧,有明显触压痛(图 8-8-1A～C)。综合治疗方案:双波长 PDL 治疗、超脉冲 CO_2 点阵激光治疗、药物导入、浅层放射治疗、贴硅胶帖和穿压力衣。

患儿经过综合治疗 4 次,瘢痕基本停止生长。2017 年 3 月 9 日复诊时查体:瘢痕颜色较治疗前明显减退,大部分瘢痕质软,无压痛,已经停止增长(图 8-8-1D～F)。

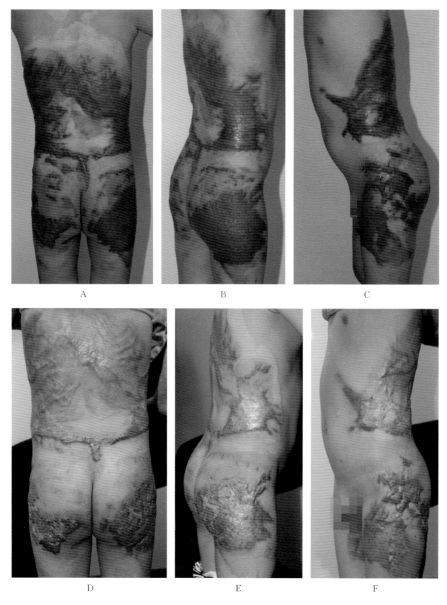

图 8-8-1　经瘢痕早期预防干预治疗病例。A～C.大面积深Ⅱ度至Ⅲ度烧伤患儿的瘢痕充血显著;D～F.经过综合治疗 4 次后瘢痕颜色较前明显减退,瘢痕基本停止生长

病例二·患儿于 2016 年 5 月 10 日跌进开水锅,造成大面积深Ⅱ度至Ⅲ度烫伤,创面愈合时间超过 6 周。伤后 2 个月,创面结痂还没有完全脱落,但其他愈合的创面已经出现瘢痕增生,瘢痕充血明显,增生趋势显著(图 8 - 8 - 2A、B)。

2017 年 3 月 8 日,伤后 6 个月来就诊。查体:瘢痕充血、增生严重,最厚处约 2 cm,质地坚韧、压痛明显(图 8 - 8 - 2C、D)。该患儿未经过瘢痕早期预防治疗,与病例一患儿(图 8 - 8 - 1)的状况形成了鲜明的对比。

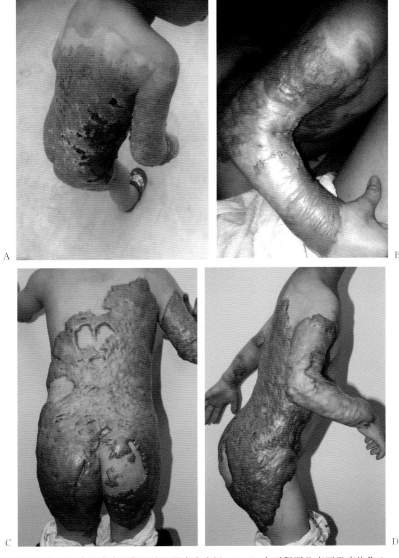

图 8 - 8 - 2　**未经瘢痕早期预防干预治疗病例**。A、B.大面积深Ⅱ度至Ⅲ度烧伤 2 个月患儿的创面,结痂还没有完全脱落,瘢痕充血明显;C、D.伤后 6 个月,没有经过瘢痕早期预防治疗,瘢痕充血、增生严重

(孙便友)

参考文献

[1] 蔡景龙.瘢痕防治蔡景龙 2016 观点[M].北京:科学技术文献出版社,2016.
[2] 吴军,唐丹,李曾慧平.烧伤康复治疗学[M].北京:人民卫生出版社,2015.

第九章
瘢痕的治疗展望

皮肤瘢痕仍然是一个尚未完全攻克的医学难题,包括普通瘢痕和病理性瘢痕(增生性瘢痕和瘢痕疙瘩)。这些瘢痕相关疾病不仅造成患者身体上的疾患,而且直接导致了心理上的障碍。虽然抗瘢痕的研究已经持续了数十年,但离攻克这一难题仍有一定距离。目前,病理性瘢痕尚未能获得满意疗效的单一治疗方法,综合治疗仍是临床首选。近年来,压迫治疗、硅胶制剂、糖皮质激素、抗肿瘤药物、手术和放射治疗等传统疗法有一些新进展,新兴治疗方法(如激光、BTA、自体脂肪移植等)也逐渐获得了广泛应用,简便易行、疗效满意的治疗方法将是病理性瘢痕治疗的重要研究方向。治疗病理性瘢痕的药物目前仍相对缺乏,开发改善患者体质、抑制病理性瘢痕生长的口服药物是研究方向之一。病理性瘢痕与遗传因素、人种、肤色和血型等有着密切的关联,提示基因治疗具有重要意义。此外,大量研究显示病理性瘢痕与免疫因素有密切关系,故免疫治疗也是一个重要方向。今后,针对病理性瘢痕的研究具有重要的意义,基因工程和生物工程等的发展可能带来新的突破,造福更多的患者。

一、瘢痕的预防策略

由于瘢痕形成之后很难逆转,而瘢痕手术切除后又会形成新的伤口瘢痕,因此对抗瘢痕的重点仍然应该放在如何预防或减少瘢痕的形成上。

(一) 通过干预单个因子的表达或其生物活性来对抗瘢痕的形成

瘢痕的形成过程复杂,包括炎症反应、基质过度分泌沉积、组织重塑异常等多个步骤,其中多种生长因子及炎症因子参与了瘢痕的形成过程。就目前报道的文献来看,转化生长因子-β(transforming growth factor-beta, TGF-β)的干预仍然是其中最为重要的一环。自 Furgerson 研究小组首次采用TGF-β中和抗体抑制大鼠线性伤口获得成功之后,相继有其他的对抗 TGF-β 基因治疗、减少瘢痕形成的动物实验报道,包括 TGF-β 反义寡核苷酸、腺病毒和逆转录病毒介导的截断型 TGF-β Ⅱ型受体过表达,以及腺病毒介导的 fibromodulin 过表达等,均在一定程度上减少了动物瘢痕的形成,为瘢痕基因治疗的临床应用打下了基础。另一个值得关注的因子是结缔组织生长因子(connective tissue growth factor, CTGF),被认为是 TGF-β 下游的效应分子,因此,CTGF 可能是一个更加有效的分子干预目标。

胚胎伤口无瘢痕愈合的特征之一是伤口较少的炎症反应,研究发现胚胎伤口中促炎症因子如白介素-6 和白介素-8 的表达明显低于成体伤口。与此相反,敲除对免疫活性起抑制作用的白介素-10 基因,可使胚胎皮肤伤口形成的瘢痕愈合。基于上述的发现,Gordon 等报道了利用腺病毒介导的白介素-10过表达可以明显抑制伤口的炎症反应,从而减少瘢痕的形成,进一步验证了抗炎症策略在减少瘢痕中的重要作用。

上述实验研究提示的抗瘢痕治疗策略事实上已经部分被用于临床试验或治疗。例如,TGF-β₃ 在动物实验中被证实具有抗瘢痕作用之后,重组 TGF-β₃ 蛋白(Avotermin)目前已经进入临床试验阶段,有望成为第一个专门用于抗瘢痕治疗的生物药品。Ono 在动物实验的基础上,进一步将重组 bFGF 蛋白用于患者伤口内注射,获得了减少瘢痕形成的临床效果。这些研究成果表明,瘢痕形成的干预和预防是一个可行的策略,如何将实验研究成果转化为临床治疗手段是当前应该关注的重点。

■(二)多因子联合抗瘢痕治疗

虽然上述单因子干预的动物实验和临床试验获得了一定的抑制瘢痕的效果,但是均不能完全消除瘢痕的形成,从一个侧面提示了瘢痕的形成可能并非单一因素所致,多因素联合干预可能是消除瘢痕更加有效的策略。从瘢痕形成机制而言,这个联合干预的策略应该考虑到同时阻断致纤维化因子的表达、抑制炎症反应、抑制基质的合成与沉积,同时还要考虑促进伤口基质的重塑和组织再生。例如,对上述已经验证具有抗瘢痕形成作用的因子进行不同的组合或与未来新发现的抗瘢痕因子的组合来进行治疗,可能获得比单因子更好的干预结果。然而,这些理论上的推测还有待于科学实验的证实,特别是多种因子联合使用时,不同因子相互之间是否存在效应协同或拮抗等,均需要通过进一步的实验研究来探索,而这些问题的阐明将有助于设计出更加合理有效的治疗策略。

■(三)基于组织再生的抗瘢痕治疗

上述抗瘢痕治疗策略的形成主要是基于以往胚胎伤口无瘢痕愈合的研究成果。然而早期的研究主要集中在胚胎伤口的生长因子表达和细胞外基质类型等方面与成体伤口的比较。发育生物学的研究提示胚胎无瘢痕愈合的另外一个重要机制可能是胚胎皮肤组织仍然处于未成熟状态,含有大量未分化状态的细胞(或祖细胞),在合适的环境下可以继续分化为皮肤的各种结构细胞,为皮肤发育的一个正常过程。而在以往的研究过程中,研究人员可能过于关注了胚胎皮肤微环境如生长因子、炎症反应或胞外基质等问题,而忽视了胚胎组织再生的原始驱动力,即胚胎皮肤含有具有再生能力的未分化细胞。这可以解释为何在胚胎伤口中加入 TGF-β 可以使其从无瘢痕愈合转化为有瘢痕愈合的模式,因为虽然有细胞的存在,但破坏了特殊的微环境,导致了皮肤再生的障碍。相反,在成体伤口中即使阻断 TGF-β 的生物学效应,也无法获得完全的皮肤再生,因为缺乏足够的具有再生能力的细胞。

根据这些现象我们可以提出"伤口组织完全再生的种子与土壤"学说,即胚胎无瘢痕愈合的现象是由于胚胎皮肤同时存在具有再生能力的细胞(种子)和允许细胞再生组织的微环境,如炎症反应轻、致纤维化因子的低表达等(土壤)。而要使成体伤口组织完全再生也必须同时模拟"种子"和"土壤"两种因素。

事实上,现有的文献对上述的假说提供了支持的证据。Kong 等在小鼠血液中找到了 E-cadherin 阳性的"小圆细胞",注入伤口后能够减少瘢痕的形成。而这些"小圆细胞"是通过血液进入到胚胎阶段的皮肤内的。有趣的是,这种"小圆细胞"在胚胎鼠血液中的浓度是成年鼠的 20 倍,成为"种子"存在的一个很好的证据。在另一项实验中,Kataoka 将成体骨髓干细胞单独或与胚胎皮肤细胞混合后注入裸鼠伤口中,发现只有与胚胎皮肤细胞混合植入,才能使得骨髓干细胞分化成表皮细胞、毛囊细胞和皮脂腺并参与毛发的形成。可以推测胚胎皮肤细胞可能提供了能模拟允许再生的微环境(土壤),如分泌特殊的胞外基质和因子,从而使植入的"种子"进一步分化和再生组织。

就组织修复而言,其传统的概念跨越了从"瘢痕修复"到"组织再生"两个完全不同的修复过程,因此，瘢痕形成可以理解为再生的失败，而组织再生的成功也应该是抗瘢痕治疗最理想的目标。随着对再生生物学的深入认识，我们对抗瘢痕治疗的侧重点也应该从"减少瘢痕"的策略逐渐过渡到"创伤组织的完全再生"，在成体伤口中创建一个允许组织完全再生的微环境，加上干细胞的移植，也许是限制瘢痕形成和促进伤口组织完全再生的一个重大策略。

■（四）基于生物新技术的抗瘢痕策略

对于大面积组织创伤而言，寄希望通过调动机体潜能达到完全的组织再生也许是不现实的，因为即使是胚胎组织，当创伤程度超过一定限度时也将转化为瘢痕愈合的结局。临床上大面积深度烧伤的抗瘢痕治疗可能必须借助于外源性"力量"来促进组织的再生修复。其中，组织工程技术可能是这种外源性"力量"的典型代表。Integra 利用胶原和蛋白多糖分子来再建真皮组织，而 Alloderm 则完全利用人脱细胞真皮来直接修复创伤的真皮组织。由于通过真皮组织的间接和直接的替代，避免了机体试图通过瘢痕增生来修复真皮组织的缺损。陆树良等提出了"真皮模板"学说，希望通过解析真皮组织的结构特征来达到构建具有类似真皮结构的支架材料，从而引导创面的皮肤再生，有望成为皮肤再生的一个重要手段。与此同时，在结构模拟的基础上可能还需要进一步考虑细胞外基质成分及组织再生信号等方面的模拟。

二、瘢痕的重塑策略

从伤口愈合的原则而言，瘢痕一旦形成很难再逆转回正常皮肤组织结构。但是从瘢痕的形成机制来看，细胞外基质重塑不良是瘢痕形成的一个重要机制。事实上，瘢痕形成之后的确存在组织重塑的过程，如增生性瘢痕在经过一年到一年半后进一步软化和萎缩、充血减轻和症状改善。然而，这种组织重塑是部分的和不完全的，无法逆转瘢痕。我们在最近的瘢痕疙瘩治疗中发现，某些瘢痕疙瘩通过长期的瘢痕重塑治疗（scar remodeling therapy），可以使其部分组织转化为类似于正常皮肤的外观。虽然其机制有待于进一步的研究，但是这个现象提示我们，开展瘢痕的重塑研究可能为瘢痕的治疗开辟一条新的途径。

三、小　结

瘢痕是医学界的难题，临床疗效和患者的期望仍存在着巨大的差距，这要求我们不断创新技术，同时要不断探索其病理机制，以期在防治手段上取得新的突破。同时，在瘢痕治疗方法上我们仍相对缺乏统一的标准流程、统一的治疗路径和统一的客观评价标准。这一方面是由于我们在某些领域缺乏大规模的临床随机对照研究，高等级证据不足，另一方面是由于不同医生对不同疗法的固有经验和偏好难以短时改变。

关于创伤后瘢痕的预防，如何预测患者伤口是否会向病理性瘢痕发展，如何通过统一的、标准的治疗方案减轻瘢痕，尤其是大面积烧烫伤后瘢痕的形成，仍是瘢痕预防面临的重要问题。关于瘢痕的治疗药物，如前所述，一些拮抗瘢痕形成相关因子的方案尚在研究阶段，随着生物医学技术的发展，不久的将来或许会进入临床应用阶段。对于线性瘢痕的治疗，由于皮肤没有再生能力，最完美的愈合也会残留线性瘢痕，各种疗法均无法去除，能否通过再生医学的方法完全去除线性瘢痕，是需要我们攻克的难题。对于病理性瘢痕，尤其是瘢痕疙瘩，探明其发病机制是解决问题的关键，但近年来国内外研究鲜有进展，陷入困局，笔者团队已在尝试从全身内分泌因素、免疫因素、炎症因素方面进行研究，初步有所发现。总体来说，近年来国内的瘢痕治疗研究取得了很大的发展，比国外的研究更为活跃，新的技术和方法不断出现，但瘢痕问题的解决仍然任重而道远。

（夏玲玲　高　振　武晓莉　刘　伟）

参考文献

［1］ 蔡景龙.现代瘢痕学［M］.北京：人民卫生出版社,2008.

［2］ 高振,武晓莉,李青峰.瘢痕治疗现状与进展［J］.临床外科杂志,2020,28(12)：1106-1109.

［3］ 陆树良,青春,刘英开,等.瘢痕形成机制的研究：真皮"模板缺损"学说［J］.中华烧伤杂志,2007(01)：6-12.

［4］ 马倩玉,武晓莉.增生性瘢痕和瘢痕疙瘩的最新治疗进展［J］.组织工程与重建外科杂志,2020,16(01)：1-5,26.

［5］ Akasaka Y，Ono I，Yamashita T，et al. Basic fibroblast growth factor promotes apoptosis and suppresses granulation tissue formation in acute incisional wounds［J］. J Pathol，2004,203(2)：710-720.

［6］ Ashcroft GS，Yang X，Glick AB，et al. Mice lacking Smad3 show accelerated wound healing and an impaired local inflammatory response［J］. Nat Cell Biol，1999,1(5)：260-266.

［7］ Choi BM，Kwak HJ，Jun CD，et al. Control of scarring in adult wounds using antisense transforming growth factor-beta 1 oligodeoxynucleotides［J］. Immunol Cell Biol，1996,74(2)：144-150.

［8］ Dang C，Ting K，Soo C，et al. Fetal wound healing current perspectives［J］. Clin Plast Surg，2003,30(1)：13-23.

［9］ Durani P，Occleston N，O'kane S，et al. Avotermin：a novel antiscarring agent［J］. Int J Low Extrem Wounds，2008,7(3)：160-168.

［10］ Gordon A，Kozin ED，Keswani SG，et al. Permissive environment in postnatal wounds induced by adenoviral-mediated overexpression of the anti-inflammatory cytokine interleukin-10 prevents scar formation［J］. Wound Repair Regen，2008,16(1)：70-79.

［11］ Kataoka K，Medina RJ，Kageyama T，et al. Participation of adult mouse bone marrow cells in reconstitution of skin［J］. Am J Pathol，2003,163(4)：1227-1231.

［12］ Kong W，Li S，Longaker MT，et al. Blood-derived small Dot cells reduce scar in wound healing［J］. Exp Cell Res，2008,314(7)：1529-1539.

［13］ Krummel TM，Michna BA，Thomas BL，et al. Transforming growth factor beta (TGF-beta) induces fibrosis in a fetal wound model［J］. J Pediatr Surg，1988,23(7)：647-652.

［14］ Liechty KW，Adzick NS，Crombleholme TM. Diminished interleukin 6 (IL-6) production during scarless human fetal wound repair［J］. Cytokine，2000,12(6)：671-676.

［15］ Liechty KW，Crombleholme TM，Cass DL，et al. Diminished interleukin-8 (IL-8) production in the fetal wound healing response［J］. J Surg Res，1998,77(1)：80-84.

［16］ Liechty KW，Kim HB，Adzick NS，et al. Fetal wound repair results in scar formation in interleukin-10-deficient mice in a syngeneic murine model of scarless fetal wound repair［J］. J Pediatr Surg，2000,35(6)：866-872.

［17］ Liu W，Chua C，Wu X，et al. Inhibiting scar formation in rat wounds by adenovirus-mediated overexpression of truncated TGF-beta receptor Ⅱ［J］. Plast Reconstr Surg，2005,115(3)：860-870.

［18］ Liu W，Wang DR，Cao YL. TGF-beta：a fibrotic factor in wound scarring and a potential target for anti-scarring gene therapy［J］. Curr Gene Ther，2004,4(1)：123-136.

［19］ Liu W，Wu X，Gao Z，et al.Remodelling of keloid tissue into normal-looking skin［J］. J Plast Reconstr Aesthet Surg，2008,61(12)：1553-1554.

［20］ Metcalfe AD，Ferguson MW. Bioengineering skin using mechanisms of regeneration and repair［J］. Biomaterials，2007,28(34)：5100-5113.

［21］ Ono I，Akasaka Y，Kikuchi R，et al. Basic fibroblast growth factor reduces scar formation in acute incisional wounds［J］. Wound Repair Regen，2007,15(5)：617-623.

［22］ Reid RR，Roy N，Mogford JE，et al.Reduction of hypertrophic scar via retroviral delivery of a dominant negative TGF-beta receptor Ⅱ［J］. J Plast Reconstr Aesthet Surg，2007,60(1)：64-72.

［23］ Shah M，Foreman DM，Ferguson MW. Control of scarring in adult wounds by neutralising antibody to transforming growth factor beta［J］. Lancet，1992,339(8787)：213-214.

［24］ Shah M，Foreman DM，Ferguson MW. Neutralisation of TGF-beta 1 and TGF-beta 2 or exogenous addition of TGF-beta 3 to cutaneous rat wounds reduces scarring［J］. J Cell Sci，1995,108 (Pt 3)：985-1002.

［25］ Shi-Wen X，Leask A，Abraham D. Regulation and function of connective tissue growth factor/CCN2 in tissue repair，scarring and fibrosis［J］. Cytokine Growth Factor Rev，2008,19(2)：133-144.

［26］ Stoff A，Rivera AA，Mathis JM，et al. Effect of adenoviral mediated overexpression of fibromodulin on human dermal fibroblasts and scar formation in full-thickness incisional wounds［J］. J Mol Med (Berl)，2007,85(5)：481-496.

第十章
瘢痕治疗中心的设置

第一节 · 原 则

瘢痕治疗中心的设置原则是将瘢痕诊疗过程涉及的多个专业整合为连贯的瘢痕治疗体系,面向瘢痕患者进行高质量医疗服务。着力于突出专业的内涵与特性,体现完整的专科设计与丰富的服务内容,达到医疗服务精准与创新的目标,突显特色医疗发展的新趋势。

一、 建立瘢痕诊疗功能齐全、分区合理的就医环境

瘢痕治疗中心区域和功能分布情况见表10-1-1。

表 10-1-1　瘢痕治疗中心区域和功能分布

瘢痕诊疗功能划分	门诊区	治疗区	网络服务区
瘢痕门诊区	分诊咨询区	注射治疗区	信息管理区
瘢痕治疗区	候诊区	综合治疗区	市场营销区
网络服务区	接诊区	激光治疗区	
	病例采集区	手术区	
		留观区	
		瘢痕功能康复区	

二、 建立瘢痕诊疗操作规范体系

指依据各类瘢痕不同的症状、表现及特征制定诊断与疗效评估标准,并设计精准的联合治疗方案,做到各技术环节彼此合作,连贯作业。各部门依照联合技术操作流程完成各项工作,实现良好的接诊、治疗、随访的人性化就诊体验。各岗位均有责任依照瘢痕治疗中心制定的"岗位操作流程规范与标准"执行独立与合作的工作任务。

三、 建立团队协作机制

(一) 确定团队的愿景与使命

愿景与使命是团队协作的精神支柱,是团队成员对个人高标准目标的领悟。高尚的愿景与使命可以增进团队成员间的信任感,提高团队成员的责任感。

(二) 重视团队的能力建设

1. 专业能力 · 是团队成员具备一定的专业能力和实践经验,顺利有效地完成工作任务。

2. 协助能力·是以正直的人品为保障,团队成员之间相互协助,营造健康的工作氛围,对团队成长具有建设性作用。

3. 学习能力·学习精神能鼓励团队成员积极学习新技术与新知识,保持团队的生命力。

4. 执行能力·是高效率团队成员应具备的基本能力,当面对目标与挑战时,能及时解决出现的问题。

5. 积极的工作态度·是团队合作精神建设的基础,是团队高效完成工作的必要条件。

（三）加强团队的领导建设

团队领导是团队建设的核心,一个高效领导要具备以下条件。

（1）具有说服力的实际行动,用实际行动铸造领导者的信誉。

（2）领导者在工作上以身作则,与时俱进,带团队共同学习,跟上时代前进的步伐。

（3）团队领导必须是"言必行,行必果"的人。如实地带领团队设定目标并如实地执行来达成目标。

四、建立精细化管理模式

精细化管理是将工作环节,如咨询、前台分诊、诊断、治疗、疗效评估、随访、院感管理、运营安全、公共关系建设、市场营销、财务、人力资源、后勤保障等,纳入管理范围,以精益求精的原则,逐项制定操作流程和工作执行标准。制定"瘢痕治疗中心员工手册"、建设"智能化综合管理平台"等管理工具,使其发挥管理效能,建立科学有序的管理模式,形成闭环的服务流程,创建治疗效果好、患者满意度高的医疗服务机构。

第二节·软件设置

一、瘢痕治疗中心智能化综合管理平台的建设

智能化综合管理平台(图10-2-1和图10-2-2)可利用物联网信息技术开发符合瘢痕治疗中心使用需求的管理系统。提供"预约、挂号、就诊、收费单、病例管理、随访管理、治疗回访"等服务功能,满足瘢痕治疗中心业务发展,从而真正实现综合智能化、简单化、易操作的管理要求。

二、《瘢痕治疗中心员工手册》的编制和应用

《瘢痕治疗中心员工手册》(表10-2-1)的编制以瘢痕治疗中心的使命、愿景、核心价值开篇,包括展示中心的文化、理念、形象,覆盖各项规章制度及岗位责任制度和操作规范。手册是员工执行工作的标准,工作规范、行为规范的指南,同时是维护员工和企业权益的依据。

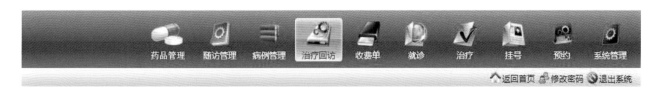

图10-2-1　智能化综合管理平台主菜单设置示意图

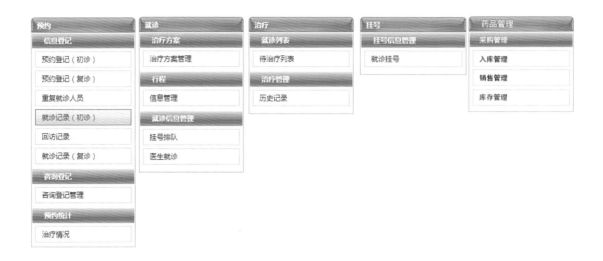

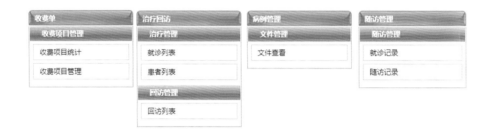

图 10-2-2　智能化综合管理平台二级菜单设置示意图

表 10-2-1　《瘢痕治疗中心员工手册》编制要点

指导语:《瘢痕治疗中心员工手册》的编制要根据实际开展工作的情况制定,实现标准化人员管理的需要。

标　题	内　容	摘　要
前言	领导寄语、使命、愿景、核心价值	
简介	瘢痕治疗中心、组织架构	
第一章	员工行为标准	
第二章	入职、解聘、离职	一、试用期管理办法 二、劳动合同的签署
第三章	考勤制度	一、考勤要求 二、请、休假制度
第四章	培训	一、新员工培训 二、常规培训(技术、日常) 三、培训记录 四、培训费用管理办法
第五章	保密制度	一、保密范围 二、保密措施 三、部门保密负责人
第六章	医院信息管理制度	一、患者信息管理 二、技术信息管理

（续表）

标　题	内　容	摘　要
第七章	行政管理制度	
第八章	工作岗位职责管理	一、成立管理小组 二、管理权限的设定
第九章	工作岗位职责管理	一、工作职责 二、管理条例 三、考核制度
第十章	薪资绩效考核制度	
附件一	诊疗流程管理规范	一、初诊患者服务流程规范 二、复诊患者服务流程规范 三、患者病例信息采集流程规范 四、随访(病例采集、答疑、回复)
附件二	医护人员语言行为规范	一、前台服务接待语言行为规范 二、诊疗服务中的语言行为规范 三、护士行为规范与礼仪

三、《岗位操作流程标准》的编制

《岗位操作流程标准》编制要点见表 10-2-2。

表 10-2-2　《岗位操作流程标准》编制要点

岗　位	操作流程要点
服务台	预约、挂号、服务信息公示、初诊患者答疑、复诊患者管理、病历查询等
预约	网上预约、电话预约、门诊预约
咨询	网络、微信、电话、面谈
检查	皮肤检测、测量、程度分析、色素情况、病史、过敏史、既往治疗史
诊断	病例照片采集导入、测量、影像、病情分析、结论
疗效评估	病例分析、患者预期、结论
治疗	药物注射、常规仪器治疗、激光治疗、物理治疗、外用药使用等
手术	诊断、会诊、手术小组成员分工、麻醉配合
随访	随访周期的设定、方式、结果回复、结论、信息储存、案例分析
培训	技术培训(新技术、新人)、院感培训、技术操作规范培训
安全	就诊环境安全措施、特殊天气安全预案、老幼患者安全照顾、流行病防护措施
公共关系	瘢痕知识科普宣传、诊疗区人性化服务设计、医患信息平等互查体系、微信群医患交流平台、答疑解惑平台、关怀随访、关系单位的维护
网络服务	网站建设与维护、新媒体建设与推广、患者社群互动、患友联谊活动
人力资源	人才选拔、岗位分析、专业培训、绩效考核、员工福利等
财务	成本核算、运营分析、经营建议
后勤	基础设施维护、医疗器材与设备维护

第三节 · 硬件设置

　　瘢痕治疗中心的硬件设置根据分诊咨询区、候诊区、接诊区、影像采集区、注射治疗室、综合治疗室、激光治疗室、手术区、观察区、瘢痕功能康复区、网络服务区等区域布局,符合患者就诊的良好体验(表 10 - 3 - 1)。

表 10 - 3 - 1　科室布局与设置要求

科　室	硬件配置及要求
分诊处	配置:服务指示标识、服务信息公示 要求:服务岗位标识清晰、提示指示标清晰、咨询人员专业、分诊流程合理
候诊区	配置:瘢痕科普宣教区(视频、图书)、等候区、儿童游戏区、老人专座休息区、饮用水处 要求:布局合理、服务指示清晰、提示语温和
诊室	配置:1. 面积:8～12 m² 　　2. 接诊办公桌、座椅、诊断检查床、血压计、温度计、电脑、打印机、办公用品摆放架、镜子、发卡、纸笔、测量尺、收费标准说明、瘢痕科普宣传资料、纸质版医嘱等必备品。 　　3. 接诊视频及音频录制设备(选用) 要求:诊室要独立使用,房间光线明亮、整洁,隔音效果好。基础设施要有洗手池、屏风、挂衣钩。诊室与影像采集室连接方便患者病例照片采集
影像采集室	数码相机、摄像灯、电脑储存设备、患者信息共享平台系统 摄像灯光和背景设置符合影像采集质量要求
治疗室	配置:治疗床、治疗车、药品柜、抢救车、无针注射器、紫外线消毒车 要求:1. 治疗室应该布局合理,药品柜的药品按照出厂日期摆放整齐、标签、登记 　　2. 清洁区、污染区区分明确,标志清楚。无菌物品按灭菌日期依次放入专柜 　　3. 设置有流动水洗手设施。
光电治疗室	配置: 　　1. 激光设备:脉冲染料激光(PDL)、超脉冲 CO_2 点阵激光、铒激光、点阵 CO_2 激光、调 Q 激光 　　2. 光纤治疗仪 　　3. 离子束瘢痕治疗仪 　　4. 混频超声透皮给药系统 说明:CO_2 点阵激光治疗后联合超声导入设备将药物导入患处 要求: 　　1. 室内洁净,整齐有序,无电磁干扰,无振动,温度、湿度等环境条件和供电电源需符合激光医疗器械的使用要求 　　2. 室内通风良好,激光室须安装排抽风换气装置,以清除手术时产生的污染气体 　　3. 激光治疗室入口处醒目位置必须设置符合规定的激光辐射警告标志,激光器开启后,还需有明显的可见的和可闻及报警信号 　　4. 室内墙壁、天花板、门窗应采用不易燃烧的漫反射材料,窗玻璃应用黑帘遮挡,桌、椅、凳等室内用具不能对激光产生镜反射,以减少镜反射激光对人员的危害 　　5. 所有麻醉药、挥发性气体应是非燃烧的,禁止将易燃、易爆物带入激光手术室 　　6. 室内激光光路应高于或低于坐姿或立姿时的人眼高度,必要时光路上还需设置终止器 　　7. 激光操作人员应穿工作服、戴口罩、相应的防护眼镜、眼罩和手套,包括患者在内的所有室内人员都不能佩戴项链、戒指、耳环、手镯等可能使激光产生镜反射的饰物 　　8. 设置专人负责定期维护和检修,做好使用登记
综合治疗室	配置: 　　1. 色素细胞移植机 说明:治疗瘢痕性白斑(黑色素脱失) 　　2. 高频电离子治疗仪 说明:临床常用封闭瘢痕浅表的血管 　　3. 皮肤冷却设备 说明:配合光电治疗使用

（续表）

科 室	硬件配置及要求
	（1）保护表皮，冷却处理可以有效降低光电治疗的不良反应 （2）表面冷却，使高能量能传递到作用靶上（如毛根部和隆凸部位、表皮下的血管），可以使更高的能量到达真皮中的靶组织，而使温度能升到更高，提高疗效 （3）减轻疼痛，在治疗的过程中配合皮肤冷却处理可以减轻患者的痛苦 要求： 1. 设备摆放位置合理 2. 电源使用和连接有序 3. 使用方法和注意事项做提示卡 4. 维护和保养有专人负责
手术室	配置： 1. 常规外科手术室配置 2. 基本设备：多功能手术床、无影灯、器械桌、升降器械台、麻醉桌、麻醉机、监护仪、吸引及氧气设备、输液架、高频电刀、固定紫外灯线灯、立灯、药物，以及敷料柜、转凳及踏脚凳、敷料桶、电钟、温湿度计、传呼系统等 要求：符合外科手术室验收标准
瘢痕功能 康复指导室	康复指导： 1. 家庭运动康复指导 （1）正确摆位和康复运动指导 （2）家庭护理的方法 2. 儿童游戏康复指导 （1）家长被动训练方法 （2）儿童游戏主动训练方法 康复室： 1. 儿童康复游戏区：根据占地面积选择适合孩子活动的康复游戏器材、器具（投球、爬杆、滚球、跳跃等） 2. 成人康复室：模拟家居环境做康复指导背景，植入日常生活的训练方式，融入趣味性（种花、手工制作、瑜伽球、织毛衣等生活技能训练） 3. 康复课堂：通过康复师和康复课程视频指导患者及患儿家长学习

第四节 · 运营策略

一、 品牌形象

瘢痕治疗中心的标牌、标志、标识要统一设计，具有独特的识别性和经营理念，整体形象设计要覆盖瘢痕治疗中心的每个细节，充分体现经营者的运营高度和机构定位。

二、 医疗质量管理

1. 建立医患信息平等可查系统。医生将患者接诊的病例部位照片、全程接诊视频、病历等资料以数据化形式储存，患者可以拷贝一份带走，作为跟踪病情进展的依据。对于患者提出的异议，需提供准确的分析依据。该系统对患者感受医生的责任心，建立良好的医患信任关系起到重要作用。

2. 建立医疗质量跟踪随访系统。随访人员按规定时间对患者进行随访，将随访信息（病例照片、病情描述）送达主诊医生，再将医生的随访结论回复给患者，及时解答患者疑问，减轻患者来院面诊的负担，并且给出家庭康复和护理建议。

三、市场营销

1. 网站营销·瘢痕治疗中心网站设计的栏目包括机构简介、门诊公告、网络挂号、科室介绍、典型案例、交通信息、瘢痕科普、手机医院、联系我们。

2. 自媒体营销·个人微信、微信公众号、微博（博文、直播）。

3. 医患交流社群营销·社群精准划分，便于不同瘢痕类型患者交流。

（1）医患交流社群可拉近医患关系，给患者带来便利，给院方带来口碑。

（2）患者可以相互交流、相互鼓励、经验分享。

（3）听取患者建议，督促医疗质量和治疗技术提升。

（孙便友）

附录
一个瘢痕疙瘩患者的"美丽重生"之路

原以为，这个瘢痕会伴我一生！

我今年 42 岁，浙江宁波人，曾经是一个深受瘢痕之苦的患者。

记得小学三年级左右光景，家人发现我背上有个突起的小包。于是，便去小镇的医院"轻轻松松"地切除了。没想到，噩梦就此开始……

术后的伤口不久就开始显得有点不正常，半年后形成了一个一元硬币大小的疙瘩，并且明显有持续增大的迹象。是否是手术的缝合有问题？于是，家人带我又在同一家医院做了第二次手术，只不过这一次换了一个眼科医生做缝合。据说，眼科医生的缝合技术更漂亮更精细。

但两次手术，换来的却是瘢痕不断地变厚、增大。此时，全家老少才觉得事情没有那么简单了。

在 30 多年前，无论是信息还是交通都不能和现在同日而语。所以，虽然求医看病路漫漫，但是整个路径还是在我所在的这个城市打转转。那几年，几乎跑遍了宁波大大小小的各类医院。可是，似乎人跑得有多累，背上的瘢痕就长得有多快。没几年功夫，原先的小硬币已增大了许多倍，特别是在夏天轻薄的衣衫下，已经能够明显看到那块高高的隆起，刺痛和瘙痒之感也越来越明显。

时间过得很快，从小学到中学，从中学到大学。瘢痕也长得很快，并且除了刺痛和瘙痒与日俱增外，后来还出现了局部发炎、肿胀甚至化脓流血的情形。但是，经过两次手术的失败，谁也不敢再提手术疗法，只能一天天耗着，靠着一些中药的调理，聊以宽心。

但是，所有的手段都阻止不了这个疙瘩继续疯狂地生长，它近乎野蛮地在健康的皮肤上扩张着，吞噬着，逼得我不得不又开始踏上漫漫求医路。后来，我又接受了两次针对性的手术治疗。可奇怪的是，对于别人有用的方法，在我这里统统都不灵。

瘢痕还是这个瘢痕，疙瘩还是这个疙瘩，只不过经历了前后近 30 年的时间以及 4 次手术，它已经变成了一个惨不忍睹的巨无霸，犹如一只病魔的利爪，天天摁在我的背上，时时扎在我的肉里，让人痛苦不堪。

就在这个似乎所有的希望都已经破灭的时候，通过一个朋友的介绍，我认识了专业的治疗瘢痕的武医生。

我至今记得那段不长的通话：

"小王，要手术首先就要减肥，以此减少皮肤表面的张力。"

"减肥，我可以的。"